SCHULTZ-ZEHDEN/BISCHOF

AUGE UND PSYCHOSOMATIK

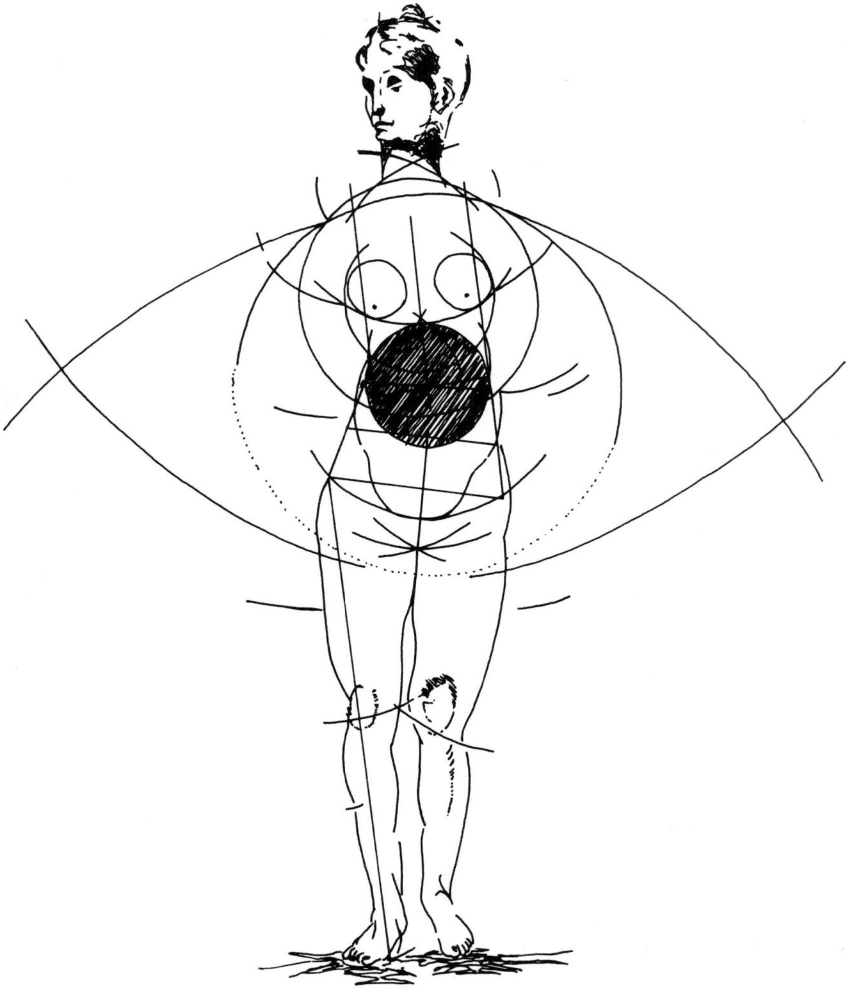

AUGE UND PSYCHOSOMATIK

VON
WOLFGANG SCHULTZ-ZEHDEN
UND
FRIEDERIKE BISCHOF

DEUTSCHER
ÄRZTE-VERLAG
KÖLN 1986

Dr. med. Wolfgang Schultz-Zehden
Arzt für Augenkrankheiten
Mehringdamm 40, 1000 Berlin 61

Dr. med. Friederike Bischof
Ärztin, in psychotherapeutischer Weiterbildung
Wielandstr. 43, 7900 Ulm

Mit einem Frontispiz und 32 Abbildungen
nach Zeichnungen von Thomas Buchmüller
und 3 Tabellen

ISBN 3-7691-0129-4

Gesamtherstellung:
Deutscher Ärzte-Verlag GmbH, Köln

Inhaltsverzeichnis

Geleitwort

Das vorliegende Buch stellt meines Wissens den ersten Versuch dar, die Psychosomatik des Auges umfassend darzustellen. Es ist durchaus berechtigt, das Denken der Psychosomatik auf ein einzelnes Organ anzuwenden, denn die moderne Psychosomatik versteht ja das Entstehen von Krankheiten nicht als ein reines Entweder-Oder, soweit es den Körper oder die Seele betrifft, sondern als eine Wechselwirkung von Körper und Seele. Die Individualpsychologie ALFRED ADLERS hat ja mit dem Begriff der „Organminderwertigkeit“ ein besonderes Augenmerk auf das Entgegenkommen der Organe bei psychosomatischen Erkrankungen gelenkt.

Dazu kommt, daß (wie in Kapitel 9 dargestellt) schon die Alltagssprache dem Auge eine ganz besondere Bedeutung zuweist; die zahlreichen sprichwörtlichen Redensarten und Sprachbilder mit Bezug zum Auge, die eigentlich alle darauf hinauslaufen, daß das Auge als ein Fenster zur Seele, vor allem auch als ein Kommunikationsorgan gesehen werden muß. Es ist in diesem Zusammenhang nicht uninteressant, daß der Verhaltensforscher I. EIBL-EIBELSFELDT im Rahmen seiner Feldstudien den Blickkontakt hervorgehoben hat, der bei allen Völkern der Erde vorkommt. Neben dem eigentlichen Blickkontakt kommt es zu einem kurzen Anheben eines oder beider Augenlider. Dieser angeborene auslösbare Mechanismus konnte praktisch bei sämtlichen Völkern und Kulturen festgestellt werden.

Nach dem geglückten Versuch, für verschiedene Augenerkrankungen einen psychosomatischen Zugang zu finden und diese Zugangsmöglichkeiten auch darzustellen, wird auf die Möglichkeiten der Therapie eingegangen. Nach einer Darstellung, welche Zusammenhänge sich schon aus einer beziehungsdiagnostisch orientierten Anamnese ergeben lassen, wird vor allem auf das tiefenpsychologisch orientierte Gespräch verwiesen und auf die Möglichkeit, dieses in Balint-Gruppen zu erlernen.

Es ist ein spezielles Anliegen der Autoren, das Autogene Training den Augenärzten besonders nahezubringen, das in dafür geeigneten Fällen durch das Katathyme Bilderleben ergänzt werden kann.

Das Buch ist durchaus geeignet, Augenärzten einen Einstieg in das psychosomatische Denken im Allgemeinen und die Psychosomatik des Auges im Speziellen zu ermöglichen.

Sein Reiz liegt in der umfassenden und geschlossenen Darstellung, so daß dieses Buch wohl vor allem als Einführung geeignet ist, während der nicht in Psychosomatik Geschulte sich auch nicht schwertun wird, das Buch als Nachschlagewerk für spezielle Fragestellungen zu verwenden. Die psychosomatische Betrachtung eines Problems setzt eine gewisse Schulung im psychosomatischen Denken voraus.

Ich bin überzeugt, daß dieses Buch vielen Augenärzten und vielen Patienten helfen wird, letzteren besonders dadurch, daß es den Kollegen Herrn SCHULTZ-ZEHDEN und Frau BISCHOF gelungen ist, das Ihre dazu beizutragen, Augenärzte im erweiterten Sinn „sehend“ zu machen.

Basel, im August 1985 Prof. Dr. med. Walter Pöldinger

Vorwort

Es ist erstaunlich, daß auf dem Gebiet der Augenheilkunde bisher von den psychischen Vorgängen kaum die Rede war. Es wurde darüber weder geschrieben noch gesprochen. So soll dieses Buch damit beginnen, diese Lücke zu schließen. Seit über 15 Jahren befasse ich mich mit der psychosomatischen Medizin unter dem Blickwinkel des Fachgebiets Augenheilkunde. In dieser Zeit sind eine Anzahl von Studien erschienen, die in diesem Buch erweitert und zu einer Einheit zusammengefaßt wurden.

Der Schwerpunkt der vorliegenden Arbeit ist der wissenschaftlich fundierte Ansatz der psychosomatischen Medizin in der Augenheilkunde und die daraus resultierenden therapeutischen Möglichkeiten. In 26 Fallschilderungen werden die psychischen Hintergründe der vordergründig dargebotenen Augensymptome geschildert, die wir Augenärzte in unserer täglichen Praxis erleben. Es sind dies Biographien, die aus den zahlreichen Tonbandaufnahmen der letzten 15 Jahre aus Einzel- und Gruppensitzungen der Praxis, Tagungen und Seminaren von mir ausgewählt wurden.

Sie spiegeln die große Vielfalt des psychosomatischen Ansatzes wider, so wie sie auf den Balint-Tagungen (z.B. Lindau, Hahnenklee, Ascona) und in Gruppenseminaren des Berufsverbands der Augenärzte in Wiesbaden dargestellt wurden. Auch die Veranstaltungen der Augenübungsgruppen in München und Berlin, die zahlreichen Gruppensitzungen im Autogenen Training und im Katathymen Bilderleben fanden Verwendung. Die Grundlagen stammen letztlich aus der eigenen praktischen Erfahrung, wie ich sie als niedergelassener Augenarzt in Berlin-Kreuzberg sammeln konnte.

An dieser Stelle möchte ich besonders meinem Mentor Herrn Professor Dr. Walter Pöldinger (Basel) Dank sagen, daß er nicht müde wurde, mich immer wieder anzuhalten, den psychosomatischen Ansatz in der Augenheilkunde aus der Praxis heraus zu schildern und festzuhalten.

Die erste Niederschrift wäre ohne die Mitwirkung von Frau Hilke von Somm und Frau Cornelia Sachs nicht möglich gewesen, denen hier mein besonderer Dank gilt. Sie haben wesentlich dazu beigetragen, die ersten Bausteine zusammenzufassen und schriftlich niederzulegen. Die jetzt vorliegende Fassung schließlich konnte nur mit Hilfe meiner Mitautorin, Frau Dr. Friederike Bischof, und von Herrn cand. med. Thomas Buchmüller, der die Illustrationen gezeichnet hat, gelingen. Herzlichen Dank dafür!

Und so hoffe ich, daß dieser erste Versuch, die Augenheilkunde unter dem psychosomatischen Aspekt zu sehen, eine gute Aufnahme sowohl bei Augenärzten als auch bei in psychosomatischen Bereichen tätigen Medizinern und Laien finden wird. Ich hoffe, daß durch dieses Buch Diskussionen angeregt werden, die den neugewonnenen therapeutischen und diagnostischen Ansatz in die tägliche Praxis einbringen.

Berlin, im November 1985 Wolfgang Schultz-Zehden

TEIL I
ALLGEMEINE METHODIK

1
Einführung in die Problemlage

1.1 Unkonventionelle Methoden in der Augenheilkunde

Die Anhänger der sogenannten „Brille-nein-danke"-Bewegung (Borgers 1983) versuchen mit Entspannungsübungen, Massagen, Augenübungen, Akkupressur, Atemtechniken etc. die Kurzsichtigkeit und andere Augenbeschwerden so weit zu reduzieren, daß auf das Tragen einer Brille möglichst verzichtet werden kann. Die Wirksamkeit solcher Therapien wurde bisher nach wissenschaftlichen Kriterien (kontrollierten Studien) nicht nachgewiesen. Die Schulmedizin verhält sich dementsprechend zurückhaltend bzw. ablehnend zu den anscheinend spekulativ-theoretischen Begründungen des „Brille-nein-danke"-Programms.

Außenseitermethoden in der Medizin werden von der Fachwelt zunächst immer skeptisch aufgenommen — und das mit Recht, denn in der Hand von Ungeübten und Laien kann damit größter Schaden angerichtet werden. Aus diesem Grund ist auch zu warnen vor Büchern wie L. Scholl „Das Augenübungsbuch — Besser sehen ohne Brille — eine ganzheitliche Therapie". Mit einfachen Worten und unkomplizierten Erklärungen wendet sich das Buch an Augenkranke, also an betroffene Laien. Für einen Leidenden ist die Versuchung groß, die Hilfsangebote, die dieses Buch zu bieten scheint, engagiert aufzugreifen. Daß es dabei leicht zu einer Überforderung kommen kann, weil ja das Wissen um die Zusammenhänge fehlt, ist für den Augenarzt leicht zu verstehen. Deswegen gehört das Buch in die Hand des Fachmannes, der die Augenheilkunde von Grund auf kennt, und nicht in die Hand von Betroffenen und augenmedizinischen Laien.

Wie schon F. Mehlhose in seinem zusammenfassenden Büchlein über „Außenseitermethoden in der Augenheilkunde" sehr treffend bemerkt, muß unterschieden werden zwischen Kurpfuscherei und Außenseitermethoden, die es wert sind, daß die Schulmedizin sich mit ihnen beschäftigt, um das Brauchbare herausheben zu können. In seinem Schlußwort regt er an, über den Zusammenhang zwischen

Psyche und Augenstörungen nachzudenken und die Entwicklung einer psychosomatischen Augenheilkunde zu verfolgen.

1.2
Psychische Faktoren bei Augenerkrankungen

Ohne Zweifel spielt das psychische Geschehen bei der Entstehung von Augenstörungen eine entscheidende Rolle. Das Wissen um die psychogenen Hintergründe ist so alt wie der Satz vom Auge als „Fenster der Seele". Aber erst in den letzten Jahrzehnten konnten durch Tiefenpsychologie und Psychoanalyse neue therapeutische Möglichkeiten und psychosomatische Ansätze bei Augenstörungen aufgezeigt werden.

Schon Sokrates hat gesagt: „So wie man nicht die Augen ohne Kopf und den Kopf nicht ohne Körper heilen sollte, so sollte man den Körper nicht ohne die Seele behandeln." Die Väter der Psychoanalyse beschäftigten sich auch mit dem Organ Auge und seiner Bedeutung für die Gesamtpersönlichkeit (FREUD mit der hysterischen Blindheit, ADLER als Augenarzt und JUNG mit der Symbolik des Auges). Doch diese Erkenntnisse wurden in der Augenheilkunde nur zögernd aufgenommen. Erst GRODDECK konnte mit seinen psychoanalytischen Schriften die Grundlage für die Einführung des psychosomatischen Denkens in die Augenheilkunde legen (GRODDECK, 1966).

1.3
Augenheilkunde und psychotherapeutische Methoden

Die erste Zusammenfassung des psychosomatischen Denkens in der Augenheilkunde hat HEILMANN versucht (HEILMANN, 1979). Entscheidend verändert hat sich dieser Ansatz, als psychotherapeutische Methoden mit in die Therapie von Augensymptomen eingebracht werden konnten. HESS (1977) beschäftigt sich mit der Pupillographie und nennt seine Arbeit die „Pupillometrik", d.h. Zeichnung und Messung psychisch bedingter Pupillenveränderungen. Er bezieht sich dabei besonders auf das neuropsychiatrische Werk von BURGE, der die Pupillen bei Gesunden und Geisteskranken untersucht hat. HESS konnte mit wissenschaftlichen Methoden auch Veränderungen der seelischen und geistigen Aktivität eines Menschen in der wechselnden Größe der Pupille registrieren. Seine Erkenntnisse und Schlußfolgerungen wurden rasch aufgegriffen und für Werbung, Marketing und Politik genutzt.

Trichtel beschreibt den Zusammenhang zwischen dem Lichtmalabsorptionssyndrom — kurz Licht-MAS genannt — und einer multifaktoriellen Funktionsstörung des Sehens, die zur Beeinträchtigung der Anpassungsfähigkeit des Auges an den energetisch adäquaten Reiz führt. Bleibt der Zustand der Maladaptation und die gleichzeitige Lichtbelastung über längere Zeit bestehen, kommt es zu einem chronischen Augenleiden. Er stellt dies am Beispiel der Retinopathia centralis serosa und anderer zentraler und peripherer Netzhautdegenerationen dar und zeigt den kausalen Zusammenhang zwischen psychosozialen Reizen über psychophysiologische Reaktionen bis hin zu organischen Veränderungen auf.

Die bisher beschriebenen Erkenntnisse einer psychosomatischen Augenmedizin kombiniert mit psychotherapeutischen Methoden der Behandlung (z.B. Autogenes Training, Katathymes Bilderleben, dynamische Gruppengesprächstherapie, muskelrelaxierende Übungstherapien, Funktionelle Entspannung, etc.) haben jetzt auch Niederschlag gefunden in Th. v. Uexkülls Psychosomatischem Lehrbuch.

Augenübungen zur Behandlung von Fehlsichtigkeit sind schon durch die Methoden von Bates, Wieser und Tippelskirch in Verruf geraten. Denn natürlich ist es Unsinn, ausgehend von falschen anatomischen und physiologischen Annahmen und raffinierter Pseudowissenschaftlichkeit sämtliche Refraktionsanomalien allein mit Muskeltraining nicht nur bessern, sondern sogar heilen zu wollen!

Jedoch ist es genauso falsch zu meinen, das Sehen käme nur aufgrund physikalischer Gesetzmäßigkeiten zustande wie das Bild bei einem Fotoapparat. Das Sehen ist ein sehr komplexer Vorgang, der neben äußeren Gegebenheiten der Umwelt (Licht, Objekt) und anatomisch-physiologischen Voraussetzungen des Sehorgans auch psychische Vorgänge des Wahrnehmens mit einschließt.

Es ist ein großer Unterschied, ob man anatomische Anomalien des Sehorgans physikalisch korrigiert (mittels Brille und Kontaktlinsen, eventuell auch durch Operation), oder ob man das psychische Sehen im Sinne von Wahrnehmen trainiert. Diese beiden grundverschiedenen Ansätze dürfen nicht verwechselt und durcheinandergebracht werden, denn nur in der Ergänzung beider liegt der Sinn.

In ihrem Buch setzt sich Scholl gegen die alleinige Anwendung der Bates-Methoden ein, denn sie beschreibt ebenso die Mißerfolge von Bates. Er hat wichtige Punkte nicht mit in sein Konzept integrieren können, weil er sie noch nicht gekannt hat, nämlich die tiefenpsychologische Erkenntnis und den psychoanalytischen Ansatz, ohne die eine psychosomatische Medizin nicht denkbar ist.

1.4
Psychosomatische Medizin in der Augenarztpraxis

Scholl schreibt: „Wenn unsere Augen mit einer Realität konfrontiert werden, die wir am liebsten nicht sehen möchten, kann das Gehirn die Augen veranlassen, gerade das zu tun, nämlich das Sehvermögen einschränken... Wird die Ursache der seelischen Belastung über einen längeren Zeitraum nicht behoben, so können die Augen ihre spontane Beweglichkeit und Anpassungsfähigkeit verlieren... Unsere Augen existieren also keineswegs isoliert von uns, sie sind im Gegenteil äußerst sensitive, auf Gefühle besonders empfindlich reagierende Organe." Das ist eine ebenso einfache wie zureichende Beschreibung der Psychosomatik des Auges. Es wird großer Wert darauf gelegt, die Integration des Organs Auge in den gesamten Menschen zu vermitteln; hilfreich dabei ist neben Programmen, die den ganzen Körper mit einbeziehen (Lockerungs- und Atemübungen), die Führung eines Augentagebuches, in das neben dem Übungsplan auch Gedanken und Gefühle eingetragen werden sollen.

In einer Zeit zunehmender Spezialisierung ist es gut, eine solche Betrachtungsweise in der täglichen klinischen Arbeit nicht außer acht zu lassen. Die Ophthalmologie ist vermutlich dasjenige Fachgebiet, das sich von den anderen Disziplinen am weitesten abgesetzt hat. Es ist ein ausgesprochen technisches, unabhängiges und organbewußtes Fach. Der Patient versteht, daß der Augenarzt bei der Kleinheit und Kostbarkeit des Organs ein extrem spezialisierter Arzt sein muß. Gerade darum ist die Gefahr für den Ophthalmologen groß, den Blick für das Ganze zu verlieren, den Menschen über der Detailarbeit zu vergessen.

Die Augenärzte müssen sich mit den einzelnen Übungen vertraut machen und versuchen, sie in den Praxisprozeß zu integrieren, so daß zusätzlich zum Angebot an operativen, apparativen und medikamentösen Methoden ein einfaches Verfahren anzubieten ist, das es dem Kranken ermöglicht, sich aktiv und in gewissem Rahmen selbständig mit seinem Leiden auseinanderzusetzen. Dabei bedarf er freilich der Führung eines erfahrenen Praktikers, der den Überblick über die verschiedenen Wechselwirkungen und Zusammenhänge von Krankheit und Erleben hat. Durch die Übungen wird das Sehen nicht in dem Sinn verbessert, daß die Brille überflüssig wird, jedoch kann das Wahrnehmen und Sich-Zurechtfinden ohne Sehhilfe geübt werden, und durch Training und Körperentspannung können belastende Situationen abgebaut werden.

Ein wichtiger Punkt darf dabei nicht außer acht gelassen werden: Solche Methoden stoßen auf eine große Bereitschaft. Im Zuge einer alternativen Bewegung mit möglichst natürlichen Verhaltens- und Behandlungsweisen (wie sie jetzt auch in der Politik Mode sind) wird ein sensibilisiertes Patientengut angesprochen. Dabei werden auch paramedizinische Berufe auf den Plan gerufen. Der Gang zum Heilpraktiker ist längst etabliert. Es besteht die Gefahr, daß die Entwicklung zur ganzheitlichen Medizin am technisch orientierten Fach Ophthalmologie vorbei geht, und dann die psychotherapeutische Behandlung von Augenkrankheiten von nicht qualifiziertem Personal vorgenommen wird.

Deshalb muß eine psychosomatische Orientierung in der augenärztlichen Praxis angestrebt werden, um dem Bedürfnis der Patienten nach einer ganzheitlichen Sicht der Person entgegenzukommen. Die psychosomatische Medizin im eigentlichen Sinn des Wortes ist dann verwirklicht, wenn der Arzt die psychosoziale Dimension mit in die somatisch orientierte Sprechstunde hineinnimmt und Psychisches mit Organischem integrieren kann. In einer ganzheitlich somato-psycho-sozial orientierten Sprechstunde bleibt der niedergelassene Arzt durchaus im Rahmen seiner traditionellen Arbeit, wenn er dem Patienten zusätzlich zu den üblichen somatischen Behandlungsmethoden psychotherapeutische Hilfe anbietet. Wie das konkret in einer Augenpraxis zu realisieren ist, wird in diesem Buch ausführlich beschrieben.

1.5 Überblick

Im ersten Teil wird der Ablauf einer augenärztlichen Praxis geschildert, in der psychotherapeutische Maßnahmen neben der üblichen beratenden augenärztlichen Tätigkeit dem hilfesuchenden Menschen angeboten werden. Es handelt sich hierbei um die Aufnahme der biographischen Anamnese sowie um therapeutische Einzelgespräche, dynamische Gespräche mit Autogenem Training in der Gruppe und um das Katathyme Bilderleben in der Zweier- und Gruppenbeziehung.

Außerdem werden die einzelnen Gruppenformen, die teils themen-, teils patientenzentriert auch als Selbsthilfegruppe funktionieren, vorgestellt. Zusätzlich werden Visualisierungsübungen als Entspannung, besonders für den Arbeitsplatz zur Behebung der ermüdeten Saccadentätigkeit, beschrieben. Ohne diese zusätzlichen Hilfen

— mit geistig-seelischen Mitteln zu arbeiten — ist in der Zukunft eine augenärztliche Praxis nicht mehr zu denken.

Im zweiten Teil des Buches soll auf die einzelnen Augenstörungen eingegangen werden. Dabei werden neben der Literaturübersicht vor allem Fallschilderungen vorgestellt, die den Zusammenhang zwischen Augensymptom und individueller Situation des Patienten darstellen.

2
Aufbau einer psychosomatisch ausgerichteten Augenarztpraxis

Die Psychologisierung der Medizin, und damit eng verbunden die ganzheitliche Betrachtungsweise von Gesundheit und Kranksein, macht auch vor dem Organ Auge nicht halt. Als Augenarzt sollte man sich deshalb in der Praxis mehr als bisher mit den psychogenen und psychosomatischen Aspekten von Augenerkrankungen auseinandersetzen. Aber wie ist eine solche psychosomatische Orientierung in der Praxis zu realisieren ?

Angeregt durch das Balint-Konzept der Arzt-Patient-Krankheit-Beziehung, durch die Balint- Gruppe und Selbsterfahrungsgruppen auf analytischer Grundlage und durch mehr als zehnjähriges Lernen, Lehren und Üben psychotherapeutischer Methoden entstand ein Konzept krankheitsbezogener Einzel- und Gruppenarbeit, mit dem in einer Augenpraxis versucht wird, im Sinne einer ganzheitlichen, bio-psycho-sozialen Perspektive somatische und psychische Therapie zu integrieren. Der Gedanke, in einer augenärztlichen Praxis zusätzlich zur somatischen Therapie einzel- und gruppentherapeutische Behandlung psychosomatischer bzw. somatopsychischer Erkrankungen anzubieten, mag vielleicht zunächst überraschen. Da bei mindestens 40 Prozent aller Augenerkrankungen psychosomatische Aspekte nachweisbar sind, ist aber gerade hier psychotherapeutische Hilfe dringend geboten.

An ausgewählten Beispielen von Einzel- und Gruppenarbeit mit Patienten soll daher dargestellt werden, wie sich psychotherapeutische Verfahren in Verbindung mit somatischer Therapie in die Augenpraxis integrieren lassen. Zuvor soll noch eine kurze Übersicht über die zur psychologischen Betreuung angebotenen psychotherapeutischen Verfahren gegeben, bzw. gesagt werden, bei welchen Krankheitsgeschehen diese Verfahren bislang erprobt wurden.

Der besondere Schwerpunkt der Anwendung psychotherapeutischer Verfahren lag bisher auf dem Gebiet des Glaukoms, der Stellungsanomalien und der Erblindungsängste (SCHULTZ-ZEHDEN 1977). Neuerdings liegt der Schwerpunkt bei den chronischen Reizzuständen der Lid- und Bulbusbindehaut, einem Teil uveitischer Störungen, besonders der Chorio-Retinitis centralis serosa, der retrobulbären Neuritis (insbesondere in der Frühphase der multiplen Sklerose) und bei Anisometropien und Kontaktlinsenproblemen.

Bei den erwähnten Krankheiten sind nach unserer Erfahrung psychogene Komponenten deutlich vorhanden, bzw. sie lassen sich explorativ herausarbeiten. Das Vorgehen, mit dem man in diesen verschiedenen Behandlungsfeldern die psychischen Komponenten therapeutisch in den Griff zu bekommen versucht, ist ganzheitlich orientiert, d.h. die genannten psychotherapeutischen Verfahren werden den Patienten zusätzlich und simultan zur rein ophthalmologischen Behandlung — sowohl in Einzel- als auch in Gruppenarbeit — als durchaus gleichwertige Behandlungsmethoden angeboten.

2.1 Die psychotherapeutischen Verfahren

Als Methoden der sogenannten „kleinen Psychotherapie" werden zunächst die muskelrelaxierenden Übungen des Autogenen Trainings (AT) (Hoffmann 1977) und der Funktionellen Entspannung (FE) nach Fuchs sowie die Konzentrative Bewegungstherapie (KBT) und Yoga-Übungen angeboten, die alle vom Körperlichen ausgehen, beim Körper bleiben und dann aufs Geistige hinüberleiten. Aufbauend auf dem AT, folgt dann das Katathyme Bilderleben (KB) nach Leuner, sowohl in der Einzel- wie Gruppensitzung (neuerdings auch themenzentriert), und die Oberstufe des AT in der meditativen Form (Luthe 1965). Seltener findet hypnotisierendes Vorgehen Verwendung, entweder basierend auf dem AT oder bei schwierig zu führenden Patienten im Sinne einer modifizierten gestuften Aktivhypnose als Einstieg in das AT, oder auch als Übergang zu meditativen Übungen.

Als weitere psychotherapeutische Verfahren werden angeboten: die Dynamische Gesprächsgruppentherapie mit Supervision, die mit AT und KB gekoppelt ist, und ein familientherapeutisches Konzept zur Einbeziehung des psychosozialen Umfeldes des Patienten. Die Methode der Wahl, um das für die Einzel- und Gruppengespräche erforderliche psychologische und psychotherapeutische Wissen und Können im Sinne eines patientenzentrierten psychosomatischen Vorgehens zu erwerben und zu vertiefen, ist immer wieder die Balint-Gruppe gewesen (Wesiak 1971).

2.1.1
Wichtige Indikationen für die genannten Verfahren

Die folgenden Symptome oder Erkrankungen wurden mit den genannten psychotherapeutischen Verfahren behandelt:

- Stellungsanomalien, Schielen und seine Spätfolgen,
- Entzündliche Veränderungen des vorderen und mittleren Augenabschnitts,
- Augendrucksteigerungen,
- Anisometropien, Brechungsfehler wie Über- bzw. Kurzsichtigkeit, besonders präpubertär
- Augenhintergrundserkrankungen und Erblindungsängste,
- Neuritis Nervi optici, Doppelbilder und andere Augensymptome in der Frühphase der multiplen Sklerose
- Patienten mit Kontaktlinsen und Medikamententrägern.

2.2
Diagnostische und therapeutische Vorgehensweise

Ein Arzt, der sich mit Augenpsychosomatik beschäftigt, muß erkennen, daß eine scharfe Trennung zwischen Diagnose und Therapie nicht immer durchführbar ist. Die Diagnostik psychosomatischer Augenerkrankungen ist, wie in allen anderen Disziplinen auch, eine relativ umständliche und schwierige Angelegenheit. Denn alle Krankheiten, also auch die Augenkrankheiten, können psychosomatische Aspekte haben. Jedoch kann man nicht z.B. jeden Fremdkörper im Auge eines Gastarbeiters als psychosomatische Folge der Trennung von der Heimat deuten und infolgedessen mit Psychotherapie behandeln. Andererseits imponieren die psychosomatischen Augenstörungen zunächst als rein somatisch, der psychische Anteil ist maskiert. Psychische Reaktionen können am Auge praktisch jede organische Störung imitieren.

Die Frage ist also: Wie findet man unter den Patienten diejenigen heraus, deren psychische Komponente ihres Augenleidens für sie so bedeutsam, so „unverdaulich“ ist, daß zusätzlich zum somatischen Angebot der Therapie eine psychische Therapie notwendig ist? Wie muß die Organsprache übersetzt werden?

Das rein somatische Angebot (Augensymptom) muß natürlich zunächst vom Augenarzt ernst genommen werden, da gerade ein Augenpatient mit seiner optisch meist nicht zu verbergenden Störung besonders leidet und häufig in seinem Umweltbezug beschwert ist. Finden sich keine organischen Veränderungen, sondern nur „Funktionsstörungen“, ist das Leiden gegenüber den herkömmlichen Therapiemethoden resistent, und lassen sich häufige Arztwechsel eruieren, so sollte man den Patienten nicht zum Hypochonder stempeln, sondern nach weiteren Ursachen suchen, besonders im Bereich des Psychischen. Es gilt, die „Organsprache zu übersetzen“. Gerade hier sind Diagnostik und Therapie aufs engste miteinander verbunden und entwickeln sich stufenweise.

Im Gespräch, im fortschreitenden Aufbau einer individuellen Situationsanalyse oder im Erarbeiten der persönlichen Wirklichkeit des Patienten ergeben sich laufend neue Aspekte, einmal mehr somatischer, dann wieder mehr psychologischer Art. Als psychosomatisch denkender Augenarzt muß man ständig die bisherigen Resultate in Frage stellen und flexibel bleiben. Die Koppelung von Therapie und Diagnostik ist einerseits eine nicht zu übersehende Schwierigkeit in der Praxis, aber sie bedeutet auch eine enorme Chance gegenüber der Klinik, weil der Praktiker das Geschehen in der Hand behält und übersehen kann.

In besonderem Maße geht es bei psychosomatischen Augenkrankheiten um die Herstellung einer tragfähigen Arzt-Patient-Beziehung. Nur in einer solchen Beziehung ist es möglich, auch psychologische Diagnostik und Therapie zu betreiben. Voraussetzung für eine erfolgreiche Beziehung zwischen Arzt und Patient sind nicht nur erlernbares Wissen und Erfahrung, sondern zunächst grundsätzlich ein „Miteinander-Können“, ohne das jede Psychotherapie sinnlos ist und das der Arzt bei jedem Patienten neu erspüren und erfahren muß.

Wichtig ist auch, daß der Augenarzt sein eigenes Selbstverständnis klärt. Er darf sich nicht hinter seinen vielen technischen Apparaten verstecken, sondern muß mit seinem Patienten eine gewisse menschliche Interaktion eingehen und ihm Empathie entgegenbringen. Der Patient muß spüren, daß er auch für den „Augen“-Arzt eine Gesamtperson darstellt und nicht nur „Auge“ ist. Der Arzt muß ihm einen persönlichen Kontakt anbieten und bereit sein, eine geistige und körperliche Beziehung mit ihm einzugehen. Die — wenn auch geringe — körperliche Kommunikation neben der rein verbalen ist für den Patienten gerade in einer Augenpraxis von großer Bedeutung, da er aufgrund seiner Erkrankung der Angst, blind zu werden, ausgesetzt ist. Solche Ängste sind be„hand“lungsbedürftig; z.B. durch die einfache und bedeutsame Methode der Palpation der geschlossenen Augenlider mit der Hand sind auch dem Augenarzt Möglichkeiten körperlichen Kontakts gegeben, deren Auswirkungen erstaunlich sind.

Bei der psychosomatischen Diagnostik interessiert genauso wie die Frage „Was hat der Patient?“ das Problem „Wie ist der Patient?“ und „Was fehlt dem Patienten?“. Hierzu dient das sogenannte verstehende ärztliche Gespräch, das schließlich zu einer biographischen Anamnese führt. Die Rolle des Augenarztes ist insofern schwierig, als nicht mehr nur mit rein naturwissenschaftlichen Methoden faßbare Krankheitsbilder gesucht werden, sondern die Aufmerksamkeit mehr auf den Menschen und dessen subjektive Situation gerichtet sein muß. Es geht darum, die seelische Befindlichkeit des Patienten zu erforschen, oder — wörtlich genommen — das „innere Auge zu spiegeln“.

Folgende Kriterien sind Anhaltspunkte für ein psychosomatisch aufzufassendes Augenleiden des Patienten:

— neurotische Persönlichkeitsstruktur (labil, leicht erregbar, selbstunsicher, von schwankender Stimmung, klagend hypochondrisch hinsichtlich der somatischen Beschwerden, völlig beherrscht bzw. angepaßt hinsichtlich psychischer Aspekte des Leidens etc.)
— frühere psychosomatische Beschwerden (Symptomwandel)
— frühere Augenstörungen (Organsprache, locus minoris resistentiae)
— emotionale Krisen in zeitlichem Zusammenhang mit ersten Augenstörungen oder phasisches Auftreten der Symptome bei emotionalen Krisen.

Im letzten Punkt spielt sich diagnostisch und therapeutisch bereits im ersten Gespräch der wichtigste krankheitsdynamische Prozeß ab: es besteht ein verstehbarer Zusammenhang zwischen der körperlichen Störung, also etwa dem Glaukomanfall, und dem Erleben und Verhalten des Patienten, seinen Konflikten, Belastungen und entsprechenden Gefühlen.

2.2.1 Das Einzelgespräch

Auch die psychosomatisch zu betrachtende Augenstörung imponiert zunächst rein somatisch. In jedem Fall wird deshalb die therapeutische Einzel- und Gruppenarbeit durch ein vorbereitendes Gespräch eingeleitet, das dann zu einer biographischen Anamnese der psychischen und somatischen Situation des Patienten führt. Während des Einzelinterviews werden dem Patienten Möglichkeiten sowie Art und Weise des psychotherapeutischen Verfahrens und der ophthalmologischen Behandlung erklärt, was später in der Informationsgruppe noch vertieft werden kann.

So geht es z.B. bei der Behandlung des primären Glaukoms (LEYDHECKER 1973) einerseits darum, den Patienten auch über nichtoperative (medikamentöse) Behandlungsmöglichkeiten zu informieren, etwa über die Ocusert-Therapie des Glaukoms, bei der durch eine einmal wöchentlich in den Bindehautsack des Auges einzulegende Membran als Medikamententräger (HEILMANN 1976) das mehrfache tägliche Tropfen entfällt.

Darüber hinaus wird auf das Angebot einer psychischen Hilfe hingewiesen, die den Patienten befähigen soll, die ophthalmologischen Behandlungsmethoden anzuwenden — z.B. die Membran beim Glaukompatienten oder die Kontaktlinse beim Schielpatienten — und ihn zugleich in die Lage versetzen soll, seine Lebens- und Existenzkrise besser zu bewältigen. Für den Arzt ist es sicher keine leichte Aufgabe, in dem Patienten den Willen, wieder gesund werden zu wollen, zu wecken. Um die Herstellung einer tragfähigen, d.h. belastbaren Arzt-Patient-Beziehung geht es bei psychosomatisch Augenkranken zu Beginn der Therapie also in besonderem Maße.

Der Patient muß im Einzelgespräch spüren, daß der Arzt ihm einen persönlichen Kontakt anbietet und bereit ist, eine geistige und auch eine gewisse körpertherapeutische Beziehung (z.B. durch das Palpieren der behandlungsbedürftigen Augenlider oder der Bulbushärte beim Glaukom) mit ihm einzugehen. Voraussetzung für eine erfolgreiche Arzt-Patient-Beziehung sind allerdings nicht nur Wissen und Erfahrung, sondern zunächst ein mitmenschliches „Miteinander-Können", ohne das Psychotherapie sinnlos bleibt (LUBAN-PLOZZA u. PÖLDINGER 1971). Ist ein Augenarzt dazu fähig und bereit, so steht ihm als Ergänzung zur herkömmlichen somatischen Therapie die Arbeit mit geistig-seelischen Mitteln zur Verfügung, unter denen nach unseren Erfahrungen das Katathyme Bilderleben (KB) gerade im augenärztlichen Fachbereich eine besondere Rolle spielen sollte, neben dem Autogenen Training (AT) und der Dynamischen Gesprächstherapie.

Dem Patienten wird vorgeschlagen, daß er Kontakt aufnehmen soll, um — sofern er einverstanden ist — das weitere therapeutische Vorgehen zu erfahren und auch um diese Methoden besser kennenzulernen. Wenn der Patient zum angegebenen Zeitpunkt *unentschuldigt* fehlt und auch beim nächsten Gespräch keine plausible Erklärung für sein Fehlen hat, scheidet er für das einzel- bzw. gruppentherapeutische Angebot aus.

Der innere Wunsch nach Leidensbewältigung — also der Beseitigung oder Abheilung des Symptoms — muß größer sein als irgendwelche äußeren Einflüsse oder Ablenkungen. Wenn dem Patienten anderes wichtiger ist, dann wird er wie jeder andere Patient konservativ-organisch weiterbehandelt.

2.2.2 Die Informationsgruppe

In der Informationsgruppe sammeln sich diejenigen Patienten, die die im vorbereitenden Gespräch angebotenen unterstützenden Therapiechancen in der Gruppensituation nutzen wollen. Sofern besondere Probleme in der Gruppe auftreten, werden neben der Gruppentherapie auch begleitende Einzelgespräche mit den Patienten geführt. Die Patientengruppe wird themenzentriert zusammengestellt und angeleitet. Meist kommen etwa 10—12 Personen in einem einwöchigen Turnus zu den Gruppentreffen zusammen. So werden z.B. Glaukompatienten zunächst zu einem informierenden einführenden Gespräch in der Runde bestellt, wobei nach kurzem Miteinander-Bekanntmachen die neue gemeinsame Aufgabe vorgestellt wird: Was ist das Glaukom? Was heißt Arbeit mit geistig-seelischen Mitteln, was ist AT, KB, Gesprächsgruppentherapie etc.? Diese Fragen, in der Gruppe besprochen, bringen den einzelnen Patienten eine Fülle neuer Einblicke und Denkanstöße (SCHÖNHALS-LA ROCHE 1975), sie können dann selbst entscheiden, welches Angebot sie für sich wählen wollen.

2.2.3 Die Selbsthilfegruppe

Nach Beendigung des Lehrkurses im AT haben sich Gruppenabende bewährt, wie z.B. Abende für Glaukom- oder Schielpatienten auch mit Angehörigen, zu denen sich die Patienten in selbstgewählten Zeitabständen treffen können, um unter Mithilfe des Therapeuten Erfahrungen auszutauschen, Rat und Hilfe zu finden und zu geben. In jüngster Zeit wird die Gruppenarbeit auch bei Patienten mit Neuritis Nervi optici bei multipler Sklerose in der Frühphase angewandt. Diese Art der Nachsorge ist außer der üblichen augenärztlichen Betreuung und Therapie besonders wichtig und darf keinesfalls vernachlässigt werden. Nur so, immer in der Gewißheit, eventuell notwendig werdende seelische Betreuung in der Selbsthilfegruppe finden zu können, kann dem psychosomatisch Augenkranken geholfen und können Krisen rechtzeitig abgefangen werden.

Das Treffen der Selbsthilfegruppe ist eine sich weitgehend selbsttragende Veranstaltung, die, solange sie offen gehalten wird, d.h.

sich nicht zwingend immer nur aus den gleichen Mitgliedern zusammensetzt, auch neuen Patienten Einführung und Hilfe geben kann.

Es hat sich bewährt, Patienten in die Gruppe hineinzunehmen, die ihren Leidensdruck über die Krankheit gut schildern können, und die die Mitpatienten auffordern, über ihre Krankheit und augenblickliche Situation zu reflektieren. So wird der einzelne stärker motivert, nicht nur seine Krankheit zu sehen, sondern zu versuchen, sich auch einmal aus seiner Krankheit herauszunehmen. Im gemeinsamen Gespräch erfährt der einzelne Patient, daß er mit seiner Krankheit nicht allein ist, findet Verständnis bei anderen, faßt Vertrauen, öffnet sich, und es entsteht oft auf der Grundlage des gemeinsam erlebten Leidens ein Gefühl der Geborgenheit unter in gleicher Weise Leidenden.

Ein Beispiel mag erhellen, was bei den Gruppengesprächen als Hintergrund von vordergründig angebotenen Organsymptomen — hier also des Auges — für den einzelnen Teilnehmer erkennbar wird:

In Gruppensitzungen von Schiel- und Glaukompatienten — und ähnliche Ergebnisse konnten auch durch gezielte, intensive Befragungen erreicht werden — zeigt sich durch die Berichte der Patienten, daß Schielproblemen und dem Glaukom auffallend häufig Ehe- und Partnerschaftsprobleme zugrunde liegen, die entweder in diesen beiden Fällen zu einer Drucksteigerung im Auge führen können (Glaukom) oder zu einer Abweichung in der Muskelarbeit (Schielen). Durch das Erkennen dieser Zusammenhänge und durch die gemeinsame Deutungsarbeit wird der bisherige Lebensstil transparent und damit auch die Lebens- und Existenzkrise jedes einzelnen in der Gruppe (SCHULTZ-ZEHDEN 1980).

2.3 Zusammenfassung

Das Anliegen bei der obigen Schilderung der psychosomatisch ausgerichteten Augenarztpraxis war, zu zeigen, wie zusätzlich mit geistig-seelischen Mitteln, also mit psychotherapeutischen Mitteln, dem hilfesuchenden Menschen, der in die Praxis kommt, eine Hilfe angeboten werden kann, die über die bisherigen Behandlungsmethoden hinausgeht. Ausgegangen wird dabei von dem Balintschen Grundsatz von der Arzt-Patienten-Krankheitsbeziehung, die in der Balint-Gruppe erfahren werden kann.

In dieser Gruppenarbeit erfährt der Arzt mehr über das Anliegen des Patienten und besonders über seine eigenen Möglichkeiten, sich psychotherapeutisch weiterzubilden. Wichtig dabei ist, daß dies praxisbegleitend geschieht, sei es die Weiterbildung in der Gesprächstherapie, im AT, KB oder als Gruppentherapeut. Es handelt sich ja bei den zu versorgenden Patienten zumeist um eine Langzeitbehandlung, die nur in der Praxis bewältigt und vollzogen werden kann.

Die nächsten Kapitel, die sich mehr mit den Einzelheiten beschäftigen, zeigen, daß besonders das AT bei sämtlichen psychotherapeutischen bzw. übenden Verfahren als Basisangebot in einer psychosomatisch ausgerichteten Praxis unerläßlich ist.

Für die Klinikarbeit ist eine solche Ausbildung allerdings sicher wenig geeignet, da man als Klinikarzt durch die Soforthilfe, sei es durch eine Operation oder durch Medikamente, selten einen Blick auf die lange Patientenbiographie erhält. Soforterfolge verbauen dem Klinikarzt allzuoft die Möglichkeit, in biographischen Daten zu denken. So wird die momentane Spontanheilung zum Hemmnis für die psychosomatische Betrachtung der Hintergrundsproblematik des vordergründig angebotenen Augensymptoms.

Wenn es dem niedergelassenen Augenarzt möglich ist, die angegebenen psychotherapeutischen Verfahren zu erlernen und sie anzuwenden, wird er seine in der Technik perfektionierte augenärztliche Praxis anders sehen und auch lernen, sie anders anzuwenden. Er wird Zeit gewinnen für die an ihn gestellte Forderung, dem leidenden Menschen zu helfen und wieder mehr seiner „Berufung“ als Arzt gerecht werden. Diese Hilfe wird dann im wohlverstandenen Eigeninteresse beiden zugute kommen, dem Patienten wie dem Arzt.

3
Das Balint-Konzept

„Das am häufigsten verwendete Heilmittel ist der Arzt selber..., jedoch gibt es für dieses hochwichtige Medikament noch keinerlei Pharmakologie. Um es auf eine Weise auszudrücken, die dem Arzt vertraut ist: In keinem Lehrbuch steht etwas über die Dosierung, in der der Arzt sich selber verschreiben soll; nichts über die Form und Häufigkeit, nichts über heilende oder erhaltende Dosen usw. Noch beunruhigender ist der Mangel an Literatur über die Risiken dieses Medikaments, über die vielfältigen allergischen Zustände, auf die man die Patienten zu beobachten hat, oder über etwaige unerwünschte Nebenwirkungen... Gewöhnlich wird versichert, daß der Praktiker mit der Zeit, aufgrund seiner Erfahrung und des gesunden Menschenverstandes, die Kunst der richtigen Dosierung seiner selbst als Medizin schon beherrschen lerne. In Vergleich zu den genauen Instruktionen aber, mit welchen jedes neue Medikament nach sorgfältig kontrollierten Erprobungen in die Praxis eingeführt wird, muß dieser Rat sehr leichtfertig erscheinen." (BALINT 1980)

Unter Balint-Gruppe versteht man eine regelmäßig zusammenkommende Gruppe von Ärzten, die sich anhand einer Krankengeschichte Gedanken über die Persönlichkeit des Patienten, die Persönlichkeit des Arztes und somit über die Beziehungsprobleme zwischen Patient und Arzt machen. Ein Arzt schildert die Geschichte eines Patienten in der Gruppe. Aufgrund dieser Schilderung wird durch die Gruppenmitglieder die Beziehungspathologie des Patienten herausgearbeitet. Ziel ist eine Ganzheitsdiagnose, die die psychosozialen Aspekte berücksichtigt.

In die Balint-Gruppe wird gleichzeitig Selbsterfahrung eingebracht, aber nicht vertieft. Es wird die Kenntnis über den Patienten und den Arzt erweitert. Zugleich wird die gesamte Situation der Beziehung zwischen Patient und Arzt überprüft („Supervision"). Da ungefähr ein Drittel der Patienten nicht nur körperlich krank ist, sondern dazu noch psychische Störungen aufweist, muß der Arzt diese psychischen Störungen erkennen und verstehen lernen. Der Arzt sollte nicht nur auf dem somatischen Sektor Hilfe anbieten, sondern auch auf psychischem Gebiet, da häufig ein seelischer Konflikt hinter der somatischen Erkrankung verborgen ist.

3.1
Die eigenen Gefühle verstehen

In die Balint-Gruppe werden Persönlichkeit und Einfühlungsvermögen des Arztes eingebracht. Eine große Rolle spielen die Gefühle, die der Patient dem Arzt und die der Arzt dem Patienten entgegenbringt, also Übertragung und Gegenübertragung. Bei der Schilderung des Falles vor der Gruppe können die Gefühle des Patienten und des Arztes besser erkannt und reflektiert werden. Der Arzt muß die Abwehrmechanismen des Patienten und seine eigenen kennen, um das Beziehungsmuster erkennen zu können.

Die Balint-Gruppe ist geeignet, die somatisierten psychischen Konflikte und die zugrunde liegenden Abwehrmechanismen zu bearbeiten. So bekommt der Arzt z.B. einen besseren Zugang zu dem Patienten, der ihm Angst und somatische Symptome präsentiert und dessen psychischer Konflikt hinter der somatischen Erkrankung verborgen ist. Wenn der Arzt nicht in diesem Sinne auf den Patienten eingehen kann, dann sind Störungen im zwischenmenschlichen Bereich sehr häufig. Die Folge sind unnötige und kostspielige Untersuchungen und Therapien. Durch Frustration des Patienten kommt es zur Verminderung der Compliance, zum Abbruch der Arzt-Patient-Beziehung und zu häufigem Arztwechsel.

Das psychische Zustandsbild muß ebenso genau diagnostiziert werden wie der somatische Befund. Dazu muß sich der Arzt als Person einbringen und die eigenen Gefühle erfassen, die vom Patienten in ihm mobilisiert werden. Die Technik der Beobachtung der eigenen Gefühle wurde von BALINT von der Psychoanalyse übernommen. Der von FREUD beschriebene Wiederholungszwang bedeutet, daß der Patient sein neurotisches Verhaltensmuster in jeder wichtigen Beziehung wiederholt, es also auch in die Arzt-Patient-Beziehung einbringt. Die Gefühle, die dabei im Arzt mobilisiert werden, gehören also zum Leiden des Patienten, genauso wie seine Worte und sein Verhalten. Die gut erfaßte Arzt-Patient-Beziehung gibt also unmittelbare Aufschlüsse über das Beziehungsmuster des Patienten.

3.2
Das Beziehungsmuster des Patienten

Neurotische und psychosomatische Leiden basieren auf einem intrapsychischen Konflikt. Schematisiert ist dies der Konflikt zwischen Triebregungen des Es und einem überstarken Über-Ich („Gewissen"), das diese Triebregungen verbietet. Wenn nun die integrierende Instanz, das Ich, nicht stark genug ist, diesen Konflikt zu lösen, so wird der Konflikt ungelöst durch Abwehrmechanismen im Unterbewußten gehalten. Zu den Abwehrmechanismen gehören: Projektion, depressive Reaktion, Reaktionsbildung, Somatisierung, Agieren, Isolierung, Verschiebung, Verdrängung und Sublimierung.

Jeder Mensch verfügt über diese Abwehrmechanismen. Wenn er sie frei und elastisch einsetzen kann, so ist er gesund. Sind die Abwehrmechanismen dagegen starr und automatisiert, dann ist er neurotisch gestört. Greift man in einer Störung den Konflikt mit den wichtigsten Abwehrmechanismen heraus und bearbeitet nur ihn, so spricht man von einer Fokaltherapie; sie wurde von Balint angeregt.

3.3
Entlastung des Patienten

Die meisten Patienten schämen sich psychischer Schwierigkeiten, während sie ihre somatischen ohne weiteres offenbaren können. Wenn der Arzt zuhört, ohne zu urteilen, wenn er versucht zu verstehen, so wird dieser falschen, meist aus einem neurotischen, überstrengen Gewissen kommenden Scham entgegengewirkt, und es kommt zu einer Entlastung des Patienten. Indem der Arzt beim Patienten ausharrt, nicht mitagiert, ihn nicht verläßt, ist er schon psychotherapeutisch wirksam.

Hat der Patient aus Furcht vor seiner Triebhaftigkeit ein überstarkes Gewissen errichten müssen, und fürchtet er, die Kontrolle zu verlieren oder Grenzen zu verletzen, so hilft es ihm, wenn er weiß, daß er alle Gefühle beim Arzt aussprechen kann, es aber nicht nötig hat, diese in Handlungen umzusetzen, d.h. wenn die Angst auf unbedachte Handlungen beschränkt bleibt, sich jedoch nicht auf Gefühle erstreckt. Im allgemeinen kann angenommen werden, daß der Patient diejenigen Triebe, die er vorher unbewußt kontrollieren konnte, nachher auch bewußt kontrollieren kann. Konflikte wurden in der Kindheit abgewehrt, da das kindliche Ich zur Integration nicht stark genug war. Das erwachsene Ich ist viel stabiler und tragfähiger. Es geht also darum, dem Patienten Sicherheit zu bieten, daß er sich selbst erleben kann, daß er merkt, wie er die früheren Konflikte lösen oder erdulden kann und sie nicht mehr ins Unterbewußte abzuwehren braucht.

Durch den Wiederholungszwang konstelliert ein Patient immer wieder dieselben neurotischen Verhaltensmuster, unter denen er leidet. Wenn der Arzt dies durchschauen kann und nicht mitagiert, bietet er oft zum ersten Mal ein Muster für eine gesunde Beziehung, die der Anfang zu einer Umstellung sein kann. Der Arzt kann beim Patienten bleiben und Frustrationen aushalten, wenn er die Beziehungsmuster erkennen kann. Das Problem von Nähe und Distanz, von Idealisierung und Autonomie erscheint unter einem anderen Gesichtspunkt.

In der Balint-Gruppe wird dem Arzt die Möglichkeit gegeben, in einem toleranten und verstehenden Klima unter fachkundiger Leitung seine Probleme mit dem Patienten darzustellen. Im Gruppenprozeß werden die zwischenmenschlichen und intrapsychischen Prozesse des Arztes und des Patienten deutlich. Damit kann sich der Arzt seinem Patienten auf eine ganz besondere Weise zur Verfügung stellen, indem er eine ganzheitliche Sicht des Patienten unter Beachtung der Arzt-Patient-Beziehung anstrebt.

4
Die Gruppentherapie

In der Behandlung psychosomatisch Kranker nimmt die Gruppenpsychotherapie heute einen wichtigen Platz ein. Mit zunehmender Erforschung der gruppendynamischen Prozesse sowie mit ständig wachsenden Erfahrungen aus ihrer Anwendung in der Psychosomatik hat sich die Gruppenpsychotherapie als unentbehrlich erwiesen.

4.1
Der Gruppenprozeß

Im kommunikativen Gruppenprozeß lernt sich der psychosomatisch Gestörte zunächst einmal so anzunehmen, wie er ist. Er braucht es nicht mehr länger als demütigend zu empfinden, krank und behindert zu sein. Im Gruppenkontext bedeutet „krank-sein" auch „gekränkt-sein", und Krankheit nimmt hier den Stellenwert von psychischen Schwierigkeiten und Konflikten an. Sich einzugestehen, daß im „Leiden" seelische Probleme verborgen sein können, daß in der Krankheit ein unvollkommener und mißlungener Versuch enthalten ist, kindliche Bedürfnisse und Abhängigkeiten „nachzuholen", ist keine Schande. Die Scham darüber kann in der Gruppe angesprochen und überwunden werden.

Die „Symptomsprache", die ja nichts anderes darstellt als den autistischen Versuch der Kommunikation, wird zunehmend nachlassen, je mehr es dem Patienten im Verlauf der Gruppentherapie gelingt, dem Leiden verbalen Ausdruck zu verleihen. Seine Sprache gewinnt an affektivem Gehalt, indem er sich emotional öffnen und seine Gefühle anderen anvertrauen, sich anderen hingeben kann. Wenn durch neue Gruppenerfahrungen die Angst reduziert ist, immer wieder zurückgewiesen, abgestoßen und erneut gekränkt zu werden, kann der Patient statt über Magenweh, Schwindel oder Kopfschmerzen zu klagen, bald über seine Probleme und Ängste sprechen, in die sich die anderen Gruppenmitglieder einfühlen können. Das Verständnis füreinander wächst.

Wenn dann die Kommunikationsschranke aufgebrochen ist, findet der Kranke über die Interaktion mit den anderen Patienten in der Gruppe einen Zugang zu den durch die Somatisierung abgespaltenen und abgewehrten Erlebnisbereichen. Über die affektive Mitteilsamkeit und Aufnahme wird so der Weg frei zu einer neuen Ich-Entfaltung und zur Bewältigung der Realität, zu der der Kranke bislang nicht in der Lage war. Die Gruppe vermag daher in ihrer eigenen Realitätsbezogenheit die Brücke von der autistischen Welt des psychosomatisch Kranken in die reale Welt des gesellschaftlichen Miteinanders zu schlagen. Sie ist durchaus imstande, mit zunehmender Durcharbeitung der Konflikte und über den erweiterten Zugang zu den Affekten dem Patienten zu einer progressiven Ich-Entwicklung zu verhelfen.

Das gestärkte, besser strukturierte Ich kann selber Ängste abwehren, reale soziale Beziehungen und Anpassungen vornehmen und alte Anklammerungen aufgeben, weil diese nicht mehr notwendig sind. Wenn die im eigenen Körper enthaltenen „inneren Objektrepräsentanzen“ ihn nicht mehr dazu zwingen, braucht sich auch der Organismus nicht mehr zu deformieren (vgl. A. MITSCHERLICH 1961). Statt des eigenen Körpers können nun wieder die Teile der Außenwelt die Funktion übernehmen, zunächst Repräsentanzen in der Gruppe, in der die Realitätsprüfung stattfindet, dann in der sozialen Umwelt.

Eine Behandlung psychosomatisch Kranker geht von der Voraussetzung aus, daß eine Heilung nur über eine Änderung in der psychophysischen Konstellation und Reaktionsweise erzielt werden kann, in der das Krankheitsgeschehen eingebettet ist. Diese Reaktionsbasis aber ist verankert in der psychischen Persönlichkeits-(Ich-)Struktur des Kranken und damit Bestandteil einer Entwicklung, die bis in die frühen Anfänge der Kindheit zurückreicht. Aus dieser Tatsache wird verständlich, daß die psychosomatischen Krankheitssymptome im allgemeinen erst dann verschwinden und im besten Fall von einer Heilung gesprochen werden kann, wenn die ursächlichen und auslösenden Momente aufgedeckt und die daraus resultierende (neurotische) Fehlentwicklung aufgehoben und in neue, d.h. gesunde Bahnen gelenkt ist.

Eine Therapie, die dem Ziel gerecht wird, bis an die Wurzeln der Entstehung und Entwicklung der psychosomatischen Erkrankung vorzudringen, kann nur eine Psychotherapie sein, die in einem analytischen Vorgehen die seelischen Zusammenhänge des Krankheitsgeschehens aufdeckt und zugleich durch diese Einsichten und korrigierenden Erfahrungen mit dem Therapeuten die Persönlichkeitsentwicklung des Kranken fördert und ihr zu einer besseren Entfaltung verhilft.

Die analytische Gruppenpsychotherapie vermag diesen Anspruch zu erfüllen, auch wenn sie durch das andere „setting“ von grundlegend neuen Ansätzen und Möglichkeiten ausgeht, die der analytischen Einzeltherapie (Psychoanalyse) fehlen. Doch wie bei dieser, so geht es auch in der analytischen Behandlung in der Gruppe darum, unbewußte psychische Inhalte aus früheren, zurückgebliebenen Entwicklungsstufen oder Rückentwicklungen (Regressionen) sowie aus der Verdrängung in den Bereich des Bewußtseins zu heben und damit für eine Verarbeitung zugänglich zu machen.

Während in der Psychoanalyse diese unbewußten Inhalte — z. B. über die Träume und freien Assoziationen — in unbewußte Geschehnisse in der Übertragung zum Therapeuten übersetzt werden, so wird in der therapeutischen Gruppe über die gleiche Grundregel, intime Erlebnisse und Gefühle auszusprechen, der analytische Charakter der Gruppe geprägt. Gegenüber der Einzelanalyse stellt die analytische Gruppenpsychotherapie eine Erweiterung der Behandlungsebene dar. Sie durchbricht die klassische Zweierbeziehung von Arzt und Patient und macht sich jene Einflüsse und Kräfte zunutze, die jeder kleinen Gruppe innewohnen.

In einer Gruppe von psychisch gestörten Patienten beansprucht jeder auf seine Weise die Gruppe für den eigenen Gesundungsprozeß. Die therapeutischen Eigenschaften der kleinen Gruppe ergeben sich aus dem Kräftespiel, das in jeder Gruppe von Patienten wirksam wird. In spontaner und selbstregulatorischer Weise entwickelt die Gruppe das Bedürfnis, sich als Einheit, als Ganzes zu erhalten, auch wenn aus der sozialen Distanz der Mitglieder und der geringen Anziehungskraft, die psychisch Kranke zueinander haben, Tendenzen gegen die Gruppenkohäsion wirksam werden. Doch jedes Gruppenmitglied ist motiviert, von seinen Krankheitssymptomen — den körperlichen wie seelischen — frei zu werden und gleichermaßen die Schwierigkeiten im mitmenschlichen Umgang abzubauen. Alle sind sich einig in dem Bestreben, sich die Gruppe zu erhalten und die Spannungen, die sie miteinander im Gruppenprozeß erfahren, nicht zum Abbruch der Gruppenbeziehung führen zu lassen.

Vielmehr soll die Auseinandersetzung zu einer Lösung der Konflikte führen. Erst über die schrittweise Entwicklung zu einem „Gruppengefühl“ kann jeder Teilnehmer der Gruppe die destruktiven Eigenschaften seines eigenen Leidens sowie seines psychopathologischen Verhaltens an sich selbst, aber auch in seinen Auswirkungen auf die Menschen seiner Umgebung — in der Gruppe — erleben. Den anderen in der Gruppe und sich selbst zu verstehen, die gegenseitige Ablehnung und Anziehung zu fühlen und zu begreifen, ist das Ziel.

4.1.1 Die Übertragungssituation

Die Gruppe kann auch für ihre Teilnehmer zu einem Symbol für Familie und Gemeinschaft, Zugehörigkeit und Geborgenheit werden. Gemeinschaft bezieht sich hier stets auf die Kindheitserfahrungen des Patienten, in der Familie und Schule, mit Spielgefährten, Freunden und Personen, mit denen traumatisierende Erlebnisse eine Rolle spielen. Darum begegnet der Patient der therapeutischen Gruppe zu Beginn oft mit Skepsis, weil er in der Primär-Gruppe, in der er lebt, oder in Gruppen, mit denen er sich auseinanderzusetzen hat, in Schwierigkeiten geraten ist. Es ist sein Gruppenkonflikt, der den Patienten in die Gruppe bringt und den er in die Gruppe einbringt. Er braucht und sucht die Gemeinschaft, in der er seine eigenen Gruppenprobleme lösen kann (vgl. Richter 1972, 1974).

Eine analytische Gruppenpsychotherapie, die sich insbesondere der Behandlung psychoneurotischer und psychosomatischer Krankheiten widmet, braucht die psychoanalytischen Grundkonzeptionen Freuds, wie beispielsweise die Neurosetheorie, die Libidotheorie und die Theorie der Ich-Entwicklung. Grundlage der Therapie ist die Aufdeckung und Verarbeitung von Konflikten, in die das Ich in der Auseinandersetzung mit den unbewußten Triebimpulsen und der realen Umwelt, seinem Über-Ich und unter dem Druck hoher Ich-Ideal-Forderungen geraten ist. Die so rückwärts verlaufenden — regressiven — Entwicklungen, die von psychischen wie somatischen Symptomen und manchmal auch gestörten Verhaltensweisen begleitet werden, sollen über den therapeutischen Prozeß wieder zur Umkehr in normale Bahnen gebracht werden.

Während in der Einzeltherapie der Patient seine verschiedenen Beziehungsmuster aus der Kindheit allein auf den Therapeuten überträgt, die von diesem analysiert werden, so stehen ihm in der analytischen Gruppe alle Teilnehmer als Übertragungspersonen zur Verfügung. Der Gruppentherapeut hat die Aufgabe zu bewältigen, das unbewußte Netzwerk dieser multiplen Übertragungen vor dem Hintergrund des bewußten Gruppenverhaltens zu überschauen, damit er im richtigen Augenblick aus dem Kontrast sowie aus der Konfrontation von unbewußter Übertragung und bewußtem Gruppenverhalten den Widerspruch deuten kann, der in der psychisch bedingten Krankheit — der neurotischen wie der psychosomatischen — verborgen liegt.

Es ist charakteristisch und bedeutungsvoll für die therapeutische Arbeit, daß die Gruppe die Probleme des Familienlebens — der Primärgruppe — weniger durch Intellektualisierung und „Berichterstattung" als vielmehr in gefühlsbetonter Weise in der Übertragung reaktiviert. So gelingt es in der Gruppe oft leichter als in der Einzeltherapie, diese unbewußten Probleme ans Licht des Bewußtseins zu bringen (vgl. Heigl 1972). Indem alle Gruppenmitglieder das Unbewußte erforschen wollen, wird der Widerstand gegen die Aufdekkung der unbewußten Konflikte verringert, der bekanntlich in der Einzelanalyse manchmal zum Hindernis der Behandlung werden kann. Es besteht in der Gruppensituation jedoch die Tendenz, sich lieber mit bewußten und vorbewußten Inhalten zu befassen, die leichter einzufühlen und zu verstehen sind. Gezielte Übertragungs- wie Widerstandsdeutungen des Therapeuten halten den therapeutischen Prozeß in Bewegung.

Für jedes einzelne Gruppenmitglied stellt die Gruppe eine Art Spiegel dar, in dem er sich selbst reflektiert findet, wie er wirklich ist, nicht wie er sich bisher selbst erlebt hat (Foulkes 1964). So sieht sich der Patient entweder in seiner ganzen Person oder auch nur als Teil seiner selbst in den anderen Mitgliedern der Gruppe. Es soll ihm dabei bewußt werden, wie Konflikte und Probleme in neurotische Verhaltensweisen umgesetzt werden. Das Gespräch in der Gruppe kennt keine vorgefaßte Zielrichtung. Spontaneität der Aussage und des Ausdrucks entsprechen der freien Assoziation der Psychoanalyse. Sich frei zu fühlen und sich von innen heraus „bewegen" zu lassen, zu provozieren und sich provozieren zu lassen, sind wichtige Voraussetzung für die Möglichkeit, unbewußte Verhaltensweisen sowie Denk- und Wertschemata aufzudecken, seine Wirkung auf die Mitmenschen zu erfahren und einzuschätzen, und umgekehrt deren Auswirkungen auf sich einwirken zu lassen.

Über die spontane Aussprache und das Mit-Teilen und Miteinander-Teilen der Einzelerfahrungen ist die Kommunikation unter den Gruppenmitgliedern aufrichtiger. Die mühsam artikulierten Ausdrucksformen, beim psychosomatisch Kranken Teil seiner Symptomsprache, weichen allmählich besser artikulierten, allen verständlichen Aussagen, die in einer „aufgeschlossenen" Kommunikation gipfeln. Alles sollte in Worten ausgedrückt, nichts dagegen agiert werden. Dieser „Übersetzungsvorgang", der zu besserem Verstehen und zu neuen emotionalen Einsichten verhilft, ist wesentlich für den therapeutischen Prozeß.

Verbunden mit dem Übergang von der nehmenden zur gebenden Haltung im Gruppenprozeß ist das Durcharbeiten und der Abbau passiv-abhängiger oder feindlich-aggressiver Einstellungs- und Erwartungshaltungen gegenüber bestimmten Bezugspersonen in der (meist frühkindlichen) Vergangenheit, die charakteristisch für den psychosomatisch Gestörten sind und die er in der Gruppe auf besonders „empfängliche" Gruppenmitglieder überträgt. Das gegenseitige und gemeinsame Geben und Nehmen aller Gruppenteilnehmer durch gegenseitiges Verstehen und Einfühlen in den anderen ist ein erstes therapeutisches Ergebnis, erkennbar im Gruppen-(Wir-)Prozeß wie in der Person jedes einzelnen, möglicherweise als Grundbestandteil therapeutischer Gruppenarbeit und Selbsterfahrung.

Der Wert der Gruppenpsychotherapie psychosomatisch Kranker kann nicht nur darin bestehen, Somatisierungen zu beseitigen oder psychische Behinderungen an den somatischen Symptomen zu beheben, sondern es kommt der Gruppenpsychotherapie — wie jeder analytischen Therapie — darauf an, den Kranken von tiefgreifenden psychischen Veränderungen zu befreien, mit denen die Somatisierungen vergesellschaftet sind. Für den psychosomatisch Gestörten sind die therapeutischen Eigenschaften der Gruppe von spezifischer Qualität. Diese bestehen:

— in der Auflösung der Kommunikationsschranke
— in dem Wandel der affektlosen Symptomsprache zu einer emotionalen Sprache, die allen verständlich ist
— im Abbau regressiver Abhängigkeitshaltungen und in einer progressiven Ich-Entwicklung.

4.1.2 Gruppenzusammensetzung

Die gebräuchlichste Anwendung der analytischen Gruppenpsychotherapie in der Psychosomatik ist die in einer Gruppe, in der sich psychosomatisch und psychoneurotisch Kranke verschiedener Strukturen und Symptomatik befinden. In einer solchen *heterogenen* Gruppe sollten die Psychosomatosen erfahrungsgemäß unterbesetzt sein. Die psychosomatischen Patienten neigen zu Beginn der Therapie dazu, ihre somatischen Symptome ständig in den Gruppenprozeß einzubringen und „für sich" sprechen zu lassen. Gerade das wollen die Neurotiker verhindern, weil sie bereits der Überzeugung sind, daß dies therapeutisch nichts einbringen würde. Auch können sie ihre psychischen Probleme und Schwierigkeiten sprachlich anschaulich zum Ausdruck bringen und erwarten das auch von den anderen Gruppenmitgliedern.

Diese Tatsache macht den besonderen Wert einer solchen heterogenen Gruppe aus, werden doch die psychosomatisch Kranken dadurch ständig angehalten, ihre klagende und anklagende Symptomsprache aufzugeben und sich um eine verständliche Ausdrucksweise ihrer Probleme zu bemühen. Mit zunehmender Auseinandersetzung dieser beiden Untergruppen erfahren die — auch zahlenmäßig — unterlegenen psychosomatisch Gestörten, daß ihre anfängliche Ablehnung in der Gruppe mit dem Ausmaß verbunden ist, in dem sie die somatische Genese ihrer Krankheit verfechten. Schließlich räumen sie auch den Interpretationen der neurotischen Untergruppe mehr und mehr Raum ein, die ihnen verständlich machen will, daß auch die somatischen Symptome — wie die neurotischen — einen psychischen Stellenwert haben. Indem sich die Mitglieder der beiden Untergruppen für die Betrachtungsweise der anderen öffnen und den anfänglichen Widerstand verstehen lernen und aufgeben, fühlen sie sich von der Gruppe integriert. Diese Haltungsänderung ist der Schlüssel für eine erfolgreiche psychosomatische Therapie.

Der heterogen zusammengesetzten Gruppe steht die *homogene* Gruppe gegenüber, in der sich ausschließlich psychosomatisch Gestörte, meist ein und derselben Krankheitskategorie, befinden. Hierbei ist zu fragen, ob die Gleichartigkeit in der Symptomatik bereits eine Gruppe homogen macht, können sich doch gerade hinter scheinbarer Homogenität diametral entgegengesetzte Kräfte verbergen (vgl. GRINBERG, LANGER, RODRIGUE 1972). In ihrer therapeutischen Wirksamkeit ist die homogene Gruppe bis heute umstritten, hat sich aber dennoch als Werkzeug fachärztlicher Therapeuten bewährt und durchgesetzt.

Es kann durchaus von Vorteil sein, wenn sich Patienten mit derselben Symptomatik in einer Gruppe zusammenfinden in dem gemeinsamen Bemühen, sich von dieser zu befreien. Die Tatsache, daß Patienten in einer solchen Gruppe erfahren und erleben können, wie dasselbe Symptom bei jedem einzelnen eine ihm eigene Bedeutung und Rolle innehat, kann von großem Wert sein. Auf diesem Wege gelingt es oft leichter als in einer heterogenen Gruppe, den im Symptom abgespaltenen Teil des Ich zu erkennen und so aufzuarbeiten, daß er mit Hilfe der anderen Gruppenmitglieder in das eigene Ich integriert werden kann. Darum gelingt die Symptombeseitigung in homogenen Gruppen manchmal wesentlich schneller als in der heterogenen Gruppe. Eine Behandlung in der homogenen Gruppe ist bei schwereren Fällen von psychosomatischen Patienten von Vorteil, weil sie einer Widerstandsanalyse in der heterogen zusammengesetzten analytischen Gruppe infolge ihrer Ich-Schwäche nicht gewachsen wären.

Eine andere Form besonderer Gruppenzusammensetzung ergibt sich aus der Einbeziehung des gesunden — nicht selten nur „scheingesunden" — Ehepartners in die Gruppentherapie des psychosomatisch Gestörten. Diese besondere Form der Familientherapie bietet oft die einzige Möglichkeit, die krankhafte Interaktion zwischen den Partnern aufzulösen, die eine Gesundung des Patienten verhindert und ständig unterläuft. Sowohl der Ehepartner als auch die gesamte Familienkonstellation brauchen — oder besser „mißbrauchen" — den psychosomatisch Kranken in seiner kranken Rolle, um über das Leiden des Erkrankten ein Scheingleichgewicht aufrechtzuerhalten (vgl. Richter 1970, Preuss 1970). Battegay (1971) hat darauf hingewiesen, daß durch die Psychotherapie des psychosomatisch kranken Familienmitgliedes ein therapeutischer Einfluß auf die ganze Familie genommen wird, in erster Linie wohl auf den Ehepartner, der selten mit der Veränderung in der Therapie des Partners Schritt halten kann.

Während über eine Modifikation in der Zusammensetzung der Gruppe eine therapeutisch spezifische Wirkung erzielt werden kann, soll eine Kombination der Gruppenpsychotherapie im Verband mit anderen — sowohl analytischen wie unterstützenden — Verfahren die therapeutische Wirkung intensivieren. Daß sich bei einer solchen Kombination die jeweiligen Therapieformen in ihrem Modus und Charakter verändern können, sei nicht unerwähnt gelassen.

4.2 Kombinierte Therapie

Für die Kombination von Guppenpsychotherapie mit einer analytischen Einzeltherapie wird der Begriff „kombinierte Therapie" benutzt. Die beiden Formen können gleichzeitig oder nacheinander angewandt werden, wobei der Gruppentherapeut ein anderer als der Einzeltherapeut sein kann, aber nicht sein muß. Diese beiden Formen haben sich besonders bei Grenzfällen zwischen Neurose und Psychose, und darum auch bei den psychosomatischen Erkrankungen immer stärker durchgesetzt. Einmal ist ihre Wirkung stärker als die jeder Behandlungsform für sich allein, zum anderen sind schwer chronisch psychosomatisch Gestörte neben der Gruppe auf den verläßlicheren Kränkungsschutz der Zweierbeziehung von Arzt und Patient angewiesen, den die Gruppe nicht bietet (Heigl 1972). Schwidder (1965) empfiehlt, in manchen Fällen eine Einzeltherapie der Gruppenbehandlung vorauszuschicken, während die Erfahrung mit z.B. Kolitis-Kranken gelehrt hat, daß erst nach einer ausreichenden Ich-Stärkung durch die Gruppentherapie eine analytische Einzelbehandlung möglich ist und Besserung verspricht (Wittich 1968).

Eine besondere Bedeutung kommt der Kombination der Gruppenpsychotherapie mit unterstützenden und übenden Verfahren zu, wie dem Autogenen Training und dem Katathymen Bilderleben. Die somatischen Behandlungsmethoden sollten immer von psychoanalytischen Einsichten gelenkt sein und mit der analytischen Therapie nicht negativ interferieren. Aktivität sollte dabei stets als oberstes therapeutisches Prinzip gelten.

5
Das Autogene Training

Die meisten Verfahren der tiefen Entspannung haben sowohl physiologisch als auch psychologisch ähnliche Wirkungen. Die Unterschiede betreffen jedoch hauptsächlich die Methoden, wie diese Wirkungen erlangt werden. Die Konzentration des AT auf rein körperliche Empfindungen im Anfangsstadium ist für viele Menschen leichter als der direkte Sprung in die meditative Kontemplation. AT und Meditation haben darüber hinaus eine gemeinsame Orientierung, nämlich einen Zustand der passiven Konzentration zu erreichen, der es Geist und Körper gestattet, sich auf einen harmonischen Zustand hin selbst zu regulieren. Durch diesen Vorgang lernt der einzelne, sich einem organischen Prozeß zu überlassen, anstatt vom bewußten Willen Gebrauch zu machen.

Vegetative Funktionen sind ja tatsächlich nicht bewußt steuerbar, sie unterliegen eben nicht unserem Willen; nur in einem passiven, konzentrierten und empfänglichen Zustand können wir zulassen, daß das Erwünschte sich von selbst einstellt. Nicht das verbissene Suggerieren-Wollen, sondern es vom Verstand unbeobachtet geschehen zu lassen führt hier zum Ziel. Das AT bietet einen bewährten Einstieg, dieses passive Wollen, diesen Zustand aktiver selbstinduzierter Passivität zu erreichen.

5.1
Das AT als wesentlicher Bestandteil des gruppentherapeutischen Angebots

Das Autogene Training (AT) ist heute zweifellos eine der umfassendsten und erfolgreichsten Methoden der tiefen Entspannung. Neben dem KB hat sich das AT, eingebettet in das Dynamische Gruppengespräch, als hervorragendes Mittel einer zusätzlichen psychotherapeutischen Behandlung bei Augenkrankheiten erwiesen. Darüber hinaus hilft das AT neben der somatischen Therapie (z.B. durch eine organorientierte Membranbehandlung beim Glaukom [Heilmann 1976] und durch Kontaktlinsen für Schielpatienten) psychotherapeutisch, indem es die Voraussetzungen dafür schafft, das Fremdkörpergefühl eines Medikamententrägers bzw. der Kontaktlinsen auch psychisch zu bewältigen, zum anderen bewirkt es eine gewisse allgemeine Verbesserung der seelischen Grundhaltung der sich oft in einer besonders gespannten psychischen Situation befindlichen Patienten. Bei Glaukompatienten geht dies häufig mit einer direkten Beeinflussung des Symptoms Drucksteigerung im Auge (SCHULTZ-ZEHDEN 1977) einher. Aber auch für die Verwendung imaginativer Verfahren in der Therapie ist das AT von Bedeutung, da es auf der Grundlage von Autohypnose und Eigensuggestion eine konzentrative Selbstentspannung bewirkt, die für die therapeutische Organintrospektion eine wesentliche Voraussetzung ist.

Das AT kombiniert mit Gesprächstherapie als begleitende Therapie zur rein ophthalmologischen Behandlung hat sich in den Behandlungsfeldern von Schieltherapie, glaukomatösen Geschehen, bei speziellem Auftreten von chronischen Entzündungen am und im Auge, bei Kontaktlinsenträgern und einer Vielzahl von Ängsten bewährt. Das soll am Beispiel von Gruppentherapie mit AT bei Schielkindern, Glaukompatienten und beim AT als Grundlage für die Visualisierungsübungen gezeigt werden.

5.1.1 AT-Gruppentherapie mit Schielkindern

Strabismus jeder Genese (also nicht nur psychosomatisches Schielen) ist eine Domäne zusätzlicher Psychotherapie wegen der stets vorhandenen, oft traumatisierenden Wirkung auf die Psyche des Patienten und der Chance, in der Gesprächstherapie dieses Trauma des Schielens aufzuarbeiten. Darüber hinaus ist die simultane Verwendung von psychischer und somatischer Therapie insofern notwendig, als die Anwendung von Kontaktlinsen als eine Möglichkeit organzentrierter Therapie zwar rein somatisch hilft, während gleichzeitiges AT zudem die Handhabung der Linsen erleichtert und darüber hinaus größere Ruhe und Gelassenheit gegenüber den üblichen Aggressionen von Mitschülern und Familienmitgliedern vermittelt. Falls aus irgendwelchen Gründen andere Behandlungsmethoden angewendet weden müssen, werden diese mit Hilfe des AT besser überstanden.

Der Einfluß gruppentherapeutischer Arbeit mit AT wurde von uns an 5 Gruppen mit jeweils 6-8 mit dem AT behandelten Schielkindern untersucht. Es ergaben sich aus dieser sich über einen Zeitraum von jeweils mindestens neun Monaten erstreckenden Beobachtungsstudie einige wichtige Aspekte für die weitere gruppentherapeutische Arbeit mit dem AT. Unter gruppendynamischen, psychosomatischen und psychodynamischen Gesichtspunkten betrachtet ist die Zusammensetzung der Schielkindergruppe hinsichtlich ihrer Altersdifferenzierung, Heterogenität und Homogenität zu beachten.

Wir arbeiteten jeweils mit Gruppen von 7-10jährigen und 9-12jährigen. Um der Gefahr zu begegnen, daß nur symptomorientierte Gruppen die Außenseitersituation ihrer Mitglieder nur noch bestärken, sollten die Gruppen jeweils inhomogen zusammengesetzt sein, d.h. sie sollten zu ⅔ aus Schielkindern bestehen, während sich die übrigen Gruppenmitglieder aus Kindern mit verschiedenen anderen psychosomatisch anzusprechenden Störungen zusammensetzen sollten, wie etwa Legastheniker, Sprachgestörte, aber auch Zahnprothesenträger.

Bewährt hat sich im Kinder-AT die Kombination von AT mit Malen oder Zeichnen. Die Kinder mögen unter Umständen zunächst gehemmt sein, frei zu sprechen, doch malen können sie immer und tun es gern. Diese Art „kreativer Tests“ hilft uns bei der Gruppierung der Kinder, und während der Übungsstunden verwendet, erhalten wir vielerlei Aufschluß über ihre Ängste, Zu- und Abneigungen, Wünsche etc.

Das AT selbst wird in klassischer Weise nach Schultz gelehrt. Nach dem Erlernen der Grundübungen des AT (Ruhe, Schwere, Wärme) und den Organübungen (Herz, Atem, Leib, Kopf) werden mit den Kindern formelhafte Vorsatzgebungen für das Handhaben der Kontaktlinsen erarbeitet. Die Formeln sind kleine einfache Verse, die die Kinder selbst erarbeiten sollten. Diese Formeln werden zunächst zusammen mit den AT-Übungen zu Hause eingeübt. Drei bis acht Tage später wird zum ersten Mal mit den Linsen in der Praxis geübt, danach zweimal pro Woche für einen Zeitraum von jeweils 6 - 8 Wochen. Anschließend finden dann erst kurzfristig, später in längeren Zeitabständen, Zusammenkünfte statt.

Sehr vorteilhaft hat sich in einer Gruppe der Einsatz einer im Umgang mit Kindern erfahrenen Co-Therapeutin ausgewirkt. Unter ihrer Anleitung verliefen die Übungsstudien freier und ungezwungener, und die Kinder getrauten sich jetzt mehr, selbst zu formulieren, und die Antworten konnten dem kindlichen Verständnis gemäß passender ausgedrückt werden. Darüber hinaus hält die Co-Therapeutin Kontakt zu Eltern, Kindergärtnerinnen und Lehrern, um mit ihnen Fragen, ablehnendes Verhalten etc. zu klären. Nicht nur für die AT-Kurse mit Kindern, sondern auch für die Lehrveranstaltungen mit anderen Patientengruppen wäre es wünschenswert, wenn ein Teil des Arbeitsaufwands an Moderatoren, z.B. Orthopistinnen, Sehschulassistentinnen etc. delegierbar würde: die Einführung des AT, auch in der augenärztlichen Praxis, würde dadurch erheblich erleichtert und beschleunigt.

Da nach unserem jetzigen Erkenntnisstand — und daran hat sich vorerst auch durch neuere Forschungen noch nichts geändert (vgl. Yolton u. Hirons 1978) — Operationen, Brillen, Sehschulung oder Kontaktlinsen eine volle Wiederherstellung nur in einer geringen Zahl von Fällen erreichen können, wird für die meisten der jungen Schielpatienten das Schielen zeitlebens ein mehr oder weniger großes Problem bleiben, und Rückschläge sind hier nicht auszuschließen. Auch dabei können therapeutische Verfahren mit geistig-seelischen Mitteln — wie das AT — helfen, indem sie im Sinne vorsorgender ganzheitlicher Therapie über die „materiellen Maßnahmen" hinaus die psychische Situation des Patienten verbessern helfen und einer Verzweiflungshaltung vorbeugen.

5.1.2
AT-Gruppentherapie mit Glaukompatienten

Daß das AT eine Hilfe für die Gruppentherapie auch mit Glaukomkranken zu sein vermag, konnte in zwei Untersuchungen gezeigt werden. Im ersten Fall waren 80% einer im AT geübten Patientengruppe von 18 Personen nach 4 Wochen in der Lage, mit der Membran umzugehen, und sie wollten nach dieser Übungszeit nicht mehr auf diese Medikamententräger verzichten. In der Kontrollgruppe, die nicht im AT geübt war, wollten bereits nach 2 Wochen vier Fünftel aus den verschiedensten Gründen wieder zum recht mühsamen Tropfen zurückkehren oder sich sogar operieren lassen (Schultz-Zehden 1977).

Im zweiten Fall konnten wir bei 52 psychosomatischen Glaukomkranken in unserer Praxis demonstrieren, wie sich zusätzliche Psychotherapie in Form von AT, seltener KB, auf das glaukomatöse Geschehen und die psychische Grundhaltung auswirkt. Die intraokularen Druckwerte, Skotome und partiellen Gesichtsfeldausfälle besserten sich bereits während des Erlernens des AT und zeigten später entsprechend günstige Tendenzen. Die verbesserte seelische Grundhaltung wie auch die verbesserte Einstellung dem Augenleiden gegenüber ermöglichen schließlich eine organorientierte Membranbehandlung und unterstützen sie zugleich. Sogar der Fremdkörperreiz, verursacht durch die Membran, läßt sich mit Hilfe des AT in ein verläßlich gefühltes Vorhandensein einer Dauerhilfe umwandeln.

Neben der Erweiterung der Grund- und Organübungen durch die Besprechung der formelhaften Vorsatzbildung wird das AT in seiner ganzen Tiefe allerdings erst wirksam durch die gruppendynamische Selbsterfahrung der Patienten. Die Wirkung der Gruppengespräche ist im Rahmen des AT von nicht zu unterschätzender Bedeutung. Ängste oder Vorstellungen, eine unheilbare Krankheit zu haben, können praktisch nur im Gespräch mit Menschen in ähnlicher Situation aufgearbeitet und bewältigt werden. Daß die Gesprächstherapie verbunden mit dem AT Möglichkeiten bietet, diese Ängste zu überwinden, zeigen einige Beispiele der Fallschilderungen im speziellen Teil.

5.1.3
AT als Grundlage für die Visualisierungsübungen

Die Beschreibung von Meditationstechniken — gleiches gilt für das AT — sind fast immer trügerisch einfach. Die bloße Lektüre der Beschreibung vermittelt fast nie eine Vorstellung von der Wirkung einer Methode. Gleiches läßt sich von den Visualisierungsmethoden sagen: die sind zunächst denkbar einfach, und es scheint unmöglich, daß solch frappierende Wirkungen durch ein so trügerisch simples Verfahren zustande kommen sollten. Trotz der Tatsache, daß die Verbindung zwischen subtilen Vorstellungen, Prozessen des menschlichen Geistes und neurophysiologischen Veränderungen nach wie vor ein Rätsel bleibt, mehren sich die Beweise dafür, daß subtile geistige Phänomene einen tiefen positiven bzw. negativen Einfluß auf die gesamte Psychophysiologie eines Menschen haben können.

Bei der Betrachtung von Visualisierungsgruppen stößt man auf zwei Arten von bildhaften Vorstellungen, die aufbauend auf dem AT mit in die Gruppentherapie hineingenommen werden können. Ein erster Teil der Übungen zielt auf eine Aktivierung des Bildbewußtseins, des imaginativen Sehens und der visuellen Wahrnehmung (Verbesserung des visuellen Erinnerungsvermögens, der Konzentration, der Beobachtungsfähigkeit etc.). Eine Kombination visueller Evokation mit imaginierten Empfindungen der anderen Sinne (auditiv, kinästhetisch, taktil usw.) erhöht den dynamischen Wirklichkeitscharakter des jeweiligen Vorstellungsbildes. Wenn ein Zustand der physiologischen Entspannung eingetreten ist, wird z.B. eine angenehme Naturszene visualisiert. Die Teilnehmer werden aufgefordert, sich Zeit zu lassen und die Szene mit allen Sinnen zu genießen.

Sodann, in Anlehnung an den SIMONTON-Imaginationsansatz (1978) und dessen Anwendung auf das Sehorgan durch SCHOLL (1981) werden in einer Folge von Vorstellungsbildern physiologische oder symbolische Veränderungen der Augen bildhaft imaginiert. Wenn sich hier auch noch keineswegs Veränderungen des körperlichen Geschehens abzeichnen, wie sie SIMONTON zumindest für einen Teil der Krebskranken nachweisen konnte, so haben diese Übungen doch eine erstaunlich belebende und entspannende Wirkung auf die Augen, wie aus den ersten Gruppenerfahrungen ersichtlich wird.

Die Imaginationsübungen sind allerdings erst dann voll wirksam, wenn durch das AT und sich daraus ergebende Entspannungsverfahren ein körperlicher Zustand allgemeiner Ruhe erreicht ist, wo körperliche Muskelaktivität und verbale Entwürfe so weit blockiert sind, daß Vorstellungsbilder und körperliche Zustände (auto-) suggestiv gemeinsam verändert werden können. GRAHAM und LEIBOWITZ kommen in einem zusammenfassenden Artikel (1972) über die Wirkung der Suggestion auf die Verbesserung der Sehschärfe zu dem Ergebnis, daß für eine Organverbesserung gerade die Tiefe der jeweils erreichten ganzkörperlichen Entspannung von entscheidender Bedeutung ist.

Nach unseren bisherigen Erfahrungen bewirkt besonders das AT durch einen dem hypnoiden Zustand ähnlichen Versenkungszustand eine erhöhte Suggestibilität für die Visualisierungsübungen sowie eine von den Teilnehmern immer wieder festgestellte Entspannung der oft als überanstrengt und leicht ermüdbar empfundenen Augen.

Betrachtet man die hier gemachten Erfahrungen unter dem Aspekt ihrer möglichen Einsetzbarkeit bei der Lösung ergoophthalmologischer Probleme, so können diese Übungen zweifellos nicht typische Belastungselemente, z.B. des Bildschirmarbeitsplatzes, ungeschehen machen. Aber sie können doch zumindest insoweit helfen, als sie demjenigen, dessen Augen nach einer Phase intensiver punktuell-visueller Datensuche am Bildschirm ermüdet sind, auf dem Wege organismischer Gesamtumschaltung eine Anleitung zu konzentrativer Selbstentspannung und autogener Meditation geben.

5.1.4
AT als Grundlage der Sehhilfe und für Augenentspannungsübungen

Vorausgesetzt, Probleme visueller Hygiene erfahren eine akzeptable Lösung, so sollten auch gerade bei der Untersuchung ergoophthalmologischer Probleme die unterschiedlichen Modi visueller Informationsverarbeitung stärkere Beachtung finden, denn diese können zu einer erheblichen zusätzlichen Belastung der Augen, namentlich bei Fehlsichtigen, führen. So zeigen z. B. Patienten — bei anderen Gruppen fehlsichtiger Patienten ließen sich entsprechende typische Formen visueller Informationsverarbeitung finden — häufig eine Überkonzentration auf die zentrale visuelle Information (Figur) bei Vernachlässigung der peripheren Information (Grund), was zu einem zu intensiven, überkonzentrierten Sehstil, besonders bei der Naharbeit, führt.

Im Gegensatz dazu erfordert simultanes, ganzheitliches Gewahrsein zentraler und peripherer Informationen als psychische Disposition Gelassenheit, die erst einen passiveren, weniger intensiven Sehstil ermöglicht. Die tiefe trophotrope Entspannungsreaktion, wie sie im AT erreicht wird, erweist sich hier als ein sehr nützlicher Schlüssel zu den akkommodativen Entspannungsübungen sowie zu Augenentspannungs- und Sehhilfeübungen, weil sie gerade eine gelassene Einstellung und funktionelle Passivität gegenüber dem beabsichtigten Ergebnis einer konzentrierten Sehtätigkeit ermöglicht.

Die trophotrope Reaktion ist auch von großer Bedeutung, um zwanghaftes Sehverhalten, wie etwa die Unfähigkeit, von einer Lesevorlage in gewissen Zeitintervallen aufzuschauen, zu überwinden, wofür die simple Vorsatzbildung „Öfter mal in die Ferne schauen" offensichtlich allein nicht ausreicht.

Daß akkommodative Relaxation für den betreffenden Menschen unabdingbar notwendig sein kann, zeigt sich immer wieder beim imaginativen Bildersehen in der Gruppe. Sowohl als Diagnostikum für den Therapeuten als auch als Selbsterfahrung für den einzelnen hat sich gerade das KB hierbei als sehr nützlich erwiesen.

6 Das Katathyme Bilderleben

Das Katathyme Bilderleben (KB) gilt heute als eines der am besten systematisierten imaginativen Verfahren (SINGER 1978) und ist als sogenanntes „inneres Sehen“ oder Imagination naturgemäß eine dem augenärztlichen Fachbereich nahestehende und deshalb besonders interessante psychodiagnostische und psychotherapeutische Methode.

6.1 Vorbemerkungen

Das Grundprinzip des Katathymen (gr.: seelengemäß) Bilderlebens beruht auf der ursprünglichen Fähigkeit des Menschen, seinen inneren seelischen Zustand, d.h. vorbewußte und unbewußte emotionale Regungen und Affekte, an autosymbolischen Selbstdarstellungen zu erleben. In diesen symbolischen Inhalten der Imagination sieht der Therapeut den Ausdruck der individuellen Problematik, der unbewußten Strebungen, Ängste, Abwehrvorgänge und neurotischen Haltungen.

Vor etwa 35 Jahren hatte LEUNER dieses Verfahren entwickelt. Die psychotherapeutische Methode des Katathymen Bilderlebens steht etwa in der Mitte zwischen suggestiven Verfahren (Hypnose, Autogenes Training) und der klassischen Psychoanalyse. Einerseits werden die Symptome nicht nur bearbeitet, sondern auch die psychodynamischen Ursachen eruiert, andererseits steht die Bearbeitung der Persönlichkeit — wie in der Psychoanalyse — im Hintergrund.

Der Unterschied zwischen der Technik des KB und der klassischen Psychoanalyse besteht in der Einführung der von der optischen Phantasie getragenen Imagination. Der Patient liegt entspannt in einem leichten hypnoiden Zustand auf der Couch und projiziert in — vom Therapeuten vorgegebene — Motive seine eigenen unbewußten Probleme in Form von bildhaften Tagträumen. Jedes Motiv hat einen eigenen Themenkreis seelischer Befindlichkeit, bzw. ist Ausdruck bestimmter intraindividueller psychodynamischer Konstellationen:

Beim Motiv der „Wiese“ (Ausgangsmotiv) wird die aktuelle Stimmung und Befindlichkeit dargestellt. Das Motiv „Berg“ zeigt die Bewältigungsstrategie der Anforderungen (Leistungsdenken, Ehrgeiz, Motivation), der „Löwe“ deutet den Umgang der eigenen aggressiven Impulse. Der „Fluß“ (Bach, Quelle, Meer) veranschaulicht den Lebenslauf und die Energien zur Bewältigung der Anforderungen des täglichen Lebens. Am „Waldrand“ erscheinen archetypische Gestalten, die symbolhaft intra- und interpersonelle Konflikte abbilden können. Das „Haus“ ist ein Bild für die Persönlichkeit des Patienten und „wie es in ihm“ aussieht. Weitere Motive verdeutlichen andere Bereiche des seelischen Erlebens, z.B. der „Rosenbusch“ den Umgang mit der Sexualität.

Die Situation im KB ist gekennzeichnet durch den Dialog zwischen dem Tagtraum-Visionierenden und den das Bild empathisch nachzeichnenden Therapeuten. Der Therapeut bietet Schutz gegenüber starken archaischen Inhalten und Affekten und reguliert den Tagtraum durch sparsame, feinfühlige und sorgfältig reflektierte Interventionen. Spezifische Übertragungskonstellationen sind dabei zu beachten.

Symptom, Konflikt und infantile Objektbeziehungen stellen sich in der KB-Szene als prägnant zu beobachtende Phänomene dar. Dies ist in der Regel von Gefühlen und Affekten begleitet und bedeutet als Ausdrucksphänom für den Patienten eine Entlastung. Ein psychosomatisches Syndrom kann durch Entfaltung der bildhaften Symbolik zumindest teilweise überwunden werden.

Wie die Arbeiten von Simonton u.a. (1978) mit dem Bilderleben von Krebskranken zeigen, aber auch die Untersuchung von Jaffe (1980) zum „Guided Imagery“ und von Kroger u. Fezler (1979) zum „Imagery Conditioning“, dürfte die Verwendung imaginativer Verfahren, der introspektiven Organimagination im besonderen, in Zukunft auch für eine Reihe weiterer Fächer von großem Interesse werden.

Das KB wird sowohl in der therapeutischen Zweierbeziehung im klassisch durchgeführten Einzel-KB als auch in der Gruppensitzung bei Augenpatienten verwendet. Die introspektive Imagination des Katathymen Bilderlebens in das Patientenauge hat dabei mehrfach in sogenannten Flash-Situationen sowohl diagnostisch als auch therapeutisch erstaunliche Wirkungen gezeigt. Eine derartige erfolgreiche psychotherapeutische Arbeit gelang bei etwa 40 Prozent der psychosomatischen Augenpatienten.

6.2
Das Einzel-KB bei Augenpatienten

Augenpatienten neigen dazu — eher als andere Kranke — in allen möglichen Dingen Augen zu sehen. Diese Tatsache kann man sich im KB zunutze machen und versuchen, den Patienten durch Augenmotive als Kristallisationskerne zur Probleminnenschau und damit zu engerer Verbindung mit dem Ort seines Leidens zu führen. So wird in einer KB-Sitzung z. B. die „Blume“ vorgegeben und die Gruppe zum Phantasieren oder Imaginieren angeregt. In der 3. oder 4. Sitzung können bereits viele Patienten von bestimmten Blumen in die Vorstellung des Auges übergehen, ihre persönliche Augenproblematik imaginieren und besprechen. Darüber hinaus werden sie aufgefordert, ihre Bilderlebnisse aufzuschreiben oder zu malen.

Für die spezielle Technik der Imagination des eigenen Auges können hier nur Anregungen gegeben werden. Wichtig ist, daß behutsam und geduldig die Möglichkeit, das Auge in irgendeiner Form einzubeziehen, abgewartet wird. Ein, zwei oder auch drei Sitzungen mit etwa gleicher Situation (Blumenschau mit Betrachtung eines Kelches, Blick in das Auge eines gegenüberstehenden Tieres oder in einen Spiegel, auch Wasserspiegel) sollten vorausgehen. Es kann auch zweckmäßig sein, zunächst andere Organe oder Körperregionen vor dem Auge anzusprechen.

Fall 1

Ein myoper Patient, der seit zehn Jahren wegen Brillenverordnung bekannt ist, ist seit dem 15. Lebensjahr Brillenträger. Es wird in der KB-Sitzung zunächst das Grundmotiv „Wiese“ vorgegeben und der Patient zum Imaginieren angeregt.

Nachdem der Patient aufgefordert wurde, sich in der imaginierten Landschaft frei zu bewegen, entschließt er sich, in den nahen Wald zu gehen. Beim Waldbild wird der Patient in das Auge als Kristallisationskern der Probleminnenschau geführt.

Patient: Am Rande der Wiese ist der Wald sichtbar...
Therapeut: Wollen Sie hineingehen?
Patient: Ja.
Therapeut: Schauen Sie doch mal herum. Sehen Sie vielleicht Sträucher?...
Patient: Nur eine Figur, weiter hinten im Wald...
Könnte ein kleiner Zwerg sein...
Er kommt näher...
Therapeut: Schaut er Sie an?
Patient: Ja, aber, wie ich jetzt zurücksehe in seine Augen, erstarren sie und schauen aus wie das Glasauge meines Opas, der Grünen Star hatte...

	und fallen dann nach hinten und... zurück bleiben nur zwei grellweiß steril aussehende Hohlräume... und wie ich jetzt mit dem Zwerg sprechen will, hat er sich aufgelöst...
Therapeut:	Wie fühlen Sie sich?
Patient:	Jetzt finde ich es unheimlich... bin völlig allein, Totenstille, kein Vogel, kein Windzug. Ein Gefühl, das immer stärker wird...
Therapeut:	Können Sie das beschreiben?
Patient:	Ja, es ist unheimlich, ich hab das Gefühl, völlig allein zu sein... mein Herz schlägt schnell...und es ist was ganz Sonderbares mit meinen Augen geschehen... ich kann zwar noch einigermaßen sehen, zugleich ist aber hinter den Augen ganz deutlich ein zweites Augenpaar, das seine Augen nach hinten rollen läßt... ich bin eigentlich mit meinen Bewußtsein aus der Situation heraus irgendwo im Niemandsland... und werde dadurch irgendwie auch ruhiger und sicherer.

Indem dieser Patient aufgefordert wird, sich in der imaginierten Landschaft frei zu bewegen, gewinnt das Katathyme Bilderleben für ihn quasi realen Charakter. Er befindet sich in einem leichten Hypnoid, das mit zunehmender Versenkung in diese Symbolwelt zunimmt. Das Augenmotiv wird für den myopen Patienten zum Kristallisationskern seiner Probleminnenschau. Das Auge spielt hier als Kontaktorgan mit dem Zwerg, bzw. mit der bedrohlichen Situation, völlig allein zu sein, eine hervorragende Rolle, wobei es unwillkürlich als beredter Signalgeber fungiert und Auskunft über die seelische Befindlichkeit gibt. Der Patient kann bewußt nacherleben, wie er in einer für ihn bedrohlichen Situation das Auge einsetzt, um gerade den angstmachenden Kontakt zu verhindern. Mit Hilfe der Augen gelingt es ihm, um den Preis einer Verminderung der Sehfähigkeit, diese emotionale Krise gleichsam ungeschehen zu machen.

An diesem Fallbeispiel soll deutlich werden, wie das KB in der Hand des Augenarztes im „Flash" und im Gespräch mit dem Patienten zu Selbsterkenntnis, Problemfindung und -verarbeitung anregen kann. Wird dann das psychogen initiierte Augensymptom überwunden, so kann dadurch auch die Kette psychosomatischer Störungen, die eventuell vorliegt, durchbrochen werden.

An einem weiteren Fallbeispiel soll dargestellt werden, daß es möglich und sinnvoll ist, in der krankheitsbezogenen Einzelarbeit über psychogen bedingte oder mitverursachte Augenkrankheiten zur Aufdeckung verborgener, allgemeiner neurotischer Symptome zu gelangen und wie darüber hinaus in der folgenden Fallschilderung der Patient während einer Flash-Situation über seine Lebenssituation zu sprechen beginnt, nachdem er zunächst verborgene Gefühle gegenüber bestimmten, symbolhaft verschlüsselten Personen bemerkt:

Fall 2

Ein Facharzt, der seit zwanzig Jahren wegen Brillenverordnungen bekannt ist, ist seit seinem 15. Lebensjahr Brillenträger. Diesmal erscheint der Patient zu außergewöhnlicher Zeit mit erheblichen, anfallsweise auftretenden glaukomatösen Sehstörungen. Anamnestisch erwähnt er einen etwa drei Jahre zurückliegenden Herzinfarkt, der ihn ein Jahr lang an der Ausübung seiner Praxis hinderte. Zunächst läßt sich das Glaukom mit Tropftherapie bessern. Auf eigenen Wunsch absolviert der Patient gleichzeitig einen AT-Kursus mit gutem Erfolg: Das AT ist für ihn „eine tägliche Notwendigkeit“ geworden.

Während der Abende in der Selbsthilfegruppe, die der Patient später regelmäßig besucht, spricht er relativ wenig über sich und seine Probleme, bis er eines Tages um weitere Unterstützung bittet, um — wie er sich ausdrückt — „noch mehr zu sich selber finden zu können“. Daraufhin wird eine Therapie mit dem KB begonnen. In der 4. und in der 6. Sitzung wird der Patient beim „Wiese- und „Quellenmotiv“ jeweils in das Organ Auge geführt: An der Wiese ist eine Koppel mit Pferden, eines ist sehr zutraulich und wird gestreichelt:

Therapeut: Möchten Sie dem Tier ins Auge sehen ?
Patient: Das ist sehr angenehm.
Therapeut: Könnte es ihr eigenes Auge sein?
Patient: Ja.
Therapeut: Was empfinden Sie dabei?
Patient: Wohliges Zuhause. (Pause, dann erregt) Da fuhrwerkt immer ein solcher Besen herum und stört mich, was ist das nur? (Pause, dann sehr erregt) Meine Frau!

Während der 6. Sitzung kommt es beim „Quellemotiv“ zu dem folgenden dramatischen Dialog:

Patient: Neben der Quelle liegen schillernde Steine, dazwischen ist eine kleine dunkle Nische, das sieht aus wie eine Rosette aus Edelsteinen.
Therapeut: Können Sie sich hier eine Pupille vorstellen, ein Sehloch mit umgebender Iris?
Patient: Ja.
Therapeut: Wollen Sie hineinschauen, wie es darin aussieht?
Patient: Ja. — Schöne Traumhöhle mit blinkender Kuppel und viel Zierat, richtig prächtig. (stutzt) Aber aus einer Ecke kommt so ein komischer Geruch! Wonach riecht das denn? (Pause) Auspuffgase? (zögert) Benzin. (zögert) Nein, jetzt hab ich es (erregt): Alkohol!

In den Gesprächen, die diesen KB-Sitzungen folgen, hat der Patient plötzlich mit innerer Sicherheit über seine Probleme gesprochen:

Der Patient hatte, einem Wunsch seiner Frau entsprechend, auf eigene Kinder verzichtet und hing daher mit fast schwärmerischer Sympathie an der angeheirateten Stieftochter. In seiner Praxis arbeitete er sehr engagiert. Die für ihn notwendige emotionale Zuwendung hat er in seiner Ehe mit einer älteren Witwe, die die Praxiseröffnung finanzierte und zudem noch sehr mit ihrer Mutter liiert war, nicht erhalten.

Beide Partner dekompensierten in gewissem Sinne, als die Tochter nach Studium und Heirat aus dem Hause ging; die Frau fing an zu trinken, der Mann arbeitete noch mehr in seiner Praxis. Als der Zustand der Frau bedrohliche Formen annahm — sie hatte mehrere Unfälle —, erlitt der Mann einen Herzinfarkt. Das dramatische Ereignis riß die Frau aus ihrer Krankheit, sie pflegte den Mann ein Jahr lang, er wurde wieder arbeitsfähig, er litt jedoch unter Depressionen und Konzentrationsstörungen.

Als kurz darauf die Mutter der Frau starb, trank diese wieder hemmungslos. Die Tochter zog etwa zur gleichen Zeit mit dem Enkelkind ins Ausland. Zu genau diesem Zeitpunkt traten bei dem Patienten erstmals Sehstörungen auf, die sich bis zum manifesten Glaukom steigerten. Die Frau nahm diese neuerliche Erkrankung, die weit weniger dramatisch als der Herzinfarkt verlief, kaum zur Kenntnis und ließ ihren Mann damit allein.

Er suchte nun anderweitig Hilfe und erhielt sie im KB. Vielleicht durch den starken Leidensdruck beeinflußt, gelang es hier in einer Kurztherapie, durch eine zweifache Flash-Situation das Hauptproblem des Patienten aufzudecken: Die Konflikte wurden — symbolisch verschlüsselt — deutlich in dem imaginierten Besen (seine Frau) und Alkoholgeruch, der die Geborgenheit der prächtigen Höhle (das vom Patienten der Frau zuliebe erbaute neue Haus), erheblich störte. Beide Male gelang die Aufdeckung nach langer therapeutischer Vorarbeit. Erst nachdem der Patient in das Organ, das zur Zeit erkrankt war, hineingeführt werden und hineinblicken konnte sowie in tiefere Schichten, in die die empfundenen Probleme verdrängt worden waren, konnte sein Leidensdruck gemildert werden.

Katamnestisch fühlt sich der Patient bei laufender Übung im AT nach seinen eigenen Angaben schon über zwei Jahre lang wohl. Er ist so weit wiederhergestellt, daß er voll arbeitsfähig ist und weder einen erhöhten Augendruck noch Herzsensationen hat. Sehstörungen - da die Augen bei ihm offensichtlich der „wunde Punkt“ sind - treten nur ganz selten bei besonderen Streßsituationen in der Praxis auf und sind mit dem AT beeinflußbar.

Das Fallbeispiel zeigt, daß es möglich ist, über psychogen mitbedingte Augenstörungen oder Augenkrankheiten zur Aufdeckung verborgener, neurotischer Symptome zu gelangen. Das KB in der Hand des Augenarztes kann im „flash“ und im Gespräch mit den Patienten zu Selbsterkenntnis, Problemfindung und -verarbeitung führen. Wird die psychosomatisch verursachte Augenstörung aufgedeckt und überwunden, so kann dadurch die Kette anderer konfliktbedingter

Störungen (z.B. koronare Herzkrankheit bei Zustand nach Myokardinfarkt) durchbrochen und günstig beeinflußt werden.

Als Indikationen für eine Therapie mit dem KB sind also alle neurotischen und psychosomatischen Störungen anzusehen, wenn der Patient motiviert ist. Kontraindikationen ergeben sich bei Psychosen und schweren Depressionen.

6.3
Das Gruppen-KB in der augenärztlichen Praxis

Beim imaginativen Bildersehen in der Gruppe zeigt sich häufig, daß akkommodative Relaxation für den betreffenden Menschen unabdingbar notwendig sein kann. Sowohl in diagnostischer Hinsicht auch als Möglichkeit zur Selbsterfahrung für den Patienten hat sich das KB in der Gruppe als nützlich erwiesen.

Eine KB-Gruppe umfaßt fünf bis acht Patienten, die sich sternförmig (mit den Köpfen im Zentrum des Sterns, siehe Abb. 1) auf den Fußboden eines leicht abgedunkelten Raumes legen. Der Therapeut gibt zunächst einige Ruhe- und Schweresuggestionen, wonach die entspannten Gruppenteilnehmer beginnen, über ein vorher ausgewähltes Thema eine gemeinsame Gruppenphantasie zu entwikkeln, z. B. eine „gemeinsame Wanderung“. Dabei werden Ereignisse und Erlebnisse im Tagtraum gegenseitig mitgeteilt, wobei der Therapeut weitgehend passiv bleibt.

Die Imaginationsthemen sind in drei Bereiche aufgeteilt:

a) Weite Naturmotive ohne spezifische Bild- und Handlungsangebote: Hierzu gehören die „gemeinsame Wattwanderung“, ein „Osterspaziergang“ oder eine „Bergbesteigung“
b) Umfeld mit speziellen Wahrnehmungsmöglichkeiten: Dazu gehören der „Botanische Garten“, der „Tierpark“ und der Besuch eines „Märchen- oder Phantasielandes“
c) Einengung auf Räume: „Hausbegehung“, „Schloßbesichtigung“ oder „Museumsbesuch“.

Diese insgesamt neun Themen werden vorher den fünf Gruppenmitgliedern gestellt, sie müssen sich auf eines davon einigen. Allein durch die Entscheidung jedes einzelnen Teilnehmers für eine der angebotenen Möglichkeiten lassen sich diagnostische Hinweise erhalten. Meist besteht eine direkte Beziehung zum Augensymptom.

Eine Aufstellung von 1981 – 1983 der Motive von KB in Gruppen in Abhängigkeit von den verschiedenen Augensymptomen mit insgesamt 130 Beteiligten zeigt die Auswahl der Motive (s. Tab. 1).

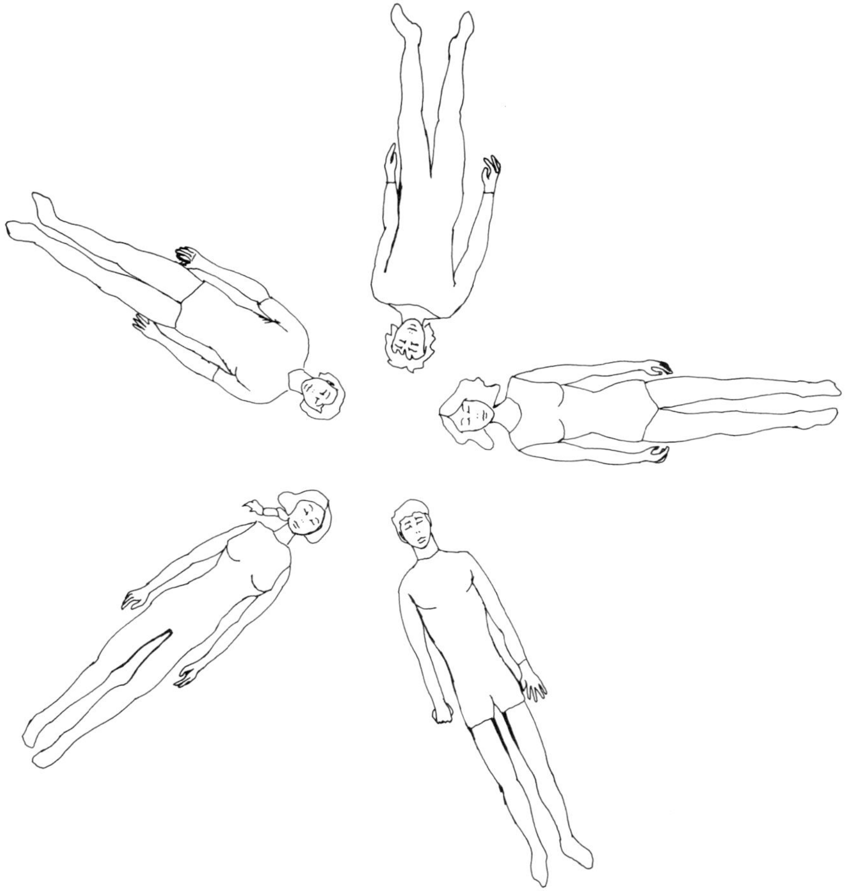

Abbildung 1:
Das Gruppen-KB im Stern

Das Verhältnis Männer zu Frauen betrug etwa 1:2. Alle Altersgruppen waren vertreten. Außer Patienten mit verschiedenen Augenkrankheiten nahmen auch Therapeuten teil, d.h. Augenärzte, Helferinnen und Schwestern aus augenärztlichen Praxen und Kliniken, Orthoptistinnen, Pleoptistinnen u.a. Das Spektrum der Augenkrankheiten reichte von der Fehlsichtigkeit, Asthenopie, Schielen, Ptosis und Lidticks über Glaukom, juvenilen Katarakt und Zustand nach Operationen von grauem oder grünen Star, chronischen Entzündun-

Tabelle 1:
Motivwahl bei Gruppen-KB
Insgesamt 130 Patienten mit 26 Gruppen-KBs à fünf Patienten

Motiv	gewählt	bearbeitet
Wattwanderung	32	7
Osterspaziergang	12	2
Bergbesteigung	20	4
Botanischer Garten	14	4
Zoologischer Garten	8	1
Fantasieland	8	1
Hausbegehung	18	5
Schloßbesichtigung	6	1
Museumsbesuch	12	1

gen aller Augenabschnitte und Augenhintergrundsveränderungen bis hin zu Erblindungsangst, hysterischer Blindheit und Angst, bzw. Ablehnung von Sehhilfen.

Die „Wattwanderung“ war eines der beliebtesten Motive und wurde insbesondere von den Kurz- und Stabsichtigen gewählt. Die „Wattwanderung“ kommt offenbar einem ausgeprägten Sicherheitsbedürfnis entgegen, da keine unbekannten Gefahren zu befürchten sind und auch an die Augen keine besonderen Ansprüche gestellt werden, die Weitblick erfordern würden.

Häufig wurde auch das „Haus“ als Motiv gewählt, insbesondere von Patienten, die an Störungen des Augenhintergrundes oder an erblichen Augenkrankheiten litten. Hier steht der Wunsch nach der Erfahrung der eigenen Vergangenheit, bzw. der Familiengeschichte im Vordergrund. Patienten, die zwar einen befriedigenden Visus hatten, jedoch an anderen Augenproblemen litten (etwa einer chronischen Entzündung), schlugen Ausgangspunkte für eine Phantasieentwicklung vor, die mehr zu ihrem eigenen Inneren führte: Sie wählten Entdeckungsreisen in geschlossene Räume (Museum, Schloß), d.h. sie wollten sich mehr mit sich selbst beschäftigen.

Glaukomkranke wählten vor allem die „Bergbesteigung“ und setzten dieses Motiv oft auch gegen den Widerstand der Gruppe durch. Die Bergbesteigung wurde jedoch dabei als besonders anstrengend und „druckreich“ empfunden; bei diesem Motiv geht es ja um die Leistungsmotivation und den Ehrgeiz.

Viele Patienten zeigten eine Vorliebe für den „Botanischen Garten“. Die imaginierten Objekte beanspruchen nicht das dreidimensionale Sehen, die zu beschreibenden Bilder sind statischer Natur. So wird die anstrengende Fixation vermieden. Dieses Motiv wurde deswegen von Patienten mit Augenmuskelstörungen (insbesondere Schielen) bevorzugt.

Von den beteiligten Therapeuten wurde meist der „Botanische Garten“ vorgeschlagen, jedoch schlossen sie sich sehr schnell den anderen vorgetragenen Motiven der Patienten an.

Die überstimmten Gruppenteilnehmer zeigten oft Verweigerungsreaktionen, die sich symbolisch äußerten, indem etwa für die „Bergbesteigung“ ein Lift oder für die „Wattwanderung“ eine Bank als Ausgangspunkt benutzt wurde. Daraus konnte der begleitende Therapeut wichtige diagnostisch verwertbare Informationen gewinnen. Bei den an die visionelle Übung anschließenden Reflexionen der Gruppe brachten die „Verweigerer“ dann zusätzlich aufschlußreiche Beiträge aus ihrer nicht gruppenkonformen Perspektive.

Nach etwa 30 Minuten Tagtraum schließt sich die Besprechung der Bildinhalte und Erfahrungen aus dem Tagtraum an. Hierbei ergeben sich z.B. Einblicke in das Interaktionsverhalten der einzelnen Gruppenteilnehmer zueinander und wie es ihnen gelingt oder mißlingt, sich in den Entscheidungsprozeß der Gruppe einzubringen: Ein Teilnehmer, der weitsichtig war, hatte beispielsweise in einer Gruppe schon sehr schnell zu Beginn der Reise genaue Vorstellungen darüber, wohin er wollte und wie das im einzelnen zu bewerkstelligen sei, während die übrigen — fast ausnahmslos myope Patienten — erhebliche Schwierigkeiten hatten, klare Vorstellungen über das Wie und Wohin der Reise zu formulieren. Eine Teilnehmerin z.B. ging nur schweigend mit, ein anderer stellte nachher fest, daß er immer etwas sagen wollte, aber nicht „dran kam“.

Die gefühlsmäßigen Erlebnisse bei den im hypnoiden Zustand auftretenden Imaginationen lassen den einzelnen die Projektion individueller Konflikte in die Gruppe erkennen und heben diese Erlebnismaterial an die Bewußtseinsschwelle. Sie machen deutlich, bis zu welchem Ausmaß es dem einzelnen gelingt, Kontakt, d.h. Nähe und Distanz, aber auch Offenheit und Verschlossenheit zu finden und welche Funktion dabei dem „Schaufenster“ Auge zukommt, mit dem man sich anderen Personen zeigen, aber gleichzeitig auch von ihnen gesehen und „durchschaut“ werden kann:

Fall 3

Im Stern liegen *Angelika* (Krankenschwester, 47 Jahre, rezidivierende Retrobulbärneuritis und Myopie), *Rudolf* (Maurer, 31 Jahre, V.a. multiple Sklerose mit Papillenabblassung temporal und spastischer Beinlähmung links), *Martin* (Sozialarbeiter, 28 Jahre, Retinitis pigmentosa und Myopie), *Herbert* (Augenarzt, 49 Jahre, Presbyopie) und *Ellen* (Sozialarbeiterin, 36 Jahre, geringe Hyperopie und Brillenangst).

Angelika wählt das Schloß, *Rudolf* das Museum, *Martin* das Haus, *Herbert* den Botanischen Garten, *Ellen* das Phantasieland. Die Gruppe einigt sich auf den Vorschlag *Rudolfs* und besucht das Museum. Beim Planen des Rundganges in der Garderobe des Museums schlägt *Rudolf* vor, sich einen Führer zu nehmen. *Ellen* ist gar nicht dafür, das wäre ihr zu langsam, sie möchte alles sehen, besonders die Bilder und die Entwicklung des Menschen. *Martin* hat hauptsächlich Interesse an der Entwicklung des Menschen, er will keinen Führer, aber er stellt sich vor, daß in den einzelnen Stockwerken Erklärungen angeschrieben sind. *Angelika* läßt sich auf keine Einzelheiten ein, sie will *Rudolf* beim Laufen helfen und schlägt vor, ihm einen Rollstuhl zu holen, wenn es ihm zu schwer wird, da sein Bein ja gelähmt ist. *Herbert* hält sich im Hintergrund.

Die Gruppe nimmt keinen Führer und geht in den ersten Stock, wo die Entwicklung des Menschen dargestellt ist. Dort gibt es eine Tafel, auf der die Entwicklung des Auges dargestellt ist. *Martin* wendet sich mit Fragen an *Herbert*, der sofort bereit ist, alles sachlich und ohne Emotionen zu erklären. *Ellen* drängt weiter, die Gruppe stellt sich eine Wand vor zwischen ihr und *Herbert* an der Augentafel. *Rudolf* verfehlt eine Türklinke, hinter der er etwas vermutet, *Angelika* kümmert sich um ihn und bringt ihn zur Gruppe. Er spricht über seine Diagnose, die aber von *Herbert* nicht angenommen werden kann. *Martin* fragt *Herbert* nach der Erblichkeit seiner Erkrankung. An der Stimmung wird deutlich, daß die Gruppe sich nicht wohl fühlt und *Herbert* zuviel von seinem Fachwissen abgibt.

Man geht schnell weiter zu den Bildern, die offenbar im selben Stockwerk sind. *Ellen* wendet sich sofort der Stillebengalerie zu und versinkt in Jugenderinnerungen. Schließlich kommt die Gruppe in einen Raum, wo alle Türen gleich angemalt sind, so daß man nicht weiß, wo es weitergeht. *Martin* irrt herum, da er sich mit seiner Gesichtsfeldeinschränkung nicht zurechtfindet. *Angelika* kümmert sich um ihn, da ihr auffällt, daß er mit dem Rücken zu dem Bild steht, das die Gruppe gerade betrachtet. Sie erzählt ihm von ihren Gesichtsfeldausfällen und klagt über die Männer, die sich nie um sie kümmern, sondern sie müßte sich immer um die Männer kümmern. *Martin* empfielt ihr, aus der Realität durch das Träumen zu fliehen und verweist auf *Ellen*, die viel in Jugendträumen lebt. Als *Ellen* das hört, spricht sie über ihre Arbeit und ihre Schwierigkeiten mit der Brille.

Durch diese Gespräch sind *Martin*, *Ellen* und *Angelika* etwas zurückgeblieben, *Rudolf* und *Herbert* haben gewartet. *Herbert* spricht über die schönen Farben auf den Bildern, die *Rudolf* aber nicht erkennen kann. *Herbert* hingegen kann die Signaturen auf den Bildern nicht mehr lesen und spricht über die Vorteile der Kurzsichtigkeit, da man da keine Lesebrille braucht.

Beim Weitergehen kommt die Gruppe an eine Treppe, *Rudolf* schlägt vor, lieber einen Aufzug zu nehmen. Der Aufzug fährt jedoch nicht wie vorgesehen nach oben, sondern landet im Keller. Im Fahrstuhl bekommt *Ellen* Platzangst und vergleicht dieses Gefühl mit der Einengung durch die Brille. Im Keller denkt *Martin* an seine Eltern und Großeltern und beklagt sich über seine erbliche Augenkrankheit. *Herbert* erzählt von seiner Vorliebe für den Botanischen Garten. *Ellen* flüchtet in ihre Phantasiewelt. *Rudolf* empfindet das als sehr störend und muß zur Toilette. Ihm wird schlecht, er bekommt Schweißausbrüche und Platzangst. Dies kann *Ellen* verstehen und sie will raus aus dem Keller. *Martin* sucht nach dem Fahrstuhl, findet ihn aber nicht. Schließlich rettet *Herbert* die Gruppe, indem er den Aufzug findet. Erleichtert landet die Gruppe wieder in der Garderobe.

Dieses Beispiel zeigt deutlich den Zusammenhang zwischen dem Augensymptom und der Situation im KB. Für den Therapeuten sind neben den Interaktionen in der Gruppe vor allem die symbolischen Darstellungen der Probleme der einzelnen Patienten wichtig.

Martin mit der Retinitis pigmentosa und der damit verbundenen röhrenförmigen Gesichtsfeldeinengung hat Schwierigkeiten mit der Orientierung. Im Keller stellt er die Beziehung zu seiner Familiengeschichte und der Erblichkeit seines Leidens her. Als Motiv hatte er das Haus vorgeschlagen, um sich eben mit seiner Vergangenheit und Familiengeschichte zu beschäftigen.

Bei *Rudolf* steht die Beinlähmung mehr im Vordergrund als das Augensymptom. Seine Sehschwäche deutet sich nur darin an, daß er die Farben auf den Bildern nicht erkennen kann. Bei *Ellen* zeigt sich die Angst vor der Brille sehr deutlich in dem Symptom der Platzangst im Fahrstuhl, das sie auch mit dem Gefühl beim Tragen der Brille vergleicht. Auch die Vorstellung der Gruppe in bezug auf die Wand zwischen *Ellen* und der Augentafel am Anfang der Museumswanderung zeigt die Brillenproblematik *Ellens* auf. Sie hatte als Motiv das Phantasieland gewählt und kam im Verlauf der Museumswanderung immer wieder zu ihrem ursprünglichen Motiv zurück, was als Verweigerungshaltung aufgefaßt werden kann.

Herbert fühlt sich als Augenarzt zuständig für Erklärungen. Seine sachlichen und emotionslosen Darstellungen verunsichern die Gruppe. Zwar wenden sich die einzelnen Patienten um Aufklärung an ihn, jedoch kann er deren eigentliche Probleme nicht befriedigend lösen. Er zieht sich in seine statische Welt des Botanischen Gartens zurück. Seine Presbyopie macht sich bemerkbar, als er die Signaturen der Bilder nicht lesen kann. Darüber ist er sehr verärgert.

Angelika als Krankenschwester stellt ihr Leiden hintenan und kümmert sich um *Rudolf* und *Martin*. Ihr Problem kommt nur andeutungsweise zum Vorschein, sozusagen als Trost für die anderen. Trotzdem wird deutlich, daß sie unzufrieden ist, immer nur für andere dasein zu müssen.

Für das Gruppen-KB gelten im wesentlichen die selben Indikationen und Kontraindikationen wie für das Einzel-KB. Das Gruppen-KB bietet den Vorteil, daß die Beziehungen der einzelnen Patienten in der Gruppe widergespiegelt und durch den Gruppenprozeß aufgearbeitet werden können.

7 Funktionelle Entspannung und Konzentrative Bewegungstherapie

Übung ist nach JASPERS (1965) „die Steigerung der Leichtigkeit, Schnelligkeit und Gleichmäßigkeit einer Leistung durch deren Wiederholung". Dies geschieht z.T. durch Mechanisierung ursprünglich mehr absichtlicher, willkürlicher seelischer Leistungen zu mehr reflektorischen, mechanisch ablaufenden. In der Psychotherapie ist der Begriff der Übung eng verbunden mit der Veränderung der seelischen Haltung und der Erwebung neuer Fähigkeiten. Zwischen den übenden (z.B. Funktionelle Entspannung und Konzentrative Bewegungstherapie), den autosuggestiven (z.B. Autogenes Training) und den suggestiven (z.B. Katathymes Bilderleben) Verfahren besteht ein fließender Übergang.

7.1 Die Funktionelle Entspannung

Die Funktionelle Entspannung (FE) von FUCHS (1974) ist ebenfalls ein Verfahren, das „den Leib als Medium der Therapie" benutzt. Mit dem AT hat die FE die „Konzentrative Selbstentspannung" sowie die erstrebte „Selbstregulation der gestörten Funktionen" gemeinsam. Sie unterscheidet sich vom AT durch das Fehlen von autosuggestiven Vorstellungen. Die FE ist ein sehr individualisierendes Verfahren ohne feste Regeln, das von der Erfahrung ausgeht, daß schon minimale Empfindungen, Vorstellungen, Fehlspannungen den persönlichen Atemrhythmus stören können, und daß dieser um so besser in eine optimale Gleichgewichtslage zurückfindet, je freier die Haltung des betreffenden Menschen ist, je mehr dieser sich, „zentriert in seiner Mitte", das heißt — physiologisch ausgedrückt — ein schwingungsfähiges Zwerchfell bewahrt.

Die FE ist ein Selbsterfahrungsprozeß im Dialog mit dem Therapeuten, der sowohl verbal als auch averbal vor sich geht und einzeln wie auch in kleinen Gruppen durchgeführt werden kann. Der Patient empfängt sitzend oder liegend vom Therapeuten nur wertneutrale Anregungen und keine Anweisungen zum Entspannen. Diese Anregungen („Loslassen“, „Hergeben“, „Sich fallen lassen“) lassen sich „im Leibe“ des Patienten somatisch-konkret entdecken und finden. Die averbale Kommunikation geschieht durch die behutsam aufgelegte Hand des Therapeuten, die nicht drängt oder zwingt, sondern mitgeht und zwar bis zum Ende der intendierten Suche und Bewegung.

Das Medium dieser im Lernprozeß dialogisch ausgetauschten, später auch allein fortgesetzten Arbeit zur Rhythmisierung der gestörten Funktion ist die Atmung. Die Störungsstelle wird an jeweils spezifischer Stelle in ihrer Verspannung aufgesucht. Die Lösung der Verspannung wird dann mit dem sich lösenden Atem korreliert. Damit ist Entspannung und Entkrampfung an einer beliebigen Körperstelle funktionell verknüpft mit dem natürlichen Vorgang des Ausatmens.

Die FE hat auch einen tiefenpsychologischen Aspekt, der darin besteht, daß analog zum aufdeckenden Gespräch sowohl in der konventionell- sprachlichen als auch in der spezifisch-organsprachlichen Verständigung therapeutische Kommunikationen eingesetzt werden, die darauf hinauslaufen, daß bislang unbewußt Gewesenes aufgedeckt und bewußt gemacht wird. Die Inhalte dieses aufdeckenden Therapieteils sind sowohl unartikulierte Empfindungen körperlicher Qualität als auch ausformulierte Einsichten. Die spezifische Aufdekkung in der FE betrifft die verbesserte Selbstwahrnehmung über leibliche Zustandsänderungen. Die erreichte Wandlung wird dabei weniger rational gewußt als physisch gemerkt.

7.2
Die Konzentrative Bewegungstherapie

Dieses von Gindler entwickelte und vor allem von Heller, Stolze und Goldberg weiter ausgebaute Verfahren ähnelt der FE und weist Parallelen zum Yoga auf. Mit Stolze (1959, 1977) kann das Verfahren so charakterisiert werden: „Das Erspüren des Körpers, sowohl in Ruhe wie in Bewegung, führt zum Erlebnis des Ganzen des menschlichen Körpers als einer unteilbaren Einheit; auf diesem Weg kann man dem Körper zur Regeneration verhelfen, nicht durch äußere Übungen, sondern durch innere Erfahrung.“

Die Bezeichnung „Konzentrative Bewegungstherapie“ (KBT) kennzeichnet die Methode also nicht vollständig, denn es handelt sich dabei nicht um eine Form von Entspannungs- und Bewegungstherapie, auch wenn von Entspannung und Bewegung gesprochen wird. Auch die Bezeichnung „meditatives Sich-Verhalten“ kann irreführend sein, wenn der Begriff „meditativ“ im abendländisch-christlichen oder im ostasiatisch-buddhistischen Sinn verstanden wird und nicht im ursprünglich ethymologischen als „richtiges Messen, als Maßhalten“ nach allen Seiten.

In der KBT wird nun, entweder anfangs in der Einzel- oder gleich in der Gruppentherapie, mit der Zuwendung auf den eigenen Körper begonnen. Ausgangspunkt ist die Rückenlage mit geschlossenen Augen auf einer Decke oder einem Teppich auf dem Boden liegend. Wichtig ist das Verhältnis zum Boden, das Erlebnis eines Getragen- und Gehaltenwerdens. Dieses Erlebnis erlaubt dem Patienten, Symptome des Schmerzes oder der Angst anzunehmen und sich mit ihnen auseinanderzusetzen.

Dann werden im Liegen und im Stehen die Extremitäten gespürt, zuerst in Ruhe, dann während einfacher Bewegungen. Dadurch soll „ein Gefühl für die Eigengesetzlichkeit“ dieser Körperpartien und ihrer Funktionen entwickelt werden, was die „Erfahrung der Echtheit“ vermitteln soll. Großer Wert wird auf die Raum-Erfahrung sowie den eigenen Standpunkt in bezug auf Objekte gelegt. Hilfsmittel sind ein Gummiball und ein langer Stock.

Die Beziehung zu den Mitmenschen wird durch die mitübenden Patienten hergestellt, die nach und nach in die neue Erfahrung und Erlebnisweise einbezogen werden. Das Gruppenerlebnis tritt nun in eine neue Dimension.

8
Spezielle Körper- und Augenübungen

8.1
Körperübungen

In diesem Abschnitt soll eine Anregung gegeben werden, selbst mit der Praxis der Übungen zu beginnen und so eigene Erfahrungen zu sammeln. Aus diesem Grund wurde verzichtet, die Stellungen bis ins Detail zu schildern. Die Körperübungen stammen zum großen Teil aus dem Hatha-Yoga, einem System, das den Körper durch den Wechsel von Spannung und Entspannung harmonisiert.

Am besten ist es, die Körperübungen mit geschlossenen Augen zu machen, weil man dann nicht durch optische Eindrücke von den Körperwahrnehmungen abgelenkt wird. Jede Haltung sollte ein- bis zweimal wiederholt werden. Man kann ruhig bis zu zwei Minuten in einer Stellung verharren, sofern man sie als angenehm empfindet. Wenn irgendwo etwas zieht, weil Muskeln gedehnt werden, so sollte dem nachgegeben werden. Wichtig ist, daß die Schmerzgrenze niemals überschritten wird. Der Sinn der Übungen liegt auch darin, zu fühlen, was der Körper sagen will.

Übt man mit Ehrgeiz und Ungeduld, so verspannt man sich, anstatt sich zu entspannen. Es kommt nicht darauf an, etwas perfekt zu machen, sondern allein darauf, sich selbst in den Haltungen zu erleben und die Reaktionen seines Körpers kennenzulernen.

Alle Erklärungen sind im Anweisungsmodus gegeben. Zum Teil wird dabei suggestiv auf die Körperempfindungen eingegangen. Die Anweisungen für die verschiedenen Übungen können also in dieser Form an den Patienten weitergegeben werden. Die erste und wichtigste Anweisung zum Atmen lautet: Atmen Sie durch die Nase, lassen Sie den Atem ruhig fließen, stauen oder pressen Sie nicht.

Die Erden- oder die Hara-Übung sind gute Einleitungen für die Augenübungen. Wenn Sie es selbst ausprobieren, werden Sie sicher feststellen, daß es ein großer Unterschied ist, ob Sie einfach eine Übung machen oder ob Sie sich vorher durch das Sich-Niederlassen in Ihrem Leib innerlich darauf vorbereitet haben.

Genauso ist es mit der Anfangsentspannung: Wenn Sie sich auf die Decke legen, eben noch in den Alltag verwickelt, und entspannen wollen, wird etwas anderes geschehen, als wenn Sie vor Beginn der Entspannung erst bewußt Abstand nehmen von allen Gedanken, Sorgen und auch Freuden des Alltags und sich innerlich öffnen. Die Entspannung können Sie gut durch das Autogene Training einleiten und erst nach Beendigung Ihres Körper- und Augenübungsprogramms wieder zurücknehmen.

Verspannungen haben es an sich, daß wir sie bis zu einem gewissen Grad nicht wahrnehmen können, weil das Gefühl dafür blockiert ist. Wir bemerken sie normalerweise erst, wenn wir Schmerz empfinden. Je besser Sie durch das Autogene Training in die Entspannung kommen, je tiefer Sie entspannen, um so deutlicher können Sie wahrnehmen. Sie erkennen immer klarere Zusammenhänge in Ihrem Leib und vielleicht auch in Ihrem Leben.

Führen Sie dabei ein Übungsprotokoll, um einmal nachlesen zu können, was sich in Ihnen verändert hat. Schreiben Sie auf, was Sie bei oder nach den Übungen empfinden, auch was Ihr Sehen für Sie bedeutet oder wie Sie es sich wünschen. Tragen Sie alles ein, was Ihnen wichtig erscheint. Durch solch ein Übungsprotokoll geben Sie sich selbst die Möglichkeit, Ihre Fortschritte zu erkennen und sich selbst durch diese Erfahrung weiterzuhelfen.

8.1.1
Entspannung in der Rückenlage (Abb. 2)

Zu Beginn und am Ende einer jeden Übung legen Sie sich entspannt auf den Rücken. Am besten auf eine Decke auf den Fußboden, damit die Unterlage nicht zu hart und nicht zu weich ist (das Bett wäre als Unterlage viel zu weich, so daß man seinen Körper nicht richtig spüren kann!).

Auf Ihrer Decke liegend entspannen Sie in der Rückenlage Ihren ganzen Körper. Bei Kreuzschmerzen hilft es, ein kleines Kissen unter die Knie und eventuell auch unter den Nacken zu legen. Gehen Sie mit Ihrem Bewußtsein durch Ihren Körper und kontrollieren Sie, ob Sie die Muskeln loslassen oder ob Sie noch irgendwo festhalten. Lassen Sie sich Zeit dabei und lösen Sie die Verspannungen, die Sie noch in sich feststellen.

Achten Sie auf die Flächen, mit denen Ihr Körper den Boden berührt. Beginnen Sie mit der rechten Ferse, das Bein hinauf bis zur Leiste, dann das linke Bein, der Rumpf, von den Fingern her den rechten Arm, den linken Arm, den Hals und schließlich den Kopf.

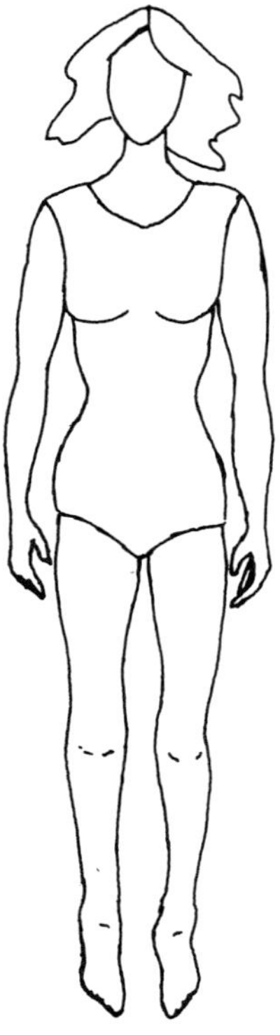

Abbildung 2:
Entspannung in der Rückenlage

Erfühlen Sie auch überall dort, wo der Körper den Boden nicht berührt, den Abstand zwischen Ihrem Körper und dem Boden.

Entspannen Sie das Gesicht: Kinn, Mund, Zunge, Wangen, Ohren, Augen und Stirn. Spüren Sie die Auflagefläche des Hinterkopfes und bewegen Sie den Kopf im Zeitlupentempo ein wenig nach links und nach rechts, um sich die Stelle bewußter zu machen. Ruhen Sie, den Kopf wieder in Mittellage, und entspannen Sie Ihre geschlossenen Augen so, als würden Sie sie an die eben gespürte Auflagefläche sinken lassen.

Zum Abschluß der Übungsfolge bleiben Sie in dieser Entspannung etwa drei bis zehn Minuten und erleben Sie bewußt die Ruhe. Auch die Gedanken ruhen lassen!

Beenden Sie diese Entspannung und richten Sie Ihre Aufmerksamkeit wieder auf Ihre Umgebung. Spannen Sie in der Rückenlage die Arm- und Beinmuskeln mehrmals kräftig an. Dann atmen Sie tief ein und aus. Nehmen Sie die Arme nach oben über den Kopf und räkeln und stecken Sie sich gründlich durch. Gähnen Sie, wenn Sie ein Verlangen danach haben. Dann setzen Sie sich auf und öffnen blinzelnd die Augen.

8.1.1.1 Druck gegen den Boden. Die Grundstellung ist die Rückenlage. Drücken Sie mit der rechten Ferse gegen den Boden und lassen Sie wieder los. Wiederholen Sie den Vorgang noch einmal und beachten Sie genau, wieweit Sie Auswirkungen dieser kleinen Bewegung in Ihrem Körper feststellen können. Dann wiederholen Sie die Übung zweimal mit der linken Ferse, mit der linken Hand, der rechten Hand und zum Schluß mit dem Hinterkopf. Spüren Sie jeweils genau Ihren ganzen Körper.

8.1.1.2 Wirbelsäule aufrichten (Abb 3). Die Grundstellung ist aufrechtes Stehen. Die Füße haben einen kleinen Zwischenraum (ca 10 bis 15 cm), so daß Sie sicher stehen. Mit der Ausatmung beugen Sie sich weit vom Becken aus nach vorne und lassen Oberkörper, Arme und Kopf locker hängen. Nehmen Sie wahr, wie sich die starke

Abbildung 3:
Wirbelsäule aufrichten

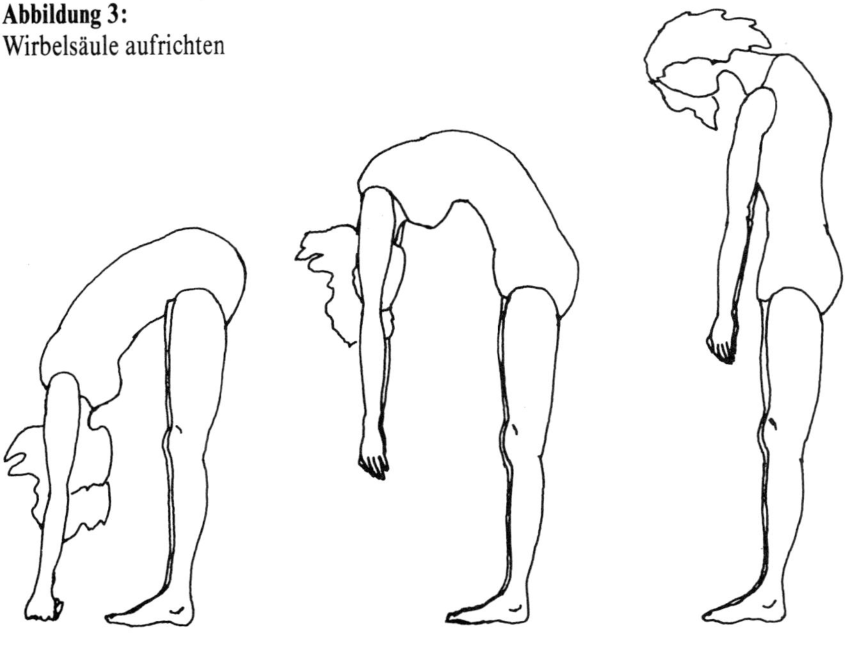

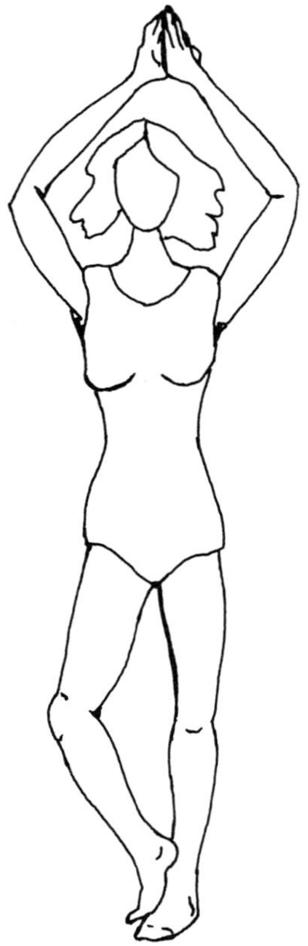

Abbildung 4:
Baum-Gleichgewichts-Haltung

Durchblutung von Kopf und Augen anfühlt. Dann richten Sie langsam die Wirbelsäule auf. Beginnen Sie am Kreuzbein damit. Achten Sie darauf, daß Hände, Arme und Schultern wirklich locker bleiben, wenn Sie das Rückgrat Wirbel für Wirbel hochrollen. Ganz zum Schluß erst heben Sie den Kopf und stellen sich gerade hin. — Können Sie eine Wirkung in Ihrem Körper feststellen? Neben der Durchblutung von Kopf und Augen werden alle Organe stark angeregt.

8.1.1.3 Baum-Gleichgewichtshaltung (Abb. 4). Öffnen Sie im Stehen die Augen und suchen Sie sich einen Fixpunkt in Augenhöhe. Wichtig ist dabei nicht, daß Sie diesen Punkt scharf sehen, sondern daß Sie durch das Fixieren eines Punktes eine Orientierungshilfe haben und so besser das Gleichgewicht halten können. Stellen Sie nun die rechte Fußspitze auf die linke, so daß die rechte Ferse am linken Schienbein liegt. Die Arme werden seitlich gehoben, bis die Fingerspitzen (oder auch die Handflächen) sich über dem Kopf berühren. Erleben Sie, wie Ihre Augen Ihnen helfen, das Gleichgewicht zu halten. Lassen Sie die Arme langsam wieder sinken und stellen Sie sich gerade hin. Erspüren Sie, wie Sie sich nach dieser Haltung fühlen, und üben Sie danach die andere Seite. Eine gute Hilfe ist es, sich die Haltung erst einmal vorzustellen. Je konzentrierter Sie sich bewegen, um so leichter ist es, das Gleichgewicht zu halten. Legen Sie sich anschließend auf den Bauch und erleben Sie die Reaktion Ihres Körpers.

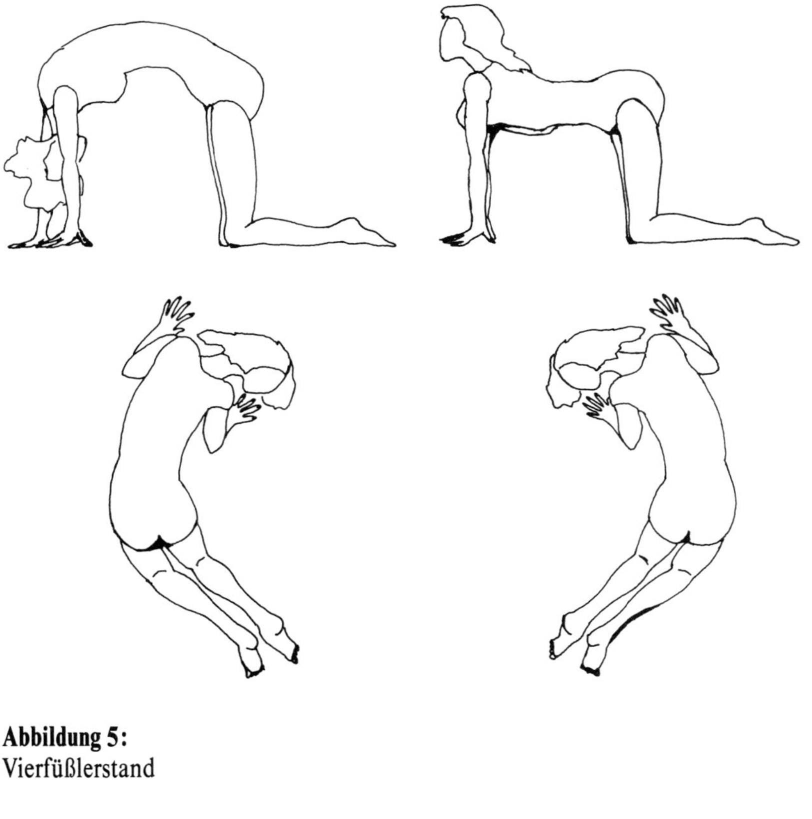

Abbildung 5:
Vierfüßlerstand

8.1.1.4 Vierfüßlerstand (Abb 5). Knien Sie sich hin und setzen Sie die Hände auf. Achten Sie auf genügend Abstand zwischen den Knien und zwischen den Händen, damit Sie eine stabile Grundhaltung haben. Die im folgenden beschriebenen Bewegungen verbinden Sie mit einer Augenübung: Erst wird jede Bewegung mit geschlossenen Augen ausgeführt. Betrachten Sie sich in Gedanken. Erleben Sie mit geschlossenen Augen Ihren Körper in jeder Haltung und stellen Sie sich genau vor, was Sie jetzt sehen würden. Dann öffnen Sie langsam die Augen und kontrollieren, was Sie wirklich sehen, wieweit Ihre Vorstellung mit der Wirklichkeit übereinstimmt. Achten Sie auch darauf, wo und wie Ihr inneres Bild vom äußeren Bild abweicht.

Erste Übung: Beugen Sie das Rückgrat zu einem „Katzenbukkel". Neigen Sie dabei den Kopf weit nach vorne-unten und schauen Sie nach unten.

Zweite Übung: Stemmen Sie die Arme gerade, senken Sie die Brustwirbelsäule, nehmen Sie den Kopf hoch, aber knicken Sie ihn nicht nach hinten ab.

Dritte Übung: Beugen Sie den Rumpf nach links (wie eine Schlange) und schauen Sie nach rechts um Ihre Schulter *herum* (nicht *über* die Schulter schauen!).

Vierte Übung: Den Rumpf nach rechts beugen, dabei um die linke Schulter *herum* schauen.

Wiederholen Sie die vier Übungen mehrmals hintereinander. Dann setzen Sie diese vier Schritte zu einer Kreisbewegung zusammen. Achten Sie dabei auf die Augenbewegungen (auch bei geschlossenen Augen!). Zur Entspannung legen Sie sich anschließend auf den Bauch.

8.1.1.5 Vorbeugen mit Palmieren (Abb. 6). Setzen Sie sich in den Schneidersitz oder auf die Fersen. Reiben Sie die Handflächen aneinander und legen Sie die hohlen Handflächen über die geschlossenen Augen. Neigen Sie sich nach vorn, bis die Handrücken den Boden berühren. Die Handteller liegen vor den Augen, berühren die Augäpfel aber nicht (vgl. 8.2.1 Augenübungen — Palmieren). Ent-

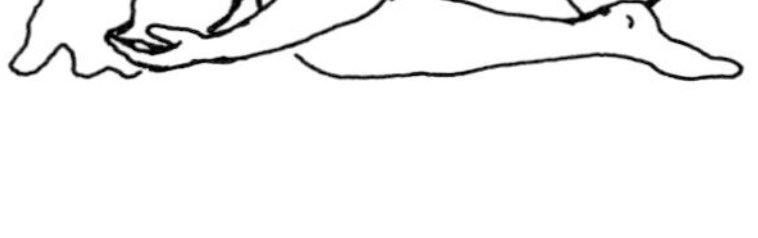

Abbildung 6:
Vorbeugen mit Palmieren

Abbildung 7:
Kobra

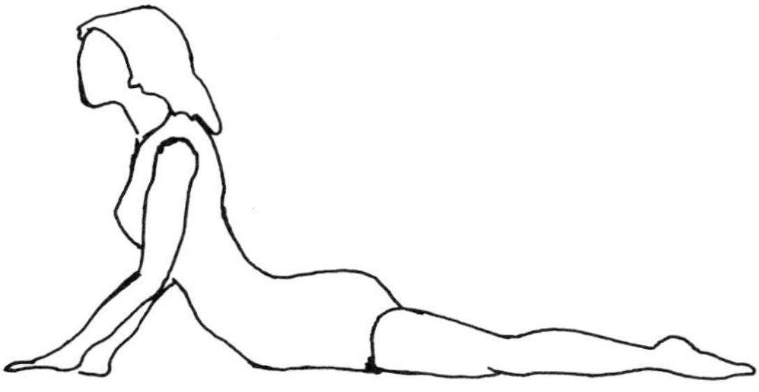

spannen Sie die Augen gut und lassen Sie sie von der Wärme der Hände durchströmen. Bleiben Sie möglichst bequem in dieser Haltung und beobachten Sie, wie durch den Druck der Oberschenkel die Bauchorgane angeregt werden. Entlasten Sie die Wirbelsäule durch dieses Vorbeugen. Setzen Sie sich langsam wieder auf und nehmen Sie wahr, wie Sie Ihren Körper und Ihre Augen jetzt fühlen. Öffnen Sie langsam die Augen, blinzeln Sie und schauen Sie. Nehmen Sie bewußt über Ihre Augen Kontakt zur Umwelt auf. Entspannen Sie in der Rückenlage.

8.1.1.6 Kobra (Abb. 7). Die Grundstellung ist die Bauchlage. Setzen Sie die Hände neben den Schultern auf und rollen Sie sich langsam hoch. Beginnen Sie mit dem Kopf, dann mit der Kraft der Rückenmuskulatur. Wenn es nicht mehr weitergeht, stützen Sie sich mit den Armen ab. Schauen Sie nach hinten, nehmen Sie die Augen mit, soweit es geht. Diese Haltung heißt Kobra, weil etwa zwei Drittel der Wirbelsäule vom Boden aufgerichtet werden sollen. Bitte lassen Sie sich nicht in den Schultern hängen! Seien Sie stolz wie eine Kobra! Rollen Sie langsam herunter und entspannen Sie sich. Bei dieser Übung wird das Drüsenabsonderungssystem angeregt und die Rükkenmuskulatur gekräftigt.

8.1.1.7 Löwenhaltung (Abb. 8). Die Grundstellung ist der Fersensitz. Die Handflächen liegen auf den Knien, die Finger sind gespreizt. Nun reißen Sie den Mund auf und strecken die Zunge weit heraus, als ob Sie das Kinn erreichen wollen. Auch die Augen müssen ganz weit geöffnet werden. Spannen Sie alle Muskeln an und verharren Sie in dieser Stellung ein paar Sekunden. Erfühlen Sie den Löwen von innen!

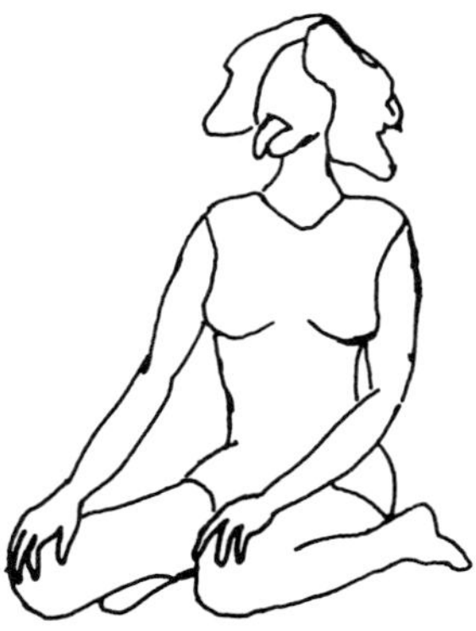

Abbildung 8:
Löwen-Haltung

Zur Entspannung setzen Sie sich wieder gerade auf die Fersen oder legen sich auf den Rücken, je nachdem, was Ihnen angenehmer ist. Nach dieser großen Anspannung können Sie die Muskeln sehr deutlich wahrnehmen, besonders im Gesicht, in den Schultern und Armen. Diese Haltung hilft auch bei Halsschmerzen.

8.1.1.8 Kniekuß-Stellung oder Zange (Abb. 9). Legen Sie sich entspannt auf den Rücken, heben Sie die Arme über den Kopf. Atmen Sie ein und dann langsam aus, indem sie Wirbel für Wirbel abrollen und sich langsam bis zum geraden Sitz aufrichten. Die Arme bleiben hinter den Ohren. Kippen Sie vom Becken aus mit geradem Rücken um, gehen Sie langsam mit dem Oberkörper tiefer, bis Sie mit den Händen die angezogenen Zehenspitzen fassen können. Das Gesicht liegt jetzt fast auf den Knien, das Kinn zieht so weit nach vorne wie möglich. Dann atmen Sie langsam ein und gehen mit dem Oberkörper hoch und rollen mit rundem Rücken Wirbel für Wirbel ab. Die Arme bleiben dabei locker hängen. Achten Sie darauf, daß Sie während der Übung gerade sitzen und alles langsam und mit Bewußtsein machen.

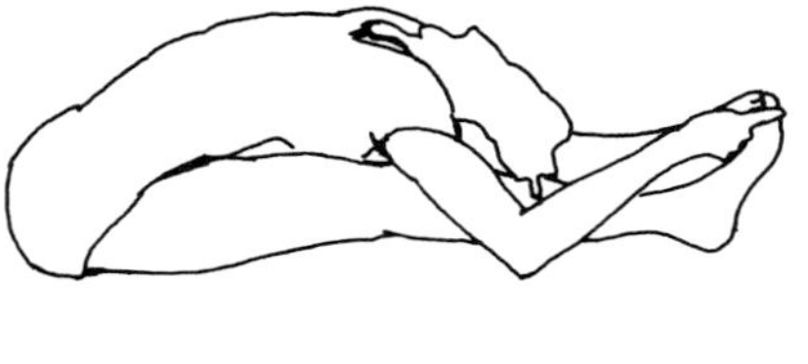

Abbildung 9:
Kniekuß-Stellung

Abbildung 10:
Schildkröte

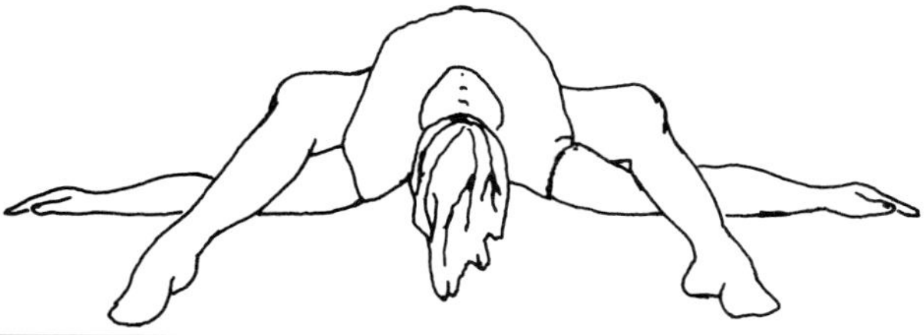

Durch diese Übung wird die ganze Wirbelsäule gedehnt, Kreuzschmerzen und Verkrümmungen der Wirbelsäule werden positiv beeinflußt. Die Übung eignet sich als Vorübung zur Schildkröte.

8.1.1.9 Schildkröte (Abb. 10). Setzen Sie sich hin und grätschen Sie die Beine (die Füße ca 50 cm auseinander) und beugen Sie die Knie. Gehen Sie von innen mit den Armen durch die gebeugten Knie hindurch nach hinten und anschließend zur Seite, oder, wenn das nicht geht, nach vorn und fassen die Knöchel. Jetzt gleiten die Fersen am Boden entlang, so daß der Oberkörper immer weiter nach vorn kommt und der Kopf vielleicht den Boden erreicht.

In dieser Haltung werden die Hüftgelenke gedehnt, die Wirbelsäule entlastet, Kopf und Augen gut durchblutet. Erspüren Sie die Schildkrötenhaltung: oben der Panzer, der all das Weiche und Verletzliche schützt. Lösen Sie die Haltung langsam, rollen Sie ab und legen Sie sich zur Entspannung auf den Rücken.

8.1.1.10 Kopf-Rollen und Nacken-Dehnen. Diese Übung wird im Stehen oder im Sitzen gemacht. Lassen Sie den Kopf entspannt nach vorne sinken und dann langsam nach hinten und wieder nach vorn. Drehen Sie ihn nach rechts, wobei das Kinn die Bewegung führt, drehen Sie ihn wieder zur Mitte und dann nach links. Richten Sie den Kopf auf und drehen Sie ihn nach rechts, als wollten Sie sich selbst über die Schulter schauen. Drehen Sie den Kopf zurück und wiederholen Sie die Übung mit der linken Seite. Neigen Sie den Kopf von der Mitte aus nach rechts, als ob das Ohr auf die Schulter sollte. Kontrollieren Sie dabei, ob die Schulter locker und der Rükken gerade bleibt. Lassen Sie den Kopf so weit auf die Seite sinken, wie es geht, dann machen Sie dasselbe nach links.

Drehen oder neigen Sie den Kopf nicht mit Gewalt. Achten Sie nur darauf, welche Muskeln Sie halten und wo Sie vielleicht Spannungen spüren. Wie verhalten sich Ihre Augen bei dieser Übung?

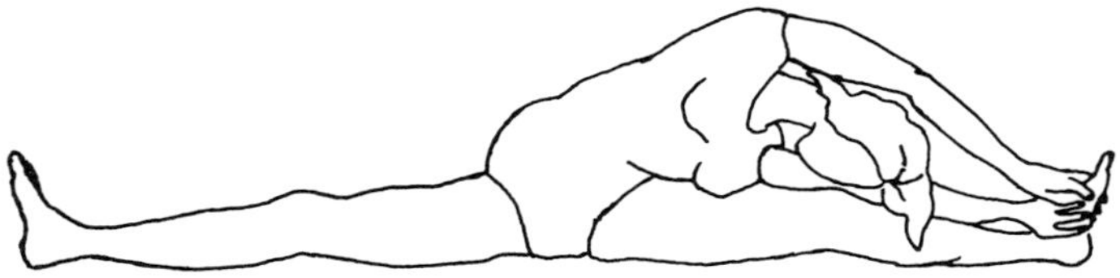

Abbildung 11:
Knie-Stern-Haltung mit Drehung

Üben Sie bitte langsam und verfolgen Sie alle Bewegungen mit Ihrer ganzen Aufmerksamkeit. Nun rollen Sie den Kopf langsam und bewußt, vorn beginnend nach rechts, nach hinten, nach links und wieder nach vorn. Führen Sie diesen Kreis dreimal im Uhrzeigersinn aus und dann dreimal im Gegenuhrzeigersinnn. Hierbei werden Verspannungen im Nackenbereich gelockert und die Halswirbelsäule wird wieder elastisch.

8.1.1.11 Knie-Stirn-Haltung mit Drehung (Abb. 11). Setzen Sie sich auf den Boden und grätschen Sie die Beine. Fassen Sie mit beiden Händen den rechten Fuß oder das Schienbein, was Sie eben gut erreichen können. Atmen Sie tief ein, beugen Sie sich mit der Ausatmung nach vorn und drehen nach innen auf, so daß Sie zwischen den Armen hindurchschauen. Rollen Sie die Augen so weit nach links, wie es eben geht. Richten Sie sich wieder auf und wechseln Sie die Seite, rollen Sie dabei die Augen nach rechts.

Bei dieser Übung werden die Zwischenrippenmuskeln aktiviert, der Brustkorb elastischer gemacht und das Lungenvolumen vergrößert. Der Augenhöhlenboden wird besser durchblutet und beatmet.

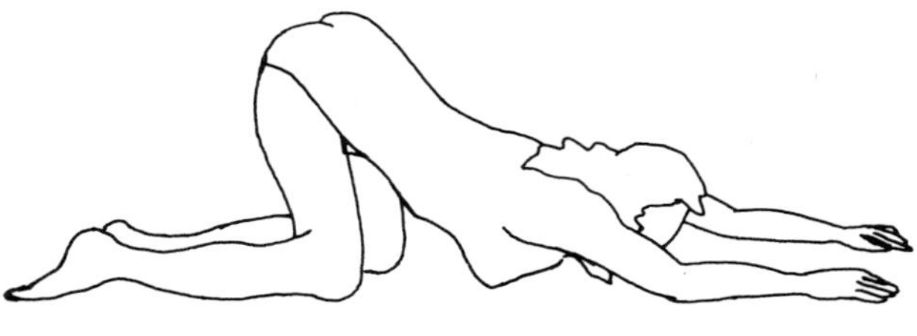

Abbildung 12:
Pantherübung

8.1.1.12 Pantherübung (Abb. 12). Knien Sie sich hin, lassen Sie den Ober- und Unterschenkel im rechten Winkel und strecken Sie die Arme nach vorn aus. Die Ellenbogen zeigen leicht nach außen, die Fingerspitzen wieder etwas nach innen. Nehmen Sie den Kopf in den Nacken und versuchen Sie, mit dem Brustkorb und dem Kinn den Boden zu erreichen. Die Hände rutschen dabei nach vorne, der rechte Winkel zwischen Ober- und Unterschenkel bleibt bestehen. Zur Entspannung legen Sie sich auf den Bauch.

Diese Übung ist gut gegen Haltungsschäden, Rundrücken und Rückenschmerzen.

8.1.1.13 Diagonalzug (Abb. 13). Legen Sie sich auf den Rücken, ziehen Sie die Knie an und setzen Sie die Füße auf. Mit der Ausatmung legen Sie beide Knie auf der linken Seite zu Boden. Drehen Sie Wirbel für Wirbel zurück nach rechts, bis möglichst beide Schultern den Boden berühren. Achten Sie auf den Kopf und die Augen! Bei der ganzen Übung bleibt das linke Knie in Bodenberührung. Der rechte Fuß liegt jetzt auf dem linken, beide Knie sind übereinander, im rechten Hüftgelenk ist möglichst keine Beugung mehr.

Durch die Drehung der Wirbelsäule werden Nerven und Bandscheiben aktiviert, Schlacken werden abgebaut. Erleben Sie auch,

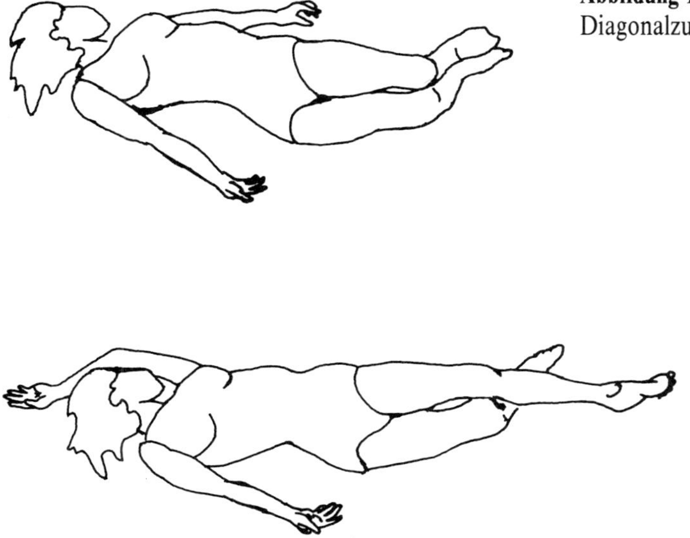

Abbildung 13: Diagonalzug

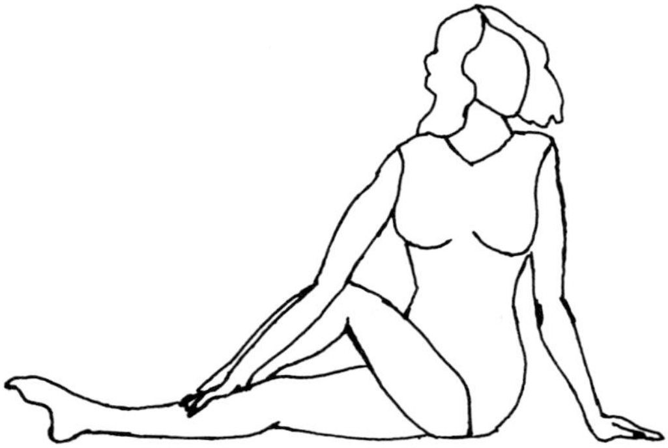

Abbildung 14
Drehsitz

wie Sie mit Ihren Augen die Drehung fortsetzen! Ihre Augen sind ein Bestandteil dieser Übung! Üben Sie die andere Seite genauso.

Bei der Wiederholung legen Sie die Knie wieder zur linken Seite und drehen die Wirbelsäule zurück nach rechts. Dann legen Sie den rechten Arm über dem Kopf auf den Boden, aber nicht zu dicht neben dem Kopf. Strecken Sie den rechten Unterschenkel aus. Die Ferse führt jetzt nach unten, die Hand nach oben, so daß die ganze rechte Seite von der Dehnung erfaßt wird. Dehnen Sie ganz intensiv — und kommen Sie dann langsam wieder zurück in die Rückenlage. Nun beobachten Sie, wie sich die rechte Seite anfühlt im Vergleich zur linken. Dann dehnen Sie auf die gleiche Weise die linke Körperseite.

8.1.1.14 Drehsitz (Abb. 14). Setzen Sie sich auf den Boden. Lassen Sie das linke Bein ausgestreckt, setzen Sie den rechten Fuß links neben dem Unterschenkel oder Knie auf und drehen Sie sich zur rechten Seite. Setzen Sie die rechte Hand dicht hinter dem Gesäß auf. Der linke Arm fixiert den rechten Oberschenkel, die linke Hand faßt den linken Unterschenkel — rechts vorbei am rechten Knie.

Drehen Sie gut die Wirbelsäule, beginnen Sie am Kreuzbein mit der Drehung, dann kommt die Lendenwirbelsäule, die Brustwirbelsäule. Nehmen Sie auch die Schultern so weit nach rechts, wie es geht. Dann folgt die Halswirbelsäule und schließlich der Kopf und die Augen. Achten Sie darauf, daß beide Sitzhöcker gleichmäßig belastet werden und daß das Becken aufgerichtet ist. Nehmen Sie den Seitenwechsel nur ganz langsam vor.

Wie bei der vorherigen Übung ist auch hier eine aktivierende Wirkung auf Nerven und Bandscheiben auszumachen. Die Wirbelsäule wird elastisch, der ganze Organismus belebt.

8.1.1.15 Die halbe Kerze (Abb. 15). Die Grundstellung ist die Rükkenlage. Atmen Sie tief ein. Heben Sie mit der Ausatmung die Beine gestreckt hoch, heben Sie auch den unteren Teil des Rückens und stützen Sie den Körper am Beckenrand mit den Händen ab. Das Gewicht der Beine wird auf die Arme übertragen. Bleiben Sie in dieser Haltung so lange, wie es für Sie angenehm ist. Bei Kreuz- oder Rükkenschmerzen hilft es, die Knie beim Heben der Beine und beim Abrollen zu beugen, dadurch wird eine stärkere Belastung des Lendenbereichs vermieden. Lassen Sie den Kopf auf dem Boden und lassen Sie Wirbel für Wirbel abrollen.

In dieser Umkehrhaltung werden Venen, Bauchorgane, Herz und Kreislauf entlastet. Das vegetative Nervensystem normalisiert sich. Alles im Körper gleicht sich aus.

Da in dieser Lage der Kopf und die Augen besonders gut durchblutet werden, bietet sie sich für Augenübungen an:

Blicken Sie auf Ihre rechte Leiste. Lassen Sie den Augen Zeit, sich scharf darauf einzustellen. Dann betrachten Sie Ihr rechtes

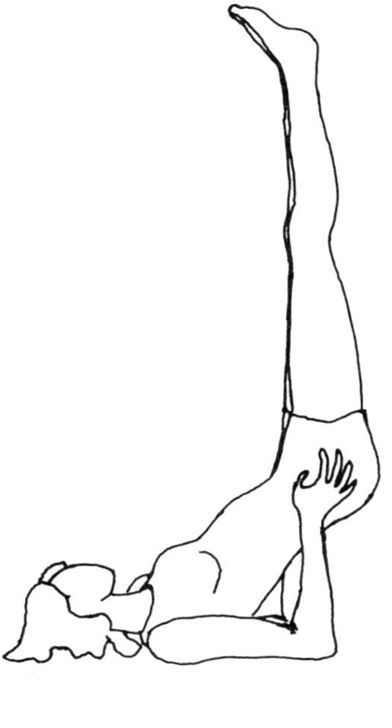

Abbildung 15
Halbe Kerze

Knie. Wenn Sie es scharf sehen, wandern Sie weiter zum rechten Fußgelenk, zu den Zehenspitzen und über die Zehen des linken Beins wieder zurück bis hinauf zur Leiste (Akkommodationsübungen).

Drehen Sie den Kopf etwas nach rechts und links und schwingen Sie mit den Augen sanft in Form einer liegenden Acht.

Rollen Sie die Augen in allen Richtungen.

Drücken Sie die Augenlider fest zusammen und lassen Sie sie wieder los.

Ihrer Phantasie sind keine Grenzen gesetzt. Entdecken Sie selbst noch Augenübungsmöglichkeiten, die Ihnen für Sie besonders geeignet erscheinen. Als Maßstab der Übungen dient immer das Körpergefühl: Wenn die Übung als angenehm empfunden wird, wird sie Ihnen auch helfen. Falls Ihnen bei längerem Verweilen in der halben Kerze Ellenbogen oder Hände wehtun, Sie in dieser Haltung aber noch mit Augenübungen fortfahren wollen, können Sie sich zur Unterstützung auch eine zusammengerollte Decke unter das Gesäß legen.

8.1.1.16 Pflugstellung (Abb. 16). Wenn Sie von der Kerze ausgehend die Beine nach hinten über den Kopf herunterlassen zur Erde, haben Sie die Pflugstellung erreicht. Die Hände werden in den Nacken gelegt oder nach unten ausgestreckt. Rollen Sie Wirbel für Wirbel ab und liegen Sie entspannt auf dem Rücken. Diese Übung ist gut geeignet für Augenübungen, so wie bei der halben Kerze beschrieben.

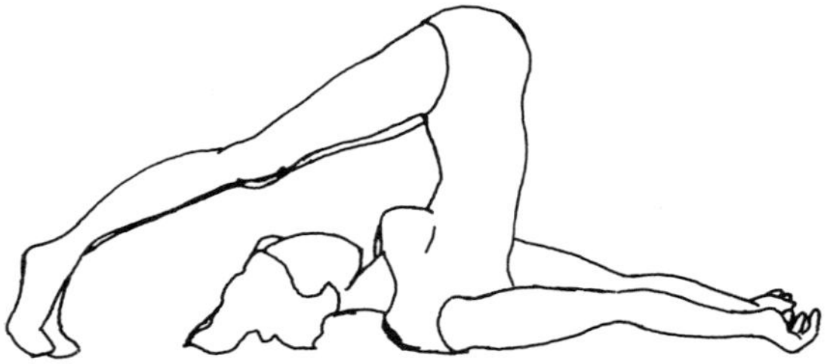

Abbildung 16:
Pflugstellung

8.1.1.17 Das Sonnengebet (Abb. 17). Das Sonnengebet ist eine Folge von Haltungen, die fließend hintereinander geübt werden. Diese Bewegungsfolge ist mit einem Atemrhythmus verbunden, wobei die Körperhaltungen die Atembewegungen unterstützen. Zu Beginn sollten Sie jedoch nicht auf den angegebenen Rhythmus achten, sondern den Atem einfach frei fließen lassen. Achten Sie darauf, daß Sie den Atem niemals mit Gewalt verlängern oder stauen! Da es im Yoga und auch in der psychosomatischen Entspannung nicht auf Leistung oder Erfolg ankommt, sondern auf das Bewußtsein, das Sich-selbst-Erleben in jeder Stellung, ist ein zu frühes Einhalten des Atemrhythmus eher hinderlich als fördernd. Ideal ist es, wenn Sie sich erst einmal mit den einzelnen Haltungen vertraut machen und sie einfach hintereinander einnehmen. Mit der Zeit werden die Übergänge von selbst fließender und eines Tages können Sie — fast wie von selbst — im Rhythmus atmen.

Daher eignet sich das Sonnengebet gut dazu, festzustellen, wie wir mit uns selbst umgehen: Haben wir Geduld mit uns selbst? Lassen wir uns Zeit, etwas zu lernen und zu wachsen? Oder geben wir nach den ersten, vielleicht nicht ganz befriedigenden Versuchen auf, weil „es doch nichts bringt“ oder zu anstrengend ist? Oder zwingen wir uns selbst dazu, mit Gewalt das Übungsziel zu erreichen? Es ist eine gute Einstellung, wenn es Ihnen einfach Freude bereitet, etwas für sich selbst und Ihren Körper tun zu können.

Das Sonnengebet besteht aus folgenden zwölf Positionen:

1. Wir beginnen im Stehen. Die Füße sind nebeneinander. Legen Sie die Handflächen in Brusthöhe gegeneinander. Stehen Sie ganz aufrecht. (Ausatmen).
2. (Einatmen). Heben Sie die Arme über den Kopf und beugen Sie sich weit nach hinten. Die Knie bleiben gerade. Schauen Sie nach oben, so weit es geht. Das Kinn bleibt auf dem Brustbein. Achten Sie darauf, daß Sie kein Hohlkreuz machen.
3. (Ausatmen). Beugen Sie sich vom Becken aus weit nach vorne, bis die Handflächen neben den Füßen den Boden berühren. Wenn möglich, bleiben die Beine gestreckt. Wenn es allerdings nicht anders geht, beugen Sie die Knie. Nehmen Sie die Augen in der Bewegung mit und rollen Sie sie nach unten. Die Hände bleiben jetzt bis zur Position 11 an dieser Stelle auf dem Boden.
4. (Einatmen). Strecken Sie das linke Bein weit nach hinten und setzen Sie die Zehen auf dem Boden auf. Das rechte Knie wird dabei gebeugt, die Arme bleiben gerade. Das linke Knie ist gestreckt, die Ferse dehnt nach hinten.
5. (Atem anhalten). Stellen Sie den rechten Fuß neben den linken und heben Sie das Becken. Wenn es geht, berühren die Fersen dabei den Boden. Der Körper bildet mit dem Boden ein Dreieck.
6. (Ausatmen). Beugen Sie die Ellenbogen (wie beim Liegestütz), bis die Stirn, Brust, Knie und Zehen den Boden berühren, aber nicht das Becken, das zur Aktivierung der Rückenmuskulatur einen möglichst großen Abstand zum Boden haben soll.

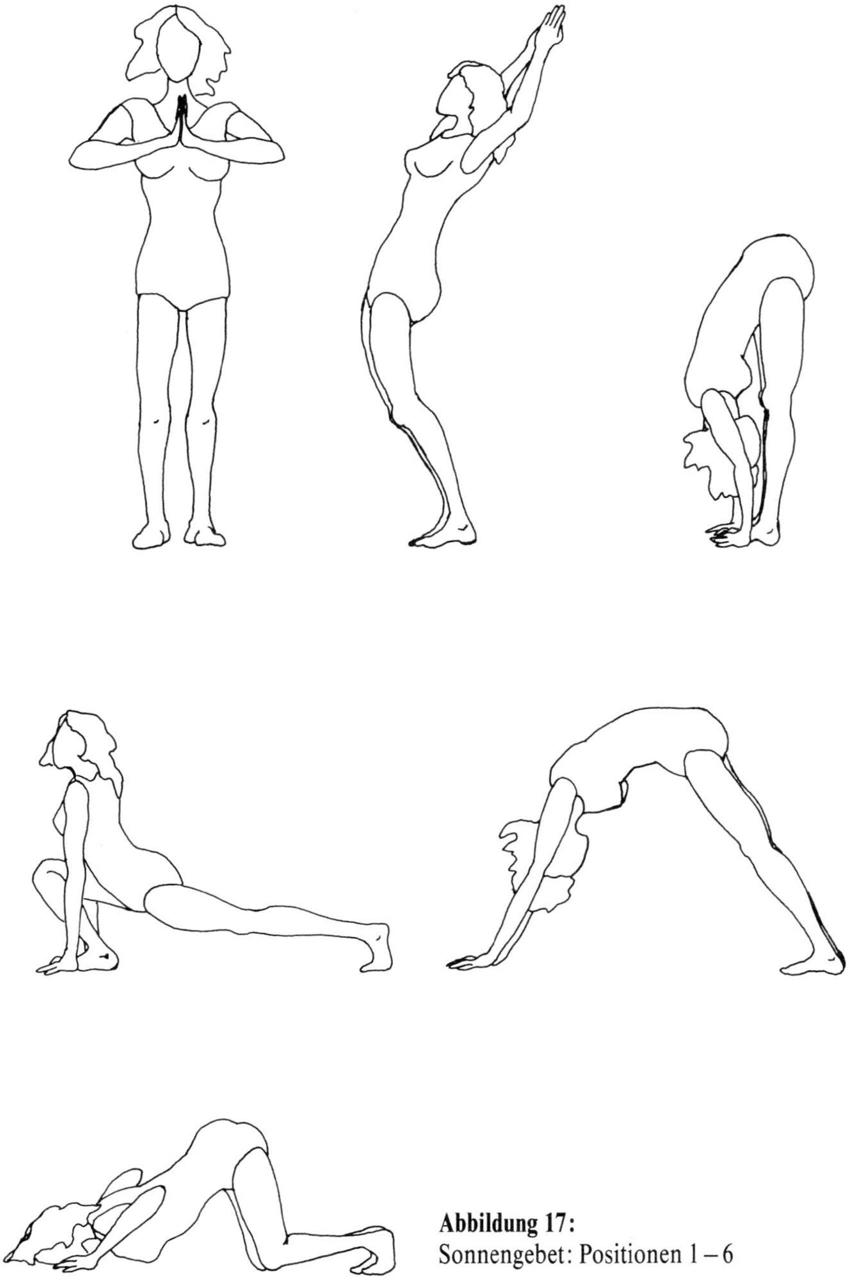

Abbildung 17:
Sonnengebet: Positionen 1 – 6

7. (Einatmen). Legen Sie den Körper unterhalb des Bauchnabels auf dem Boden auf. Die Zehen bleiben aufgesetzt. Strecken Sie die Arme so weit, daß der Oberkörper sich aufrichtet (wie bei der Kobra), nehmen Sie den Kopf und die Augen mit.
8. (Atem anhalten). Strecken Sie die Arme, senken Sie den Kopf und heben Sie das Becken (wie bei Position 5), so daß der Körper mit dem Boden wieder ein Dreieck bildet. Die Fersen werden dabei zur Streckung der rückwärtigen Muskulatur wieder an den Boden gebracht.
9. (Ausatmen). Setzen Sie den linken Fuß zwischen die Hände nach vorn. Das rechte Bein ist gestreckt, die Ferse führt nach hinten (Wie bei Position 4).
10. (Weiter ausatmen). Setzen Sie den rechten Fuß neben den linken und strecken Sie die Beine. Der Kopf ist dicht an den (gestreckten) Knien, damit der Nacken lang wird. Die Augen schauen weit nach unten auf den Bauch (vergleiche Position 3).
11. (Einatmen). Richten Sie sich wieder auf und lassen Sie dabei die Arme hinter den Ohren. Beugen Sie sich weit nach hinten, mit Körper und Augen (vergleiche Position 2).
12. (Ausatmen). Legen Sie die Handflächen wieder vor der Brust zusammen. Wenn Sie möchten, können Sie den Zyklus von vorne beginnen, denn dies ist ja wieder Position 1.

Im Sonnengebet wird die Wirbelsäule nach vorne und hinten gebeugt und dadurch geübt. Die rückwärtige Muskulatur der Beine wird gedehnt und Bauch- und Rückenmuskulatur aktiviert. Alle Bauchhöhlenorgane werden angeregt, ebenso der Kreislauf. Für Leute mit niedrigem Blutdruck ist das Sonnengebet am Morgen eine gute Hilfe. Ein guter Kreislauf wirkt sich auch gut auf die Augen aus, die besonders in den Positionen 3, 5, 8 und 10 stark durchblutet werden.

Die Reihenfolge der Haltungen können Sie sich leichter einprägen, wenn Sie sich vergegenwärtigen, daß Sie aus dem Stehen fast zum Liegen (Position 6 und 7) kommen und anschließend wieder zum Stehen. Die beiden Stellungen in der Mitte werden eingerahmt von den fünf Positionen, die in entgegengesetzter Reihenfolge ablaufen. Erfassen Sie mit Ihrer Aufmerksamkeit auch Ihre Augen und beziehen Sie sie in jede Bewegung mit ein.

Abbildung 17:
Sonnengebet: Positionen 7 – 12

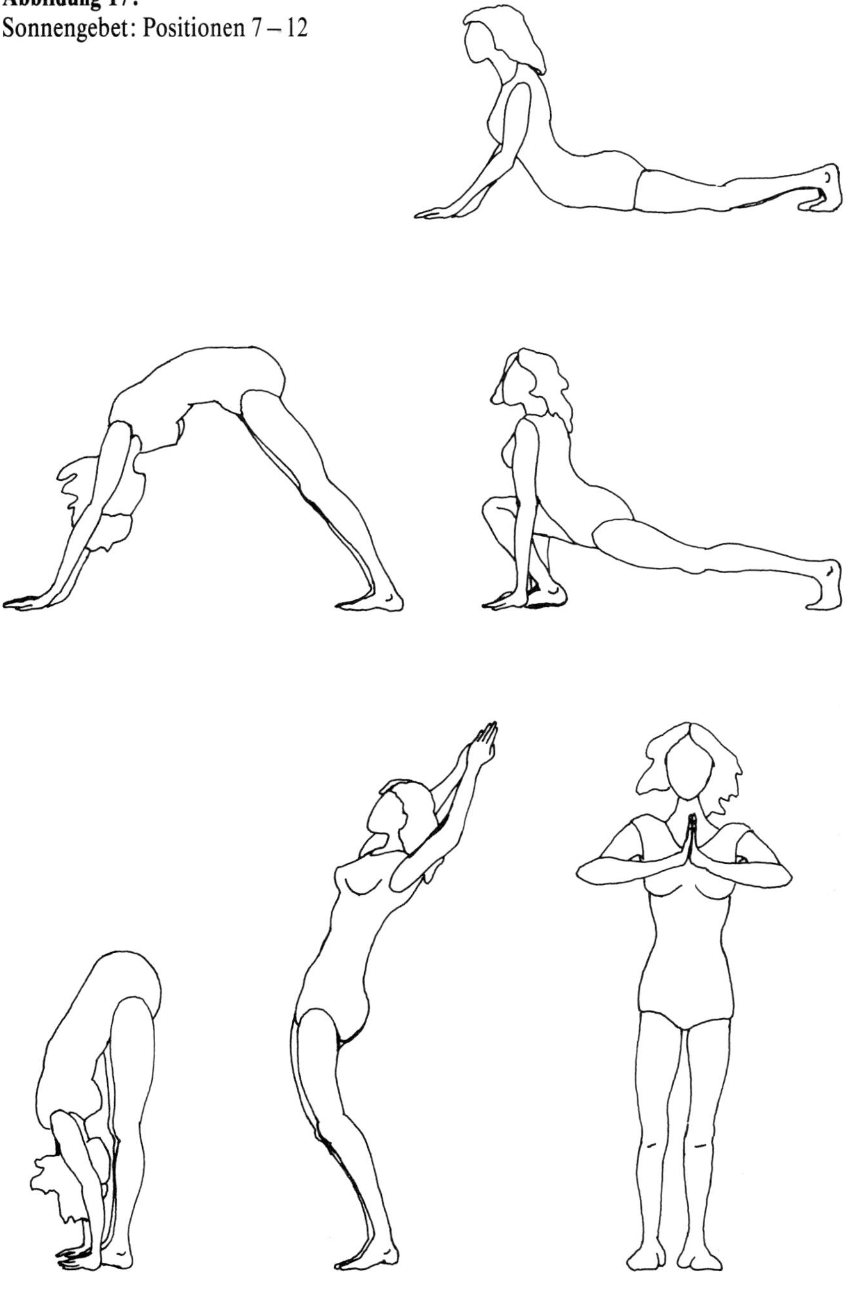

8.1.1.18 Übung der Stille (Hara-Übung). Die erste Übung heißt Erden. Stellen Sie sich aufrecht hin, die Füße etwa 10 cm auseinander, die Zehenspitzen zeigen nach vorn. Stehen Sie ganz entspannt. Lassen Sie in den Armen und Schultern los. Verlagern Sie Ihr Gewicht einmal mehr auf die Fersen, dann auf die Ballen, auch auf die Seiten. Finden Sie durch sanftes Pendeln die Mitte, in der Sie stehen können, ohne daß Sie unnötige Muskelanspannungen halten müssen.

Lenken Sie Ihre Aufmerksamkeit in die Fußsohlen. Wo sind Ihre Füße? Was fühlen Sie dort? Können Sie ohne Bewegung mit Ihren Fußsohlen die Beschaffenheit des Fußbodens erfühlen? Ist er warm — kalt? Hart oder weich? Teppich, Holz, Stein? — Wenn Sie Kontakt mit dem Boden haben, drücken Sie mit den Füßen stärker in den Boden hinein. — Was spüren Sie? Sind Sie ein Stück nach oben „gewachsen"? Hat sich Ihre Wirbelsäule etwas aufgerichtet?

Nun lassen Sie Ihr Gewicht durch die Füße, durch den Fußboden hindurch noch weiter in die Erde sinken. Seien Sie wie ein Baum, der in die Erde hinein Wurzeln schlägt, sich ganz tief mit der Erde verbindet und aus dieser Verbindung nach oben wächst. Die Krone des Baumes ist Ihr Scheitel und Sie stehen ruhig da und erleben Ihr Verwurzeltsein und Sich-Entfalten. Das Leben fließt durch Sie hindurch und kommt durch Sie zum Ausdruck.

Mit dem Boden Kontakt aufnehmen können Sie auch im Sitzen: entweder auf einem Stuhl oder auch auf einem kleinen Kissen, einer zusammengerollten Decke oder auf einem Bänkchen auf dem Fußboden. Die Oberschenkel sollten etwas nach vorn abwärts gerichtet sein, damit Sie das Becken aufrichten können und die Wirbelsäule sich gerade nach oben erheben kann. So ist auch gewährleistet, daß die Atembewegung im Bauch-Beckenraum ohne Einschränkung fließen kann. Wenn Sie ganz ohne Kissen auf dem Boden sitzen, ist das schwer möglich, und meist muß der Rücken dann mit Muskelkraft gerade gehalten werden, was sofort wieder Spannungen erzeugt, die durch diese Übung ja abgebaut werden sollen.

Wenn Sie die richtige Sitzposition gefunden haben, nehmen Sie, wie oben mit den Füßen beschrieben, durch Ihr Gesäß und die Sitzbeinknochen mit dem Stuhl oder mit der Decke Kontakt auf und weiter hindurch mit der Erde. Fühlen Sie sich auch in dieser Position verbunden mit „Mutter Erde".

Nach dem Erden wenden Sie Ihre Aufmerksamkeit dem Atem zu. Beobachten Sie, wie er kommt und geht, lassen Sie sich von dieser Bewegung tragen. Mit jedem Ausatmen lösen Sie Spannungen in sich. Sie *atmen* die Spannungen aus. So lassen Sie langsam mit den Schultern los. Drücken Sie nicht mit dem Willen die Schultern herunter, sondern lassen Sie einfach los. Es muß vielleicht gar keine körperliche Bewegung wahrnehmbar sein, sondern es findet ein innerliches Nicht-mehr-halten-Müssen statt. Auch Spannungen im Kopf- und Augenbereich lassen Sie auf diese Weise los. Dann gehen Sie weiter nach unten, lösen auch Spannungen im Magen und lassen sich im Bauch-/Beckenraum nieder.

Sie erlauben dem Unterleib, sich beim Einatmen auszudehnen, groß und weit zu werden. Lassen Sie sich vertrauensvoll in diese Bekkenschale nieder, aus der die Wirbelsäule gerade nach oben wächst. Sinken Sie nicht in sich zusammen! Sie bleiben gerade, aufrecht und doch entspannt sitzen. Wenn nur der Bauch herausgestreckt wird, bedeutet das keinesfalls Entspannung und Freiheit im Unterbauch. Lassen Sie auch im Gesäß und im Kreuz los, denn auch diese beiden gehören zum Bauch-Beckenraum, aus dessen Gelöstheit in uns Vertrauen, Gelassenheit und Geborgenheit wachsen kann.

Fühlen Sie die Lebensqualität, die diesem Bereich entspringt, und werden Sie durch und in und mit diesem Bereich eins mit der Erde. Seien Sie ein Berg, fest und sicher mit der Erde verbunden. Schöpfen Sie Kraft aus dieser Verankerung für Ihren Alltag. Erleben Sie dieses Gefühl bewußt und nehmen Sie es mit in Ihren Tagesablauf.

8.2
Spezielle Augenübungen

Eine bequeme Körperhaltung ist für die Augenübungen sehr wichtig, damit Sie sich auch wirklich auf Ihre Augen konzentrieren können und nicht von Spannungen oder gar Schmerzen an anderen Stellen des Körpers abgelenkt werden. Sie können im Sitzen, Liegen oder auch im Stehen üben, besonders wenn Sie bei der Schwingübung Ihre Bewegungen weiter werden lassen möchten.

Durch diese Augenübungen werden die Augenmuskeln aktiviert und gleichzeitig Verspannungen um die Augen herum abgebaut. Außerdem erfahren Sie bewußt die Ihnen eigene Art zu sehen und können so Ihr „Bild von der Welt" kennenlernen. Das geht natürlich nur, wenn Sie ohne Brille bzw. Kontaktlinsen üben. Außerdem achten Sie darauf, daß Sie spielerisch und leicht üben. Wenn Sie die Übungen als „Muß" empfinden, können Sie sich dabei nicht entspannen, also Ihre Augen auch nicht. Ihre Augen sind nicht etwas, das einfach und selbstverständlich zu funktionieren hat. Ihre Augen sind lebendige Teile von Ihnen, durch die Sie Ihre Umwelt erfahren und sich selbst ausdrücken können.

Erleben Sie mit Freude, etwas für Ihre Augen tun zu können, sich mit Ihnen zu befassen, sie zu aktivieren, sie zu beschützen und ausruhen zu lassen. Lernen Sie verstehen, was Sie Ihnen sagen wollen.

8.2.1
Palmieren (Abb. 18)

Palmieren bedeutet Abschirmen der Augen mit den Handflächen (engl. palm = Handfläche). Legen Sie die hohlen Handflächen über die geschlossenen Augen. Die Handwurzeln liegen auf den Wangenknochen. Die Kleinfingerseiten der Hände schließen sich den beiden Seiten des Nasenrückens an, so daß möglichst kein Licht mehr einfällt. Die Finger überkreuzen sich auf der Stirn. Vor den Augen wölben sich schützend die Handteller, berühren die Augäpfel aber nicht. Sie bilden dunkle, warme Höhlen, in die hinein sich Ihre Augen jetzt entspannen.

Lassen Sie ganz bewußt in Ihren Augen los, denn es kann ihnen nichts geschehen, da sie von vorn durch die Hände abgeschirmt sind. Auch hinter den Augen können Sie loslassen, denn es gibt im Moment keine Arbeit für die Augen. Sie müssen nichts herausschicken, auch nichts aufnehmen, sondern erleben sich ganz einfach in dieser Haltung. Genießen Sie diese Entspannung und Ruhe.

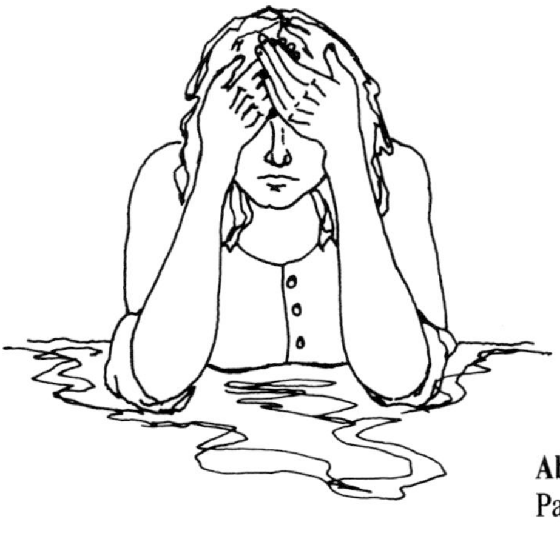

Abbildung 18:
Palmieren

Jedesmal, wenn Sie das Gefühl haben, Ihre Augen seien verspannt oder angestrengt oder auch nach den im folgenden beschriebenen Übungen, palmieren Sie. Tun Sie das entweder im Liegen oder im Sitzen an einem Tisch, solange es Ihnen guttut. Wenn Sie im Sitzen palmieren, ist dabei wichtig, daß Sie weder den Kopf hängen lassen noch im Hals abknicken, sonst wird die Durchblutung des Kopfes eingeschränkt. Richten Sie den Kopf gerade auf und machen Sie den Nacken dabei lang. Meist haben wir schon lange Zeit Verspannungen im Nacken, im Halsbereich, im Kopf und in den Augen, die wir als Spannung kaum noch wahrnehmen. Daher ist es vielleicht auch nicht gleich zu erfühlen, ob und wie der Kopf gerade und frei auf der Halswirbelsäule ruht. Im Zweifelsfall neigen Sie den Kopf leicht nach vorn und suchen sich so eine bequeme Stellung.

Wenn Sie sich in dieser Haltung damit befassen, ob und wann und wie Ihr Sehen besser wird und die gewünschte Änderung eintritt, sind Sie schon nicht mehr ganz entspannt. Lassen Sie auch in den Schultern und Armen los. Gönnen Sie Ihren Augen und sich selbst dieses Abschalten.

Sie können auch vor dem Palmieren die Handflächen kräftig aneinanderreiben, um die Durchblutung der Hände anzuregen und sie quasi mit Energie aufzuladen. Erforschen Sie, ob sich Ihre Augen besser entspannen, wenn Sie die Hände erst reiben. Zu Beginn palmieren Sie für die Dauer von zehn ruhigen Atemzügen und finden dann die Zeitspanne heraus, die Ihnen für Sie geeignet scheint. Wenn es Ihre Zeit erlaubt, dürfen es ruhig fünf Minuten oder mehr sein.

Beenden Sie den entspannten Zustand des Palmierens erst ganz bewußt innerlich, nehmen Sie die Hände von den Augen weg und öffnen dann erst, vorsichtig blinzelnd, die Augen. Nehmen Sie aufmerksam wahr, wie Sie jetzt sehen, wie Sie Ihr eigenes Sehen empfinden. Lassen Sie sich Zeit, damit Antworten auf diese Frage in Ihnen entstehen können. Auch das aufmerksame Nachspüren und Nachempfinden gehört noch zum Palmieren, wie überhaupt zu jeder Übung.

8.2.1.1 Umwandern. Setzen Sie sich mit gerader Wirbelsäule hin, einen Gegenstand vor sich, den Sie gerade eben noch scharf sehen. Nun stellen Sie sich vor, daß ein langer Zeigestock an Ihrer Nasenspitze befestigt ist, mit dem Sie an Ihrem Betrachtungsobjekt entlang wandern. Die Augen folgen immer der Spitze des Zeigestocks. Augen und Zeigestock umwandern so die äußeren Linien und Umrisse des Gegenstandes, dann die inneren Linien. Bewegen Sie dabei immer den Kopf leicht mit. Erfahren Sie auf diese Weise den Gegenstand, den Sie vor sich haben, und achten Sie dabei darauf, was Sie tun. Überspringen Ihre Augen einige Stellen? Sind die Abstände zwischen den einzelnen Bildern, die Sie in sich aufnehmen, sehr groß? Wie ist die Koordination von Augen- und Kopfbewegung? Laufen Ihre Augen dem Zeigestock voraus?

Nach und nach wird es Ihnen immer besser gelingen, Augen und Zeigestock wirklich *langsam* an der Linie entlanggleiten zu lassen. Blinzeln Sie auch immer wieder zwischendurch und atmen Sie dabei ganz ruhig und regelmäßig. Durch den „Zeigestock an der Nasenspitze" wird die Nackenmuskulatur mitbewegt und Verspannungen werden abgebaut.

Wenn Sie das Gefühl haben, den Gegenstand vor sich kennengelernt zu haben, schließen Sie die Augen und vergegenwärtigen Sie sich das Bild, das Sie von diesem Gegenstand haben. Öffnen Sie die Augen, um zu vergleichen, und schließen Sie sie wieder, um sich erneut an das Gesehene zu erinnern. Üben Sie das mehrmals hintereinander, um immer mehr Einzelheiten zu erfahren. Lassen Sie sich Zeit dabei. Schnelligkeit hindert Sie eher an dem, was Sie hier erfahren können, als daß sie Ihnen hilft.

Durch das Umwandern und die Erinnerung an Einzelheiten wird die Gewohnheit, zu starren oder möglichst schnell ein Bild festhalten zu wollen (oder zu müssen) ersetzt durch die neue Erfahrung des bewegten Sehens, durch ein Mosaikbild aus kleinen Einzelheiten, die Sie bewußt in sich aufnehmen. Dieses „Visualisieren" wird vielleicht zu Anfang noch fremd sein, doch wenn Sie auch tagsüber zwischendurch mal kurz die Augen schließen und sich vorstellen, was Sie gerade eben gesehen haben, werden Sie immer genauere Bilder in sich finden. Sie können auch während dieser Übung jederzeit zwischendurch palmieren, wenn Sie das Gefühl haben, daß Ihre Augen ausruhen möchten.

8.2.1.2 Lattenzaun und Sprossenleiter. Diese Übung hilft Ihren Augen, wieder beweglicher zu werden. In einer bequemen Körperhaltung schließen Sie die Augen und stellen sich einen Lattenzaun oder eine Sprossenleiter vor. Von Ihrer Nasenspitze aus stellt wieder ein Zeigestock die Verbindung her zwischen Ihnen und dem vorgestellten Betrachtungsgegenstand. Wenn Sie den Zaun oder die Leiter waagerecht vor sich sehen, lassen Sie den Zeigestock von einer Seite zur anderen an den einzelnen Sprossen oder Latten entlanggleiten.

Ihre Augen folgen dem Stock und betrachten jede einzelne Berührungsstelle. Ihr Kopf schwingt sanft mit. Lassen Sie Ihre Augen ganz kleine Bewegungsschritte machen, um jede Latte erfassen zu können.

Sie können den Zaun oder die Leiter dann um 90° drehen und diese Bewegung in der Senkrechten ausführen. Variieren Sie auch das Tempo. Bei den Berührungen des Zeigestocks können Sie sich vielleicht an das Klappern der Kinderzeit erinnern, wenn Sie mit einem Stock an einem Zaun entlanggefahren sind. Beachten Sie auch die Bewegungsimpulse — das Hüpfen von Latte zu Latte, so wie es damals mit der Hand gemacht wurde, machen Sie es jetzt mit den Augen. Viele einzelne Bilder folgen einander und verbinden sich zu einer Einheit.

Gibt es Unterschiede, wenn der Zaun oder die Leiter weiter weg sind? Die Entfernung sollte so sein, daß Sie noch jede Latte einzeln wahrnehmen können. Versuchen Sie diese Übung auch mit unterschiedlichen Entfernungen: bei Kurzsichtigkeit rücken Sie den Betrachtungsgegenstand weiter weg, bei Weitsichtigkeit weiter heran. Auch nach dieser Übung entspannen Sie sich durch Palmieren.

8.2.1.3 Schwingübung. Setzen Sie sich bequem und mit aufrechter Wirbelsäule. Betrachten Sie den Raum um sich herum noch einmal genau. Dann schließen Sie die Augen. Stellen Sie sich vor, daß an der Decke der gegenüberliegenden Wand ein großes Pendel aufgehängt ist, das über die ganze Wandbreite schwingen kann. Lassen Sie in Ihren Gedanken eine Verbindung entstehen zwischen Ihrer Nasenspitze und dem Pendelende, das nun langsam zu schwingen beginnt. Folgen Sie mit Kopf und Augen dieser Schwingbewegung, die Sie mal größer und dann wieder kleiner werden lassen. Schwingen Sie bei geschlossenen Augen ganz frei und ungezwungen. Stellen Sie sich dabei auch die Wand mit ihren Einzelheiten vor (Bild, Stuhl, Blumenstock etc.), über die das Pendel schwingt. Wenn das nicht geht, lassen Sie das Pendel eben über einer leeren Wand schwingen.

Sie können die Schwingbewegung auch umdrehen, indem Sie das Pendel auf dem Boden befestigen und den Bogen nach oben runden. Oder Sie malen mit den Augen eine liegende Acht auf die Wand, das Zeichen für die Unendlichkeit. An dieser Acht fahren Sie mit Kopf und Augen erst langsam entlang und dann schneller. Sie schwingen in den Rundungen wie die Achterbahn auf dem Jahrmarkt. Wenn Sie mögen, schwingen Sie ruhig mehrere Minuten lang.

Durch diese gleichmäßig fließenden Bewegungen werden Verspannungen im Hals-Nacken-Bereich und um die Augen herum abgebaut. Ihre Augen werden nicht mehr starr in eine Richtung gehalten, sondern können sich selbst frei bewegen. Wenn Sie dabei auch in Gedanken die Gegenstände „sehen“, über die Sie beim Schwingen streifen, so lernen Sie und Ihre Augen, Dinge in der Bewegung zu erfassen. Nach einer Schwingübung kann das Sehen besser sein. Das Visualisieren wird nach einiger Übung leichter gelingen. Schwingübungen können auch mit offenen Augen im Stehen ausgeführt werden. Wenn Sie Freude an der Bewegung haben, lassen Sie auch Arme und Oberkörper mitschwingen.

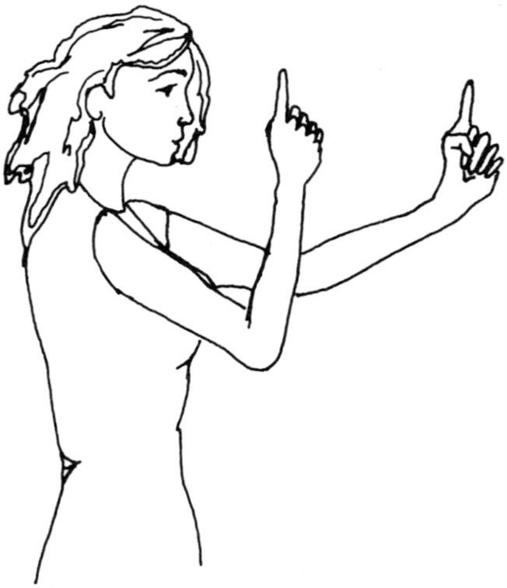

Abbildung 19:
Fusionsübung

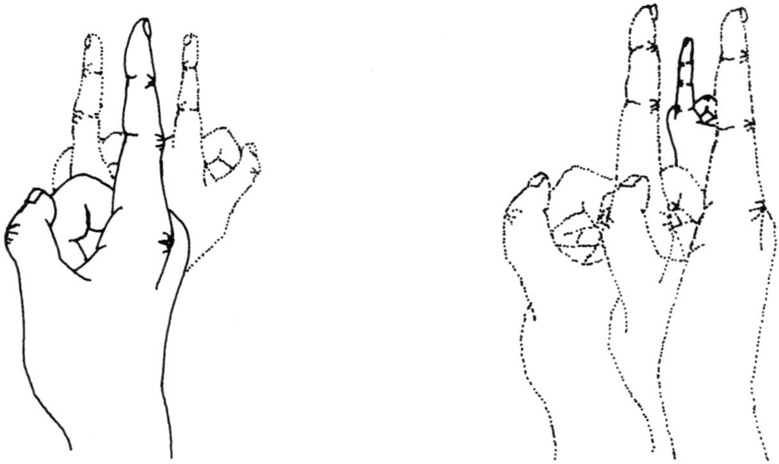

8.2.1.4 Fusionsübung (Abb. 19). Um die Zusammenarbeit beider Augen zu verbessern, betrachten Sie jetzt Ihren linken Zeigefinger, den Sie etwa 30 cm vor Ihrem Gesicht aufrichten. Den rechten Zeigefinger halten Sie in ungefähr doppeltem Abstand dahinter. Wenn Sie nun beide Augen auf den linken Finger richten, erscheint hinter ihm der rechte Finger zweimal, einmal rechts und einmal links. Betrachten Sie den rechten Finger mit beiden Augen, so scheinen zwei linke Finger ihn einzurahmen.

Dann richten Sie Ihren Blick noch weiter geradeaus auf einen weiter entfernten Punkt hinter den Fingern. Der linke Finger erscheint jetzt zweimal sehr verschwommen, der rechte Finger ist auch zweimal zu sehen, allerdings wesentlich schärfer. Wechseln Sie nun mehrmals mit dem Brennpunkt Ihrer Aufmerksamkeit vom linken zum rechten Finger und in die Ferne. Beobachten Sie, wie der jeweils nicht betrachtete Finger, bzw. der Punkt in der Ferne, vor Ihren Augen erscheint. Anschließend gönnen Sie Ihren Augen Erholung und Entspannung durch Palmieren.

Stellen Sie Ihre Augen auf den nähergelegenen Finger ein und lassen Sie diese Hand dann langsam sinken, wobei Ihre Augen aber auf den ursprünglichen Punkt eingestellt bleiben. Der entferntere Finger bleibt doppelt zu sehen. Versuchen Sie, diesen Punkt möglichst lange zu halten, bis zu einer Minute, wenn es geht, ohne daß die Fingerbilder zusammenrutschen.

8.2.1.5 Akkomodationsübung mit einem Auge. In einer bequemen Körperhaltung decken Sie mit der linken Hand das rechte Auge ab, ohne es in der Bewegungsfreiheit oder am Lidschlag zu beeinträchtigen. Ihr linkes Auge richten Sie auf eine Linie oder einen Punkt Ihrer rechten Handfläche. Diese Stelle „behalten Sie nun im Auge", während Sie die rechte Hand möglichst weit nach rechts führen, dann nach links, nah heran und rasch wieder weit weg. Beobachten Sie Ihre Handfläche genau, wie sie sich Ihrem Auge nähert und wieder entfernt. Die Bewegungen der Hand sollten relativ schnell geschehen, unabhängig davon, ob Sie Ihre Handfläche deutlich sehen. Auch bei undeutlichem Sehen arbeiten Ihre Augenmuskeln weiter, um sich noch besser einzustellen.

Da diese Übung sehr anstrengend ist für die Augenmuskeln, wechseln Sie nach zehn bis zwölf Mal die Seite und decken mit der rechten Hand das linke Auge ab und üben mit dem rechten Auge weiter. Nach dieser großen Anspannung ist das Palmieren sehr wichtig. Auch sollten Sie nicht länger als fünf Minuten pro Auge üben, weil diese Akkomodationsübung sonst zu anstrengend wird. Achten Sie auch zwischendurch darauf, daß Ihre Körperhaltung bequem und angenehm bleibt, daß Ihr Atem regelmäßig fließt, und blinzeln Sie zwischendurch.

Vielleicht palmieren Sie auch vor dem Wechsel der Augen und erfühlen, ob Sie einen Unterschied zwischen dem rechten und dem linken Auge wahrnehmen können. Gibt es auch in den Armen Unterschiede? Sie können sich einmal fragen, was Sie fühlen, wenn der Punkt Ihrer Aufmerksamkeit in der Hand schnell auf Sie zukommt. Oder was geht in Ihnen vor, wenn er sich eilig entfernt? Folgen Sie dem Punkt gerne in seiner leichten Bewegung? Erfahren Sie Ihre Bewegungs- und Akkomodationsmöglichkeiten. Falls eines Ihrer Augen schwächer ist, üben Sie vermehrt mit diesem Auge, um es zu trainieren.

8.2.1.6 Augenklappe. Meistens können wir bei uns Unterschiede zwischen der rechten und der linken Körperhälfte finden, bei den Händen genauso wie bei den Füßen und im Gesicht. Haben Sie schon einmal im Spiegel betrachtet, ob Ihre eine Gesichtshälfte Ihnen besser gefällt als die andere? — Auch die Augen sind oftmals nicht nur unterschiedlich in ihrer Sehfähigkeit, sondern auch im Ausdruck (Form und Farbe). Mögen Sie bei sich selbst ein Auge lieber als das andere? — Und warum? Wie ist es bei Freunden und Familienangehörigen?

Das rechte Auge wird Ihnen sicherlich ein anderes Sehgefühl geben als das linke, auch wenn keine Unterschiede in der Sehfähigkeit vorliegen. Decken Sie einmal ein Auge ab, entweder mit der Hand oder auch mit einer Augenklappe, und erfahren Sie das Sehen mit diesem einen Auge. Nehmen Sie ganz aufmerksam das Bild auf, das Ihnen Ihr Auge liefert — mit all seinen Schwächen und Stärken. Lernen Sie das Besondere kennen, das Ihnen durch diese Art zu sehen offensteht.

Spüren Sie auch das kleinere Gesichtsfeld? Was bedeutet das für Sie? Bevor Sie wechseln, palmieren Sie erst und lassen das Erlebte in sich nachklingen. Dann schauen Sie eine Weile nur mit dem anderen Auge. Wenn Sie sich mit seiner Art zu sehen vertraut gemacht haben, vergleichen Sie die beiden Bilder miteinander — und auch mit dem Sehen mit beiden Augen.

Falls bei Ihnen ein Auge fehlsichtig ist oder schwächer als das andere, so helfen Sie ihm, indem Sie es vermehrt üben. Decken Sie das „bessere" Auge mit der Augenklappe zu und widmen Sie sich mit Ihrer ganzen Aufmerksamkeit dem „schwächeren“ Auge. Sie können einen Teil Ihrer täglichen Arbeit und auch alle Augenübungen (außer der Fusionsübung) nur mit einem Auge machen. So aktivieren Sie dieses Auge, das ja sonst die Hauptarbeit seinem Nachbarn überläßt.

Haben Sie vielleicht das Gefühl, daß Ihnen dieses Auge ein anderes Bild vom Alltag gibt, als Sie es sonst gewöhnt sind? Fehlt Ihnen irgendein Aspekt zum räumlichen Sehen, wenn Sie nur mit einem Auge schauen — oder vermissen Sie nichts, weil Sie im Kopf aus Ihren bisherigen Erfahrungen das Fehlende ersetzen? Nehmen Sie den Raum anders wahr, wenn Sie die Augenklappe abnehmen und wieder mit beiden Augen um sich blicken?

TEIL II
SPEZIELLE SYMPTOMATIK

9
Das Organ Auge

9.1
Entwicklung des Auges

Die Entwicklung des Auges zeigt den engen Zusammenhang zwischen dem Organ und psychischen Prozessen, denn es entsteht aus dem Gehirn. Schon beim 22 Tage alten Embryo treten zwei flache Furchen auf jeder Seite des noch nicht geschlossenen Vorderhirns auf. Mit dem Neuralrohrschluß werden diese Furchen zu Ausbuchtungen des Vorderhirns, die als Augenbläschen dem Oberflächen-

Abbildung 20:
Entwicklung des Auges: Augenbecher

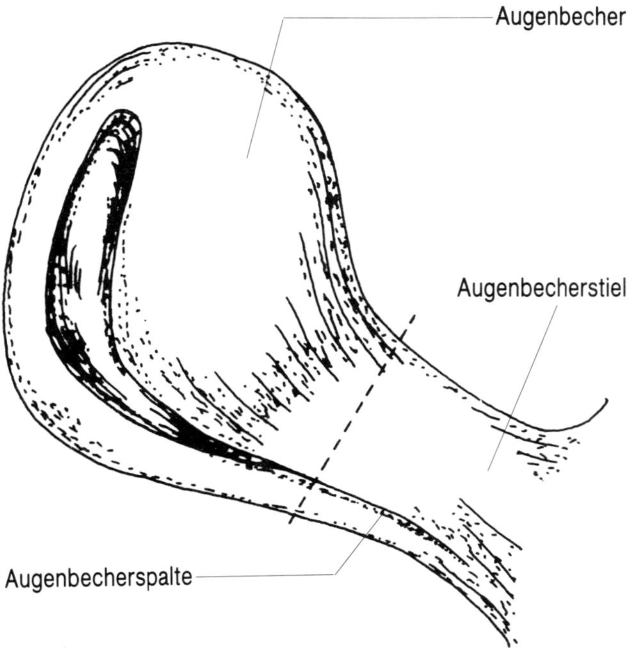

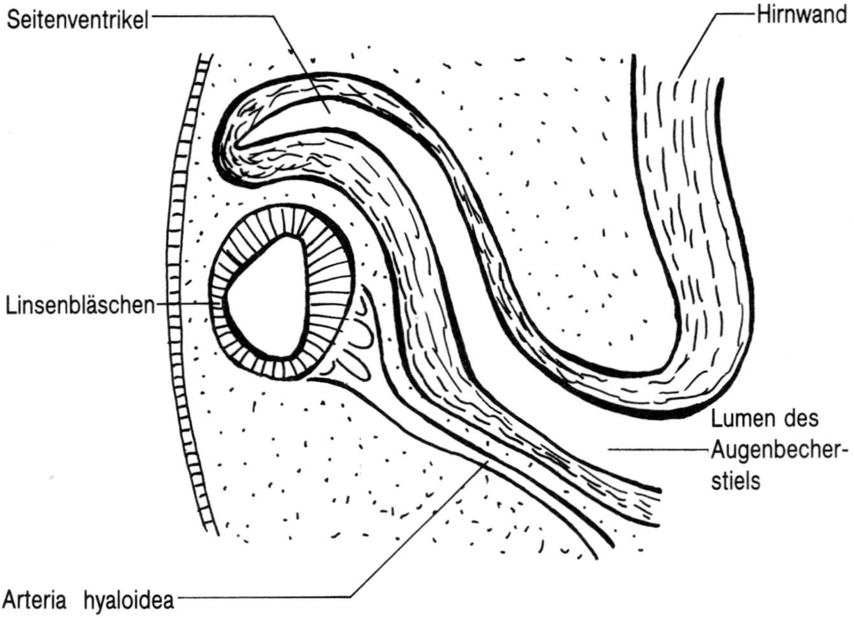

Abbildung 21:
Entwicklung des Auges: Einstülpung des Linsenbläschens

ektoderm anliegen. Dann beginnt das Augenbläschen sich einzustülpen und bildet den doppelwandigen Augenbecher (Abb. 20).

In der siebten Woche verschmelzen die Ränder der Augenbecherspalte, und die Öffnung rundet sich zur Pupille ab. Im Laufe dieser Entwicklung bildet sich aus den Zellen des Oberflächenektoderms die Linsenplakode, die sich in den Augenbecher einstülpt und als Linsenbläschen die Verbindung zum Oberflächenektoderm verliert (Abb. 21). Die äußere Schicht des Augenbechers bildet in der fünften Woche kleine Pigmentgranula und wird zum Pigmentepithel der Retina. Die hinteren vier Fünftel der inneren Schicht machen eine Reihe von Veränderungen analog der Wand der Gehirnbläschen durch und differenzieren sich in die verschiedenen Schichten der Netzhaut. Das vordere Fünftel beteiligt sich an der Bildung der Iris und des Ciliarkörpers (Abb. 22).

Die lose Mesenchymschicht, die das Auge ab dem Ende der fünften Woche umgibt, bildet vorne die vordere Augenkammer mit dem

Ziliarmuskel und den Mm. sphincter und dilatator pupillae. Ansonsten wandelt sie sich in eine innere Schicht (vergleichbar der Pia mater des Gehirns), die sich zur Choroidea entwickelt, und in eine äußere Schicht (vergleichbar der Dura mater), die die Sklera bildet und sich in der Dura mater des N. opticus fortsetzt.

Anfänglich ist der Augenbecher mit dem Gehirn durch den Augenbecherstiel verbunden, der auch die Vasa hyaloidea trägt. Dieser wandelt sich im Laufe der Entwicklung zum N. opticus, der in seinem Zentrum die A. centralis retinae enthält.

Das Gehirn hat also sozusagen mit dem Augenbecher eine Antenne ausgefahren, die während der ganzen Individualentwicklung den engen Zusammenhang zum Gehirn beibehält. Auch die Weiterdifferenzierung ist gleichgeschaltet. Zwar sind Gehirn und Auge bei der Geburt weitgehend ausgebildet, jedoch brauchen sie das erste Lebensjahr, um endgültig Gestalt und Funktion anzunehmen, z.B. wird die Fixation in diesem Zeitraum erlernt. Infolgedessen ist das Auge gerade in der ersten Lebensperiode besonders anfällig für Störungen, die dann einen bleibenden Schaden hinterlassen können.

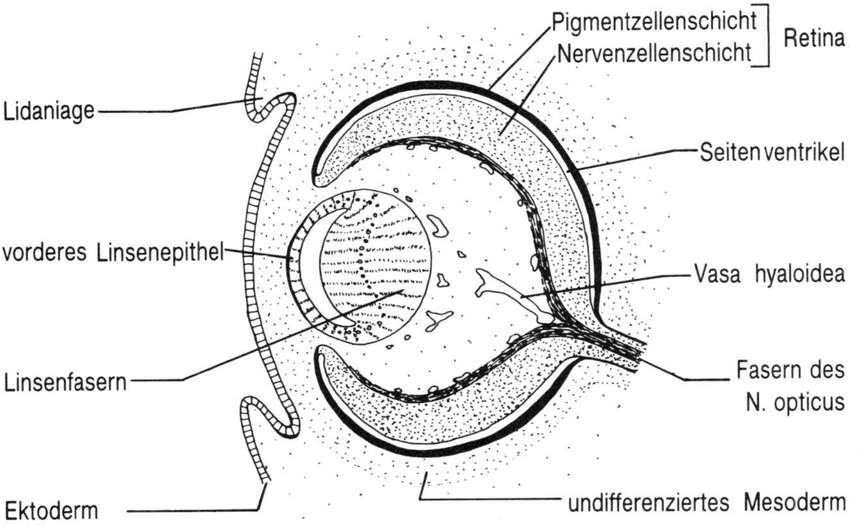

Abbildung 22:
Entwicklung des Auges: Ausbildung der Strukturen

9.2 Anatomie und Physiologie

Die Grundform des Sehorgans entspricht einer Kugel mit einem Durchmesser von 23 mm, einem Gewicht von 6,3 bis 8 g und einem Volumen von ca 6 ccm. Man muß sich diese Größen klarmachen, um eine Vorstellung vom Auge, seinen Leistungen, aber auch von den Möglichkeiten, morphologische oder funktionelle Fehler chirurgisch zu korrigieren, zu erhalten (Abb. 23).

An der vorderen, dem Licht zugewandten Fläche des Auges sind die Bild-entwerfenden, an der hinteren Seite die Bild-empfangenden und weiterleitenden Strukturen lokalisiert. Die Wand des Augapfels setzt sich zusammen aus einer äußeren, mittleren und inneren Augenhaut, die schalenartig übereinanderliegen: außen die Sklera (Lederhaut), die Schutzhülle des Auges, deren vorderer durchsichtiger Teil die Cornea (Hornhaut) ist, in der Mitte die dunkel pigmentierte Gefäßschicht (Choroidea oder Aderhaut), deren vorderer Abschnitt die Iris (Regenbogenhaut) ist, sowie innen die dünne Netzhaut (Retina) (Abb. 24).

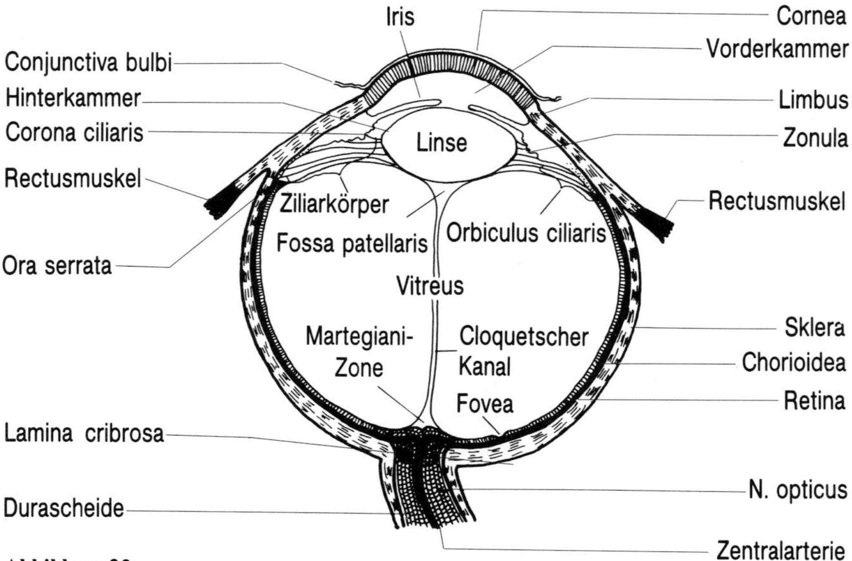

Abbildung 23:
Anatomischer Überblick

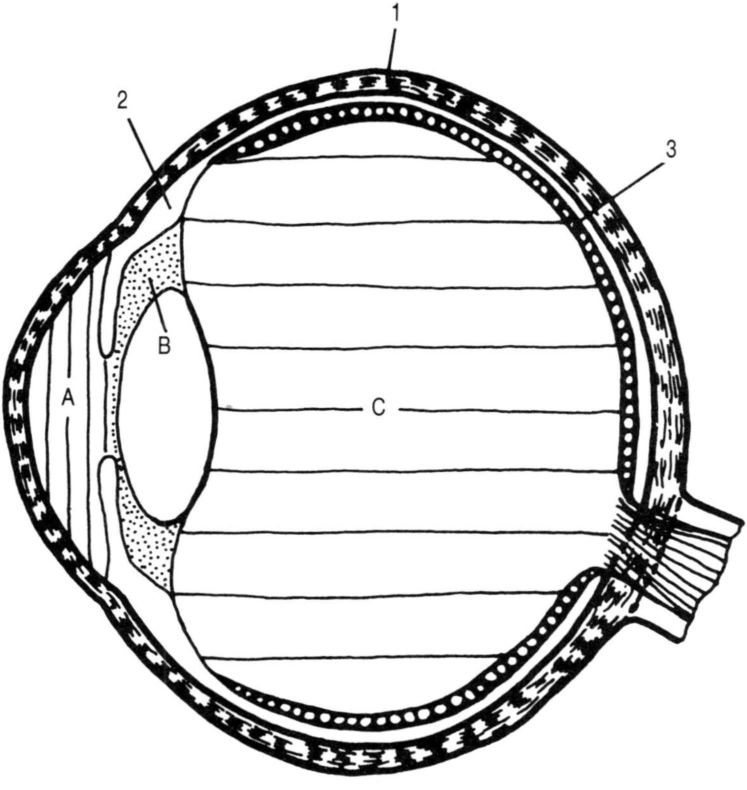

Abbildung 24:
Räume und Hüllen. A = vordere Augenkammer; B = hintere Augenkammer; C = Glaskörper; 1 = Sklera; 2 = Choroidea; 3 = Retina

Von diesen drei Hüllen ist die Netzhaut die weitaus wichtigste. Sie erstreckt sich von der Papille, der Austrittsstelle des Sehnervs, bis zum Pupillarrand der Iris und wird unterteilt in die Pars optica und die Pars coeca. Die Pars coeca ist der blinde Teil der Netzhaut an der Grenze zum Ciliarapparat (Ora serrata). Die Pars optica der Netzhaut enthält den Empfangsapparat für den Lichtreiz, d.h. die das Tages- und Farbsehen vermittelnden Zapfen und die für das Sehen bei herabgesetzter Beleuchtung bestimmten Stäbchen, sowie ein Umschalt- und Leitungssystem, über das die durch den Lichtreiz ausgelöste Erregung den für den Gesichtssinn maßgebenden Teilen des Gehirns übermittelt wird. Die Pars optica ist schichtenartig gegliedert und in vivo vollkommen durchsichtig bzw. lichtdurchlässig, was notwendig ist, damit das Licht die Sehzellen erreichen kann, die an der lichtabgewandten Seite liegen.

Die Fovea centralis empfängt Lichtreize von allen Objekten, die direkt angesehen, d.h. fixiert werden. Sie enthält nur Zapfen und ist die Stelle des schärfsten Sehens. Entsprechend der besonderen Funktion ist hier eine besondere Netzhautstruktur verwirklicht, denn die Fovea enthält nur Rezeptororgane, die anderen Schichten sind auf ein Minimum reduziert, so daß das einfallende Licht direkt auf das Zapfenlager fällt. Gegen die Netzhautperipherie verschiebt sich das Verhältnis von Zapfen zu Stäbchen zugunsten der Stäbchen.

Anders als mit der Kamera ist das Sehen mit den Augen kein einfacher und unmittelbarer Vorgang. Während bei der Kamera ein Abbild der Umwelt in das Gehäuse eintritt und auf dem Film sichtbar wird, bilden beim Menschen Auge und Gehirn zusammen ein System, das das aus der Außenwelt einströmende Datenmaterial analysiert, weiterleitet, verarbeitet und speichert. Sehen und Wahrnehmen sind an das Denken gebunden, wir denken oft, wie wir sehen und umgekehrt. Die Ausscheidung unnötiger optischer Informationen ist ein wesentlicher Teil eines Ordnungsprozesses. Das vom Gehirn geleitete Auge sieht selektiv, es sieht subjektiv und bemerkt nur das, woran der Geist interessiert ist oder was es sehen möchte oder zu sehen gezwungen ist.

Im einzelnen verläuft der Akt des Sehens folgendermaßen: Lichtstrahlen fallen in die optischen Teile des Auges ein und bewirken auf der Netzhaut in bestimmten sensorischen Zellen (Stäbchen, Zapfen) einen physiologischen Impuls. Diesen ersten und primitiven Teil des Sehakts nennen wir *Empfindung*.

Der physiologische Impuls reizt über retinale Neurone und Sehnervenfasern zelluläre Elemente der Hirnrinde (Sehcortex) und gleichzeitig Stammhirnanteile (formatio reticularis und limbisches System, das sogenannte „Gefühlshirn“). Dadurch werden emotionale Befindlichkeiten, Erinnerungen, Erfahrungen, Lern- und Denkprozesse in das Sehen einbezogen. Durch Querverbindungen zwischen Auge, Cortex und Stammhirn wird aus dem rein optischen, elektromagnetischen Reiz eine Funktion, die zum Erfassen, Sehen, Erkennen der Gegenstände und Situationen der Außenwelt führt. Diesen Vorgang bezeichnen wir als *Wahrnehmung*.

Die Vorgänge zur Gestaltwahrnehmung in allen Qualitäten (z.B. Farbe, Form, Kontrast, Tiefenschärfe, räumliches Bild) sind komplex und erfordern eine Rückkoppelung zwischen Auge und Gehirn. Nachdem ein optischer Reiz wahrgenommen und für sehenswert befunden worden ist, wird der optische Apparat auf das Bild eingestellt. Dazu gehören z.B. Blick auf das Objekt, so daß es am Fleck des schärfsten Sehens abgebildet wird, Fixierung, Akkommodation und Einstellung der Pupillenweite oder Detailbetrachtung durch koordinierte Augenbewegungen.

Demnach wird nicht alles, was auf der Netzhaut optisch einfällt, auch wahrgenommen. Aus der ungeheuren Menge der Reize, die das Auge treffen, wird nur ein kleiner Teil ausgewählt. Diese Auswahl ist Wertschätzung oder Degradierung nach subjektiven Kriterien, entsprechend bisher gespeicherter Erfahrungen.

Andererseits können Bilder, die vor dem geistigen Auge erscheinen, genauso plastisch sein wie reale Gegenstände. Beispiele hierfür sind der Traum und das Katathyme Bilderleben. Hierbei wird die enge Verknüpfung zwischen Sehen und Erleben, Auge und Psyche deutlich. Diese Art der optischen Wahrnehmung ohne entsprechend reales Korrelat wird als visionelles Sehen bezeichnet.

9.3 Organsprache

Bei der Lokalisation somatischer Störungen, die sich aus verdrängten Konflikten etc. entwickeln, wurde von „Organminderwertigkeit" (Adler) gesprochen oder ein „locus minoris resistentiae" diskutiert. Nach Jores hat „jedes Gefühl, jeder Affekt eine bestimmte organische Repräsentanz und ist — nicht immer, aber sehr häufig — regelhaft mit einem bestimmten Organ verbunden". Hinweise dafür finden sich in den volkstümlichen Sprachgewohnheiten.

Der Volksmund kennt viele Ausdrücke zur Umschreibung eines psychischen Zustandes durch die „Augensprache": man kann liebäugeln, die Augen können einen festhalten, Blicke ineinandertauchen, man streift jemanden mit einem Blick. Augen können lachen, weinen, funkeln, sprühen, blitzen, drohen. Man ist ganz Auge, weint sich die Augen aus, hütet etwas wie seinen Augapfel. Liebe macht blind, Haß macht starräugig, es gehen einem die Augen auf. Diese Aufzählung ließe sich beliebig fortsetzen.

Was heißt das alles? Lust und Leid, Kritik, Haß, Abneigung, Aggression lassen sich wortlos nur mit einem Blick der Augen ausdrükken. Die Augen spiegeln Gefühle wider und sind sozusagen mitverantwortlich für den mimischen Gesamtausdruck des Gesichts. Andererseits sind starke Emotionen in der Lage, das Sehen zu stören.

Die Einsicht in den engen Zusammenhang zwischen Auge und Psyche ist alt und in zahlreichen Zeugnissen der Mythologie und Kunst festgehalten. An die Ödipussage und die biblische Blindenheilung muß an dieser Stelle nicht erinnert werden, auch nicht an die zentrale Rolle des Auges in der bildenden Kunst als Vergegenwärtigung des Blicks. Seher oder Propheten wurden vielfach blind beschrieben, man spricht von einem „inneren“ oder „geistigen Auge“.

Wenn sich im medizinischen Denken die Erkenntnis durchsetzt, daß der Mensch eine Leib-Seele-Einheit ist, daß psychische Störungen somatische Veränderungen bewirken können und umgekehrt, so erscheint es eigentlich selbstverständlich, daß sich derartige Veränderungen ebenso wie an allen anderen Organen am Organ Auge manifestieren können. Trotzdem gibt es zu diesem Problem noch sehr wenig Literatur, die über die Beschreibung von Einzelfallanalysen hinaus grundlegende Zusammenhänge zwischen Krankheit und psychischen Faktoren erkennen läßt.

Bis zur Etablierung der Psychosomatik als eigenständige medizinische Disziplin wurden psychogene Erkrankungen des Auges unter dem Sammelbegriff der Hysterie erörtert. In den wenigsten Fällen geschah dies im Hinblick auf eine Konversionsproblematik. Um jedoch ein möglichst großes Spektrum verschiedener Krankheitsbilder unter diesem Begriff vereinen zu können, mußte der umschriebene psychoanalytische Hysteriebegriff aufgegeben und von einem „Hysterietyp“ oder „exogen bedingten hysteriformen Reaktionsweisen“ gesprochen werden (Best 1934). Die Vielfalt der Krankheitsbilder, die auf diese Weise entstand, sprengte den bis dahin üblichen Rahmen, der im wesentlichen nur die hysterische Amaurose einschloß.

Die Differenzierung zwischen Aktualneurosen und Psychoneurosen, bzw. neurotischen und psychogenen Sehstörungen (Freud 1910), dürfte für die Erörterung psychosomatischer Erkrankungen des Auges wesentlich sein. Es ist eine Annäherung nicht nur von der Seite der Konversionsproblematik (Psychoneurose) möglich; manche Störungen, wie z.B. das Glaukom, lassen sich eher unter der Problematik einer Aktualneurose verstehen.

Groddeck (1920) betrachtete Augenstörungen als den Versuch eines Patienten, bestimmte Dinge in seinem Leben nicht mehr sehen zu müssen. „Wo das Abwenden des Blicks, des Kopfes, des Körpers, das Schließen der Augenlider nicht ausreicht, störende Eindrücke der Außenwelt abzuwenden, tritt unter Umständen bei entsprechender Disposition eine Erkrankung hinzu, vom einfachen Gerstenkorn bis hin zur Erblindung". Die Erkrankung erhält damit einen „Sinn". Sie erscheint als „regulierendes Prinzip, das dem Leben des Patienten in seiner Ganzheit dienlich ist" (KNAPP, JORES).

Bei einer Aufstellung psychosomatischer Augenstörungen korrespondieren häufig bestimmte, unterschiedlich tief lokalisierte Affektionen am Auge mit bestimmten Altersgruppen:

— Bei Säuglingen und Kleinkindern finden sich oft psychische bzw. psychosoziale Hintergründe bei oberflächigen Störungen des Auges und seines Halteapparates, also z.B. Schielen und Lidrandaffektionen.
— Bei Jugendlichen zeigt sich öfters psychogenes Schielen, ferner präpubertäre Myopien und Hyperopien.
— Im sogenannten „midlife" fallen psychosomatische Aspekte vor allem auf bei psychosomatischen Störungen der Linsenumgebung, also in der Mitte des Auges, und zwar Glaukome und die damit verbundenen Ängste wegen Sehverschlechterung bis hin zur Erblindungsangst; weniger häufig sind auch entzündliche Lidrandaffektionen und pathologischer Tränenfluß.
— Tief im Innenauge zeigen sich die häufigsten psychosomatischen Störungen des alten Menschen: Linsen-, Netzhaut und Aderhautveränderungen.

Für welche Art von Konflikten spricht nun das Organ Auge die sogenannte Organsprache? Welcher Art sind die unbewältigten Lebensprobleme, die sich in einer Augenkrankheit niederschlagen? Bei welchen Persönlichkeitsstrukturen ist das Auge der locus minoris resistentiae? Es fehlen bisher eingehende Feldstudien über die Zusammenhänge zwischen speziellen psychischen Störungen und bestimmten Augenerkrankungen psychosomatischer Art, die eine Spezifität beweisen könnten. Aufgrund unserer Erfahrungen können wir lediglich Hinweise geben über auffallend häufige Zusammenhänge, z.B.:

— beim Glaukom mit sexueller Problematik
— beim Schielen mit frühgestörter Elternbeziehung
— bei Lidrandaffektionen und entzündlichen Augenerkrankungen mit Überforderungssituationen und Verlusten.

Hierzu einige Anmerkungen aus entsprechenden Fällen:

Äußerung eines Glaukompatienten : „Herr Doktor, ich kann doch meiner Frau nicht sagen, daß ich nicht mehr kann, ich weiß ja nicht warum, aber die lacht mich doch aus oder geht gleich ganz!“, nach dem Motto „lieber krank als schwach“ somatisiert der Patient seine uneingestandenen Ängste in Form eines Glaukoms.

Kommentar der Ehefrau eines Glaukompatienten : „Wo er nun unten nicht mehr tropft (impotent ist), muß er oben (am Auge) tropfen! Und ich soll ihm das jetzt machen...“

„Meine Eltern haben eigentlich immer an mir vorbeigesehen“, äußert ein 15jähriges Mädchen mit bestehendem Strabismus, wobei sie nun selbst — im eigentlichen Sinne des Wortes — „vorbeisieht“.

Im folgenden werden einzelne Krankheitsbilder aus psychosomatischer Sicht dargestellt. Zur ausführlichen Symptomatologie und den herkömmlichen Therapiemaßnahmen sei auf spezielle Augenlehrbücher verwiesen. Bei der Beschreibung der einzelnen Augenstörungen werden die somatischen Voraussetzungen und anatomischen Verhältnisse nur kurz gestreift. Der Schwerpunkt liegt auf den Fallschilderungen.

10
Orbita und Bewegungsapparat

10.1
Augenhöhle (Orbita)

10.1.1
Anatomie und Topographie

Die Augenhöhle (Abb. 25) ist ein nach vorne offener Trichter mit nach außen divergierender Achse. Der Augapfel beansprucht von den ca. 30 ccm nur ein Viertel, der Rest wird vom orbitalen Teil der Tränendrüse, dem Sehnerven, den Augenmuskeln, dem M.orbitalis, den Nerven und Gefäßen und hauptsächlich vom fetthaltigen Binde-

Abbildung 25:
Inhalt der Orbita

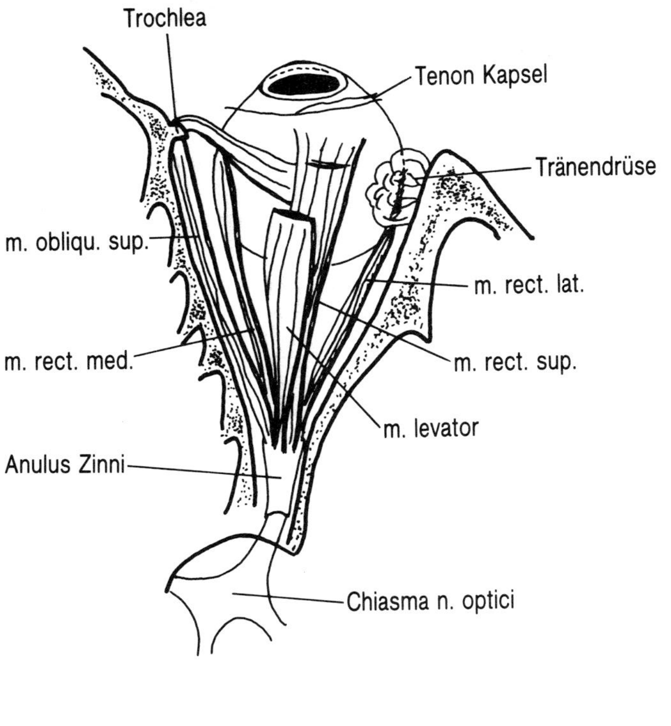

gewebe ausgefüllt. Da die Orbita so gleichmäßig ausgefüllt ist, bewirkt jede Verengung ihrer knöchernen Wand und jede Zunahme ihres Inhalts eine Verdrängung des Augapfels nach vorn unter Erweiterung der Lidspalte (Protrusio bulbi, Exophthalmus). Verringerung des Inhaltes durch Schwund des orbitalen Fettgewebes, Bruch des Orbitalbodens oder Lähmung des glatten, sympathisch innervierten Orbitalmuskels (Horner Syndrom) lassen den Bulbus nach hinten unter Verengung der Lidspalte zurücksinken (Enophthalmus).

10.1.2
Störungen

Das überwiegende Leitsymptom der Orbitalerkrankungen ist der Exophthalmus mit und ohne Störung der Beweglichkeit des Augapfels. Hier kommen neben angeborenen Schädelmißbildungen vor allem entzündliche Affektionen, endokrine Störungen und Tumoren des Orbitalinhaltes in Betracht. Demgegenüber tritt der Enophthalmus zahlenmäßig weit in den Hintergrund.

10.1.2.1 Bei den **Schädelfehlbildungen** handelt es sich im allgemeinen um Ossifikationsstörungen, die das Lumen der Orbita verkleinern (Turmschädel, Dysostosis craniofacialis, Dysostosis mandibulofacialis, Gargyolismus).

10.1.2.2 Vaskulär bedingter Exophthalmus. Durch sekundäre Varizenbildung, M.Osler oder Teleangiektasien kann es bei stärkerer körperlicher Anstrengung oder beim Bücken zur vermehrten Blutfülle des Orbitalraumes kommen, was zu einem intermittierenden Exophthalmus führt. Carotisfisteln im Sinus cavernosus sind der Grund für einen pulsierenden Exophthalmus. Bei Sinus-cavernosus- Thrombose kommt es zu einem stärkeren Rückstau des Blutes in die Orbitalvenen und zum Ödem. Intraorbitale Einblutungen machen eine Protrusio Bulbi mit Bewegungseinschränkung.

10.1.2.3 Entzündliche Erkrankungen. Neben aus dem Gesichts-Nasen-Bereich fortgeleiteten Phlegmonen und Abszessen findet sich eine seröse Tenonitis (Entzündung der Tenonschen Kapsel) bei Infektionskrankheiten, besonders bei Grippe und rheumatischen Affektionen. Ein unspezifischer, allergisch-hyperergischer Entzündungsprozeß imponiert häufig als Pseudotumor.

10.1.2.4 Endokriner Exophthalmus. Die thyreotropen Hormone enthalten einen ophthalmotropen, Exophthalmus-erzeugenden Faktor, der normalerweise durch das Thyroxin der Schilddrüse gebremst wird. Wenn das Gleichgewicht Hypophyse-Thyreoidea gestört ist, kann ein Exophthalmus entstehen. Dabei kommt es neben der Vortreibung des Augapfels auch zum Zurückbleiben des Oberlides bei Blicksenkung, seltenem Lidschlag, Konvergenzschwäche und vermehrter Flüssigkeitsdurchtränkung der verdünnten Bindehaut (Glanzauge). Die genannten Lid- und Augenmuskelsymptome kommen in besonders ausgeprägtem Maß beim M. Basedow vor. Der maligne Exophthalmus entsteht durch Entgleisung der endokrinen Stoffwechsellage und führt zu Komplikationen (Keratitis e lagophthalmo, Ulcus corneae, Spontanperforation der Hornhaut).

10.1.2.5 Tumoren. Bei mehr als ⅔ der Fälle von Orbitalerkrankungen sind primäre Tumoren die Ursache. Primäre Orbitalgeschwülste sind: Dermoidzysten, Hämangiome, Fibrome, Neurofibrome, Sarkome, Gliome, Mischtumoren der Tränendrüse, Meningeome u.a. Sekundäre, in die Orbita eingebrochene Geschwülste können sein: Karzinome und Osteome der Nebenhöhlen, Keilbeinmeningeome oder Glioblastome des Stirnhirns, periostale Sarkome der Orbitalwand, Karzinome und Melanome der Lider, der Bindehaut und der Uvea sowie Netzhautgliome und Knochenmetastasen.

10.1.2.6 Pseudoexophthalmus. Dieser kann vorgetäuscht sein beim Buphthalmus (Hydrophthalmus) oder bei exzessiver Myopie.

10.2 Bewegungsapparat

10.2.1 Anatomie und Topographie

Der Augapfel wird von sechs quergestreiften (vier geraden und zwei schrägen) Augenmuskeln bewegt. Der N. oculomotorius (N.III) innerviert den M.rectus internus, den M.rectus superior, den M.rectus inferior und den M.obliquus inferior. Der N.trochlearis (N.IV) versorgt den M.obliquus superior, der N.abducens (N.VI) den M.rectus externus. Die Koordination aller zwölf Muskeln ermöglicht die Blickbewegung beider Augen und die Fixation eines Punktes, so daß ein Bild scharf auf der Netzhaut abgebildet werden kann. Die Fusion ist eine übergeordnete sensomotorische Kraft. Sie bewirkt die richtige sensorische und motorische Zusammenarbeit (Koppelung beider Augen), so daß ständig binokulares Einfachsehen gewährleistet ist. Wird ein Gegenstand fixiert, so erfolgen durch den die Wahrnehmung von Doppelbildern verhindernden Fusionszwang reflektorische Bewegungen beider Augen. Die Blicklinien werden so exakt auf das Objekt ausgerichtet, daß der Gegenstand gleichzeitig in beiden Foveae scharf zur Abbildung gelangt, bzw. auf korrespondierenden Netzhautarealen zum räumlichen Sehen zusammengefaßt wird. Dies ist die Voraussetzung dafür, daß es zu einer Verschmelzung zu einem einzigen Bild in der Sehrinde kommen kann.

10.2.2 Störungen

10.2.2.1 Begleitschielen (Strabismus concomitans). Das Kind sieht bei der Geburt weder scharf noch binokular. Beide Fähigkeiten erwirbt es wie den Gebrauch seiner Gliedmaßen durch Wachstum und Übung. Erst im Alter von fünf Jahren sind jene Bahnen, die das beidäugige Sehen aller Gegenstände koordinieren, hinreichend stabilisiert. Bis dahin befinden sich diese Funktionen in einem labilen Stadium: Jedes Kind wird als potentieller Schieler geboren. In 80% tritt das Schielen vor dem zweiten Lebensjahr auf. Ursachen sind Refraktionsfehler (Hyperopie, Anisometropie in 90%) und Kinderkrankheiten, die durch Toxine die Fusion schwächen. Familiäres Auftreten weist auf die Bedeutung eines Erbfaktors hin. Der Verlust der binokularen Zusammenarbeit führt zu Doppelbildern. Das schielende Kind ist im Gegensatz zum Erwachsenen durch die fehlende Stabilität der koordinierten Bahnen im zentralen Nervensystem noch in der Lage, die Doppelbilder durch kompensatorische Vorgänge auszuschalten. Es handelt sich dabei um zerebrale Hemmungsvorgänge zur Unterdrückung des Netzhautbildes des schielenden Auges, was zur Amblyopie führen kann. Der Schielwinkel ist nur das äußere Zeichen des verlorengegangenen Muskelgleichgewichtes. Wesentlicher aber ist der Verlust des sensorischen Gleichgewichtes durch Suppression des Seheindrucks.

10.2.2.2 Als **latentes Schielen (Heterophorie)** wird eine Abweichung der Gesichtslinien bezeichnet, die nicht sehr groß ist und durch den Fusionszwang latent gehalten wird. Schätzungsweise 60 bis 80 Prozent der Bevölkerung weisen eine Heterophorie auf, die aber keinerlei Beschwerden macht. Wird jedoch durch bestimmte Einwirkungen der Fusionszwang geschwächt oder ganz aufgehoben, so wird das

Schielen zeitweilig manifest (periodisches Schielen) oder bleibt dauernd bestehen (manifestes Schielen). Die daraus resultierenden asthenopischen Beschwerden äußern sich in Kopf- und Augenschmerzen, Druckgefühl, Brennen wie bei Konjunktivitis und Doppeltsehen.

10.2.2.3 Lähmungsschielen (Strabismus paralyticus) kommt bei allen Störungen der die Augenmuskeln innervierenden Hirnnerven und deren Stammgebieten vor. Bei den kongenitalen Paresen kommen neben Geburtstraumen Aplasien der Kerngebiete in Frage. Bei den erworbenen Paresen spielen neben Traumen (Schädelbasisfraktur) entzündliche, tumoröse, hämorrhagische und rheumatische Affektionen und Intoxikationen eine Rolle.

10.3 Psychosomatik des Schielens

Die Frage, ob seelische Einflüsse nicht zumindest ausschlaggebend sein können, taucht immer wieder auf, wenn man in der Praxis eine Dekompensation einer latenten Heterophorie diagnostiziert. Wie alle Muskeln des Körpers reagieren auch die Augenmuskeln aus einer vorbestehenden Disposition heraus aufgrund psychophysiologischer Mechanismen mit Verspannung und Balanceänderung. Nach SCHÄFER und JAENSCH weisen 60 bis 80 Prozent der Bevölkerung eine Heterophorie auf, die durch den Fusionszwang latent bleibt und keinerlei Beschwerden macht. Wird durch bestimmte Einwirkungen dieser Fusionszwang geschwächt oder fällt er ganz aus, so wird das Schielen zeitweilig manifest oder manifestiert sich für dauernd. Im Alltagsleben kommen solche den Fusionszwang beeinträchtigende Umstände nach körperlichen oder seelischen Anstrengungen, Störungen des Allgemeinbefindens, langem Lesen oder Naharbeit, Narkotika- und Alkoholeinwirkung vor. Neben der orthodoxen Therapie mit Konvergenzübungen und Prismenbrillen sind oft auch psychotherapeutische Maßnahmen erfolgversprechend.

Aus der biographischen Anamnese und der Beobachtung der Bezugspersonen erwachsener und jugendlicher Schielpatienten kann vielfach festgestellt werden, daß dem Betroffenen eine Doppelrolle zugeschrieben wird: Mit einem Auge sieht der Patient geradeaus, er zeigt ein quasi sozial erwünschtes Verhalten. Mit dem anderen Auge versucht er, den Gegebenheiten und Anforderungen seines persönlichen Lebens, denen er sich nicht gewachsen fühlt, auszuweichen.

Bei der Betrachtung des Kausalzusammenhanges von Schielen und gestörter Elternbeziehung wird deutlich, daß in der frühkindlichen Phase Partnerschaftsprobleme und eheliche Schwierigkeiten der Eltern den Prozeß des Fixierenlernens behindern. Dabei können Muskelabweichungen manifest werden. Die Mutter-Kind-Beziehung ist problemhaft belastet, und das Kind leidet unter diesem emotionalen Defizit, so daß es die Kraft, die Fusion beider Augen zu bewerkstelligen, nicht aufbringen kann. Ein nachfolgender Fall wird diese Problematik verdeutlichen.

Das Schielen ist in psychosomatischer Hinsicht als frühkindliche Symbiosestörung aufzufassen. Da der Säugling in den ersten sechs Lebensmonaten seine Augenbewegungen nicht koordinieren kann, und dieses System sehr anfällig ist, können sich Störungen in dieser Phase (symmetrische Dyade Mutter—Kind) sicher auch auf die Augenbewegungen niederschlagen. Wenn also die unsymmetrische Dyade der Mutter gestört ist, z.B. wenn Partnerschaftskonflikte vorliegen, findet nach Ablauf der symmetrischen Dyade weiterhin eine volle Fixierung der Mutter auf das Kind statt. Balint nennt dies „die Störung der primären Liebe“ und hat es als „Theorie der Grundstörung“ geschildert, als er die „therapeutischen Aspekte der Regression“ beschrieben hat. Dieses psychosomatische Phänomen ist eine Folge der kindlichen Störung, die in Krisensituationen aktualisiert wird und so zum vorübergehenden oder endgültigen Zusammenbruch der Objektbeziehungen im sozialen Umfeld des Patienten führt. Interessant ist auch die Betrachtung der Rolle der Hyperopie bei der Schielgenese. Abgesehen von der funktionellen Erklärung, daß das hyperope Auge den Ausgleich durch dauernde Akkommodation versucht, wobei im zentralen Nervensystem die Akkommodation mit einer Konvergenzreaktion gekoppelt ist, so daß Entgleisungen der Augenmuskulatur quasi vorprogrammiert sind, ist die Koppelung von „Übersichtigkeit“ im Sinne des Wortes und dem „Vorbeisehen“ in Form des Schielens als Entwicklungsstörung aufzufassen. Dies erklärt auch die Tatsache, daß hierbei oft die Hyperopie postpubertär zu einer Myopie wird.

Das Gespräch mit den Eltern von Schielkindern ist oft schwierig. Die Eltern fühlen sich durch die „Anomalie“ ihres Kindes bestraft, leiden darunter oder sind unsicher und unglücklich, so daß ihr (zum Teil überfürsorgliches) Verhalten dem Kind gegenüber oft zur Verschlechterung des Krankheitsbildes beiträgt.

Eine Fehlbildung am Auge kann, gerade wenn sie seit Kindheit besteht, für den Patienten nicht nur mit funktionellen Folgen verbunden sein, sondern auch die Persönlichkeit verändern, in dem sie zum Teil seiner Ich-Struktur wird. Deswegen sollte eine notwendige operative Korrektur eines Strabismus frühzeitig erfolgen, einerseits um die daraus resultierende Schwachsichtigkeit zu vermeiden, andererseits um zu verhindern, daß eine derartige Fehlbildung zum festen Bestandteil des Körperbildes wird. Eine seit Kindheit bestehende Fehlbildung, die trotz der Möglichkeit zur Korrektur im Erwachsenenalter noch besteht, kann zu schweren psychischen Störungen führen. Gelegentlich haben die Eltern eine mögliche Korrektur verhindert. Wenn der Patient später, wenn die elterliche Aufsicht nicht mehr besteht, eine Korrektur ablehnt, so möglicherweise deswegen, weil er nicht gegen den Wunsch der Eltern handeln und Schuldgefühle auf sich laden möchte.

Eigene Untersuchungen sollten den Zusammenhang zwischen Schielen mit Fehlsichtigkeit und gestörter Persönlichkeitsstruktur verdeutlichen. Dazu wurden von den in den Jahren 1957 bis 1962 vorgenommenen 220 Konvergensoperationen 70 Fälle herausgesucht, die einen Konvergenswinkel zwischen 15 und 40° und Übersichtigkeit von + 1,0 bis + 4,0 aufwiesen, wobei das zweite Auge in der Sehfunktion auf höchstens 0,4 herabgesetzt war. 22 Patienten meldeten sich davon zur katamnestischen Nachuntersuchung. Dabei handelte es sich um zwölf Mädchen und zehn Jungen, die im Alter von sechs bis neun Jahren operiert worden waren. Postoperativ stand das operierte Auge in den ersten vier Wochen meist parallel. Nur in drei Fällen war eine geringe Konvergenz (bis zu 5°) festgestellt worden, eine Divergenz war in den ersten vier Wochen in keinem Fall vorhanden.

In der Beobachtungszeit von fast zwanzig Jahren ließ allmählich die Übersichtigkeit nach. In der Pubertät, meist zwischen dem elften und fünfzehnten Lebensjahr, begann das Auge häufig nach außen abzuwandern (in 16 der 22 Fälle). Davon wiesen 13 Fälle eine Divergenz von 2 bis 4° auf und hatten eine Kurzsichtigkeit von − 1,0 bis − 3,0 Dioptrien entwickelt. Bei Nachuntersuchungen mit dem Freiburger Persönlichkeitsinventar und dem Gießen-Test fiel bei diesen Patienten eine erhöhte emotionale Labilität auf. Gleichzeitig zeigten sie eine deutlich über der Norm liegende Gehemmtheit und eine herabgesetzte Aggressivität bei einer erheblichen depressiven Grundstimmung. Im Interview zeigten sich vermehrtes Klagen über Einsamkeit und Konzentrationsmangel. Die mit dem Schielen verbundenen Refraktionsänderungen stellen ein psychosomatisches Phänomen dar.

10.4 Fallbeispiele

Fall 4 : Schielen
Eine 22jährige, ledige Krankenschwester kommt wegen Schielens in die Augenpraxis. Ihr Hausarzt hat sie überwiesen, damit sie sich über die Möglichkeit, Kontaktlinsen zu tragen, informiert. Schon beim Erstinterview kommen die Hauptprobleme zur Sprache: Minderwertigkeitsgefühle wegen des Schielens, Partnerprobleme aus dem gleichen Grund, Schlafstörungen und eine allgemeine Lebensangst. Das Mädchen zeigte von Geburt an Einwärtsschielen und hatte schon in frühester Kindheit unter Hänseleien deswegen zu leiden. Während der Schulzeit nahmen diese Belastungen noch zu, und alle Versuche der Mutter, die Äußerungen der Umwelt als Neid hinzustellen, „auf etwas, das nicht jeder hat — einen kleinen Silberblick“ halfen nicht, die Patientin vor einer schweren Krise zu bewahren. Mit fünf Jahren hatte die Patientin die erste augenärztliche Untersuchung und bekam eine Brille und eine Augenklappe verordnet. Sie konnte kaum etwas sehen und mußte trotzdem zur Übung Fäden einfädeln und Knöpfe annähen. Nach 6 bis 8 Wochen wurde dieses Training erfolglos abgebrochen.

Diesen ersten Arztbesuchen zur Behandlung des Schielens stand der Vater der Patientin äußerst indifferent gegenüber, bzw. hielt sie für sinnlos. Das Verhältnis der Eltern zueinander war gestört, und die Ehe ging kurze Zeit später auseinander. Die Patientin hat keine Geschwister. Nach der Enttäuschung der Patientin über das Verhalten des Vaters hatte sie in dem Augenarzt eine starke Vaterfigur gesehen, erlitt nun aber wieder eine Enttäuschung, als ihr der Arzt außer Brille, Augenklappe und Einfädelübungen nichts zu bieten hatte.

Weitere Ärzte wurden nicht konsultiert. Bis zu ihrem 14. Lebensjahr fand sich die Patientin damit ab, daß „man ihr eben nicht helfen“ könne. Später aber, als die ersten partnerschaftlichen Beziehungen gesucht wurden, litt sie ganz erheblich unter ihrer Augenstörung. Man habe ihr damals sehr deutlich zu verstehen gegeben, sie stehe außerhalb der Norm und sei „irgendwie minderwertig“.

Die Familie zog dann aus der Kleinstadt nach Berlin und hier ging es erst richtig los, wie sich die Patientin äußerte: „Vom Dorf und dann auch noch schielen!“ Die Mutter versuchte wieder, ihr zu helfen, und ging mit ihr zum Augenarzt. Es wurde eine Operation vorgeschlagen und auch erfolgreich durchgeführt, für die Patientin schien damit ein böser Traum vorbei zu sein. Dennoch fand die Patientin aber nicht zu einer positiven Bewertung ihrer selbst. Eine dauernde Angst verfolgte sie, es könnte zu einem Rückfall kommen. Sie wagte deshalb auch nicht, Kontakte zu suchen oder zu halten, obwohl sie ein äußerst attraktives Mädchen war. „Wenn mir mit den Augen wieder etwas passiert, ist ja doch alles aus!“ Damit stürzte sie sich in ihren Beruf und glaubte, damit allein ihr Leben ausfüllen zu können. Als zu den Ängsten noch Schlafstörungen kamen, überwies sie der Hausarzt zum Augenarzt.

Der jedem Hilfsangebot auf psychischem Gebiet gegenüber sehr aufgeschlossenen Patientin, die einerseits recht sicher auftrat, aber dann wieder ganz hilflos wirkte, war der Vorschlag, einen Kurs für Autogenes Training zu versuchen, sehr willkommen. Sie machte gut mit und konnte in einer der späteren Sitzungen in der Gruppengesprächsrunde endlich auch offen über ihre Ängste im zwischenmenschlichen Bereich sprechen, vor allem über die Angst, vom Partner wegen ihrer „Minderwertigkeit" aufgrund der körperlichen Störung verlassen zu werden. Seit der Operation ist sie traumatisiert, empfindet die Brille als Belastung und als „Verschandeln". In der Gruppe wurde dieses Verhalten mißbilligt und der Patientin auf verschiedene Weise geraten, ihre Beschwerden nicht überzubewerten. Aber erst in der Sitzung nach der Sonnengeflechtsübung ergab sich ein Ansatzpunkt für eine Änderung: Eine andere Patientin erzählte, daß sie bei dieser Übung nichts spüre und auch nichts spüren könne, da sie keinen Uterus mehr habe. Sie aber habe sich damit abgefunden und fühle sich durchaus nicht als „halber Mensch" oder gar „ausgenommenes Huhn", wie diskriminierende Äußerungen des medizinischen Personals für die uterusamputierten Frauen lauteten.

Als der AT-Kurs beendet war, bat die Patientin den Augenarzt um ein Gespräch und fing sofort von der uterusamputierten Frau zu erzählen an und welchen großen Eindruck diese junge Frau auf sie gemacht habe: daß man also mit einem derartigen Fehler bereit und fähig sein könne zu leben. Seit diesem AT-Abend sehe sie das AT und ihre eigenen Probleme mit ganz anderen Augen an und beginne zu lernen, daß man auch mit Doppelbildern und dem bei Anstrengung wieder auftretenden Schielen leben könne.

In der Folgezeit wurden der Patientin Kontaktlinsen angepaßt, die sie mit Hilfe des AT und formelhafter Vorsatzgebung in sehr kurzer Zeit handhaben lernte. Sie hatte in der Zwischenzeit einen Mann geheiratet, an dem sie eigentlich „nichts Besonderes" fand, sie nahm ihn nur deshalb, weil es der erste Mann war, der sie überhaupt hatte heiraten wollen. Mit ihrer dauernden Furcht, er würde sie sofort verlassen, wenn das Schielen wieder manifest oder stärker würde, hat sie diesem Mann sicher erhebliche Probleme aufgeladen, die er nicht zu lösen imstande sein konnte. In jeder kleinsten Änderung seines Verhalten sah sie bereits einen ersten Schritt der Trennung. Nach dem Flash während des AT war der Patientin eine Änderung ihrer Persönlichkeit gelungen, so daß sie ein Jahr nach dem erwähnten entscheidenden Gespräch berichtete, das Leben mit ihrem Mann ginge jetzt vorzüglich, sie habe erst in der vergangenen Zeit erkannt, was sie Gutes an ihm habe. Sie übt laufend AT und besucht in etwa vierteljährlichem Abstand ihre alte Gruppe.

Fall 5: Familie mit zwei Schielkindern (Strabismus concomitans)

Vater, geb. 1935, Mutter, geb. 1938, *Anke*, geb. 1964, *Birgit*, geb. 1966. Die Behandlung dauerte 12 Jahre (von 1970 bis 1982)

Der Vater, Student der Physik, zieht mit 26 Jahren in das Elternhaus der Mutter, die

Kontoristin ist; ein Studium war nicht möglich, weil sie ihren kranken Vater pflegen mußte, der ein Jahr später stirbt. Die junge Frau wendet sich dem Studenten zu und wird schwanger. Der Student selber ist unehelich geboren. Als die Schwangerschaft bekannt wird, heiraten sie. Die Frau versorgt nun Mann und Kind und übt keinen Beruf mehr aus. Das Kind *Anke* wird vom Vater mehr geliebt als von der Mutter, die in ihr eine zusätzliche Belastung sieht. Nach der Geburt wechselt der Vater das Studienfach und beginnt mit einem Theologiestudium. Zu dieser Zeit äußert die Mutter den Wunsch, wieder beruflich tätig zu werden, und entdeckt das Schielen des Kindes. Der Vater nimmt beides nicht ernst. Die Mutter muß sich weiter voll dem Haushalt und dem Kind widmen.

Der Vater erkennt jedoch allmählich den Zwiespalt seiner Frau, und es kommt zu einer zweiten Schwangerschaft. Dieses Kind sollte, wie vom Vater später erkannt und mitgeteilt, die Ehe kitten. Kurz nach der Geburt wird festgestellt, daß die kleine *Birgit* schielt. Jetzt gehen die Eltern mit beiden Kindern zum Augenarzt, der in beiden Fällen eine konservative Therapie mit Brillen und Abdeckung durchführt. 1969 schlägt der Augenarzt bei *Anke* eine Operation vor, die vom Vater abgelehnt wird. 1970 kommen die Eltern mit beiden Kindern zum psychosomatisch tätigen Augenarzt.

Die fünfjährige *Anke* hat zu diesem Zeitpunkt einen Mikrostrabismus mit vorwiegender Linksfixation und eine Hyperopie von + 1,5. Die dreijährige *Birgit* hat einen starken Einwärtswinkel (Convergens alternans) mit vorwiegender Rechtsfixation und eine Hyperopie von +3,0. Die Behandlung wird konservativ festgesetzt über einen Zeitraum von vier Jahren. In dieser Zeit wird beim Vater eine Fehlstellung der Augen bei Fehlhaltung des Kopfes festgestellt. Er erhält eine Prismenbrille, wodurch die Fehlstellung (Exophorie) ausgeglichen wird. Auch bei der Mutter wird bei der Augenuntersuchung auf dem einen Auge ein alter Netzhaut-Aderhaut-Herd diagnostiziert, der aber keine Sehbehinderung verursacht.

1975 erhalten die Kinder, jetzt 11 und 9 Jahre alt, Kontaktlinsen. Die ganze Familie nimmt an einer dynamischen Geprächstherapie mit einem Kurs für Autogenes Training teil. Der Vater bricht das Autogene Training sehr bald ab, die Mutter absolviert mit den Kindern den ersten Kurs, bei ihr ist jedoch keine intensive Mitarbeit festzustellen, sie ist nicht bei der Sache und will nicht über sich sprechen. Während des Autogenen Trainings treten bei der Mutter häufig Migräneanfälle auf. Bei *Anke* wird parallel zur Kontaktlinsenanpassung zusätzlich das Katathyme Bilderleben angewandt. Sie ist davon begeistert und nach drei Jahren wird ein Parallelstand erreicht, der aber noch nicht ganz konstant ist.

Während eines Urlaubs 1977 wird wegen einer Bindehautentzündung der Kinder ein Augenarzt am Urlaubsort aufgesucht. Dieser schlägt wieder eine Schieloperation vor, die vom Vater erneut abgelehnt wird. Bei der Diskussion der Eltern über den vorgeschlagenen operativen Eingriff an den Töchtern kommt es zu ernsten Auseinandersetzungen über ihre eigene Partnerschaft. Vier Wochen später erleidet der Vater einen Hörsturz. Die Ehefrau berichtet später, daß sie in der Zwischenzeit nicht mit ihrem

Mann habe sprechen können. Als ihr Mann dann den Hörsturz erlitt, habe sie starke Schuldgefühle empfunden. Der Vater muß operiert werden. Jetzt macht sich die Mutter aus Angst, daß mit dem Vater etwas Ernsthaftes passieren könnte, und aus ihrem Schuldgefühl Gedanken über eine Berufsausbildung, die sie dann wirklich beginnt.

Die Berufsausbildung fällt ihr sehr schwer. Sie erinnert sich an das Autogene Training und möchte es mit ihrer Tochter *Birgit* zusammen noch einmal erlernen. Nachdem dies geschieht, läuft die Berufsausbildung besser. Zwischendurch muß sie wegen einer einseitigen Netzhaut-Aderhaut-Entzündung in die Klinik eingewiesen werden. Dort wird sie weiterhin konservativ behandelt. Sie kommt erst anläßlich einer Kontaktlinsen-Kontrolle von *Birgit* wieder in die Praxis, dabei ist bei ihr ein voller Visus festzustellen. Sie empfindet das als sehr positiv, ebenso die Feststellung, daß *Birgit* beginnt, mit den Kontaktlinsen eine Parallelstellung zu erreichen. Beide führen jetzt systematisch KB-Sitzungen durch. In ihrem Beruf, den sie jetzt voll ausübt, lernt die Mutter einen neuen Partner kennen. Es kommt zu einer Schwangerschaft, die unterbrochen wird. Die Mutter drängt jetzt auf Scheidung, die Ehe wird unter dramatischen Umständen geschieden. Die Mutter lebt danach in der neuen Partnerschaft in einer anderen Stadt. Die Kinder leben bei der Mutter.

Bei diesem Fall wird ein konservativer Behandlungsablauf geschildert, der sich auf den Ausgleich der Identitäts- und Ich-Entwicklungsstörung der Kinder konzentriert. Die Störung der unsymmetrischen Dyadensituation der Mutter soll mit der symmetrischen Dyadenentwicklung der Kinder wieder ins Gleichgewicht gebracht werden. Es handelt sich dabei (nach von Kries und Schneider) um das sogenannte „Loch im Ich" in der Identitätsentwicklung. Dabei soll die gestörte Partnerschaftsbeziehung der Eltern ersetzt werden und in der Nachbearbeitung in eine ausreichende Elternbeziehung umgewandelt werden. Bei dieser Schielentwicklung könnte auch von einem Borderline-Symptom gesprochen werden. In der Gruppe wird die fehlende frühkindliche Entwicklungsstufe nachvollzogen, indem der Patient in den frühkindlichen Zustand regrediert und die gestörte Vater-Mutter-Beziehung durch die therapeutische Gruppe aufgearbeitet wird. Die Rollen der gestörten Personen, also Vater und Mutter, werden von Gruppenmitgliedern und vom Therapeuten übernommen.

Diese Familienbiographie bietet viele Ansatzpunkte für die zunächst nicht erfolgreiche Schieltherapie orthodoxer Art. Auch der Vater hat in einer unglücklichen Familienbeziehung gelebt, er war ein uneheliches Kind. Die Mutter ist in einer sehr strengen Vater-Beziehung aufgewachsen und hat den Vater bis zu seinem Tod pflegen müssen. Diese Konstellation wirkt sich auf Symptome und Therapie aus. Auch der Hörsturz des Vaters ist als wichtiges Symptom anzusehen. Er tritt auf, als zwischen den Eheleuten kein Gespräch mehr möglich ist.

Fall 6: Strabismus rechts mit mäßiger Schwachsichtigkeit rechts, starke Übersichtigkeit
Biographie eines Schielpatienten aus der Sicht des Arztes und des Patienten anhand von Tagebuchaufzeichnungen

Der Patient ist seit 1974 wegen seiner Schielstellung des rechten Auges und seiner Schwierigkeiten mit Kontaktlinsen sowie anderen körperlichen und psychischen Beschwerden in Behandlung. Anhand von Tagebuchaufzeichnungen hat er seine Geschichte aufgeschrieben:

„Ich wurde im August 1945 als uneheliches Kind einer Verkäuferin geboren. Zu unserer Familie gehörte noch die Großmutter, die einen wesentlichen Anteil an meiner Erziehung mitgestaltet hat. Diese beiden Frauen haben für mich getan, was sie konnten. Als ich fünf Jahre alt war, wurde ich wegen einer Hilusdrüsen-Tuberkulose ein Dreivierteljahr nach Wyk auf Föhr geschickt. Ich glaube, daß diese lange Trennung von zu Hause einen bleibenden Eindruck hinterlassen hat. Als ich meine Mutter nach neun Monaten das erste Mal wiedersah, habe ich sie kaum wiedererkannt.

Als ich dann schließlich von der Nordsee wieder heimkam, folgten Kinderkrankheiten, so daß ich von der Schule ein Jahr zurückgestellt wurde und erst mit sieben Jahren in einer katholischen Schule eingeschult wurde. Ich paßte nicht in den strengen Rahmen und kam nach einem halben Jahr in die staatliche Grundschule. Seit dieser Zeit trug ich eine Brille, ich sehe auf dem rechten Auge schlechter. Die Mutter arbeitete, die Großmutter wohnte im Ostsektor und kam dreimal in der Woche. Ich hatte einen Schlüssel um den Hals, das Essen stand in der Ofenröhre. Da ich zu labil war, ging das nicht lange gut, und so kümmerten sich Tanten nach der Schule um meine Beaufsichtigung, mit mehr oder weniger Erfolg.

Die Schule geschwänzt habe ich nie, aber Schularbeiten habe ich auch nie gemacht. Ich erfand dann neue Dinge, mich davor zu drücken. Sonntags vormittags kamen dann oft zwei Mitschüler, die meine Lehrerin geschickt hatte, um meiner Mutter mitzuteilen, daß ich keine Schularbeiten machen würde. Schließlich durchwanderte ich dann mehrere Heime.

Mit 13½ Jahren kam ich wieder nach Hause und ging noch zwei Jahre zur Schule, wobei keine Schwierigkeiten mehr auftraten. Ich war also verändert worden. Aus dem Schwererziehbaren war ein normaler Mensch gemacht worden. Ob ich in dem Heim homosexuelle Neigungen hatte, das weiß ich nicht, ich glaube aber schon.

Mit 15½ Jahren begann ich eine kaufmännische Lehre, und meine Mutter heiratete. Da bekam ich also erstmals einen Vater. Nach Beendigung der Lehrzeit ging ich in einen anderen Betrieb und lernte in dieser Zeit meine Frau kennen, die ich an meinem 21.Geburtstag heiratete. Das jetzt beginnende selbständige Leben wäre ein Roman für sich, ich will also nur die wichtigsten Schwierigkeiten schildern:

In der Ehe hatte ich immer Schwierigkeiten. Ich fühlte mich häufig zu Männern hingezogen, da Frauen mir auf den Geist gingen. Ich wollte im Betrieb immer alles besonders gut machen und gleich Direktor werden. Ich hatte einen starken Ehrgeiz und wenig Erfahrung, keinen Weitblick und falsche Klischeevorstellungen. Ich arbeitete viel, wollte besser sein als andere, trank viel Kaffee, rauchte stark und aß sehr unregelmäßig. Ich hatte unruhige Nächte, Angstschweiß auf der Stirn und konnte nicht schlafen. Ich regte mich über unwesentliche Dinge oft auf und benahm mich mimosenhaft. Bei normalen Tagessituationen stellten sich Hemmungen bei mir ein. Frauen gegenüber war ich hilflos und dadurch sehr überheblich. Mein Auge machte mir keine großen Schwierigkeiten. Ich trug meine Brille, hatte häufig Augenentzündungen, und es wurde mir oft schwarz vor Augen. Die Schielstellung, die mir nur gelegentlich bewußt war, ging manchmal in Doppelbilder über, die konnte ich aber unterdrücken.

Bei einem Zusammenbruch im Betrieb mit Schweißausbrüchen und Herzstörungen fuhr mich ein Kollege, mit dem ich befreundet war, zum Arzt. Der stellte eine Blutdrucksteigerung und Übergewicht mit vegetativer Kreislauffehlsteuerung fest. Er konstatierte auch das Schielen auf dem rechten Auge und fragte mich, ob ich bei einem Augenarzt gewesen wäre. Daraufhin konnte ich ihm sagen, daß ich schon bei mehreren Augenärzten gewesen war, die mir immer eine neue Brille aufgeschrieben hatten. Ich hatte eine Übersichtigkeit, aber operative Eingriffe, die mir häufig angeboten worden sind , habe ich immer abgelehnt und sofort verdrängt. Ich war wegen der Augen und auch wegen des Herzklopfens und der vegetativen Dystonie bei vielen Ärzten in Behandlung, ich hatte Angst vor einem Herzinfarkt. Ich stolperte von einem Beruhigungsmittel in das andere und von einem guten Ratschlag in den nächsten. Meine Frau hat das nie sonderlich berührt. Sie war auch berufstätig und ging ihrer Arbeit nach. Eine Gemeinsamkeit bestand nur noch im gemeinsamen Wohnen. So war die Situation, als ich vom Internisten zum Autogenen Training überwiesen wurde.

Soweit der Bericht des Patienten, in dem er sehr deutlich seine Angst beschreibt. Er wurde in eine AT-Gruppe eingeordnet und erlernte das AT relativ leicht. Man merkte ihm an, daß er unter Leidensdruck stand. Zum Augenbefund ist zu sagen, daß er eine Übersichtigkeit von +5,0 Dioptrien und rechts einen Einwärtswinkel von 25 bis 30° ohne Korrektion und mit Korrektion von 15 bis 20° hatte. Der Schielwinkel schwankte stark. Das Auge selbst war regelrecht. Es hatte keine Veränderungen an den brechenden Medien oder am Augenhintergrund.

Unter dem Autogenen Training fühlte sich der Patient wohl. Er schreibt: „Seit ich das Autogene Training mache, habe ich einen großen Teil meiner Schwierigkeiten ablegen können, Schlafstörungen habe ich kaum mehr. Ich erhole mich im Schlaf, die Konzentrationsschwäche ist ganz abgelegt. Ich habe allerdings große Schwierigkeiten mit dem

Essen, mein Gewicht macht mir Sorgen. Während der Pulsbeobachtung ist mir aufgefallen, daß ich früher so um die 70 bis 90 Schläge hatte. Seit dem AT ist der Puls auf 60 bis 80.“

Aufgrund der guten Erfahrungen mit dem AT möchte der Patient die Oberstufe erlernen, bzw. in das Katathyme Bilderleben eingeführt werden. Während der ersten sechs Bilder geht es hauptsächlich darum, Ruhe und Entspannung weiter zu erleben, die Schmerzen im Rücken in den Griff zu bekommen. Dies gelingt durch die Regression in eine frühere Entwicklungszeit. Während des Bildes der Wiese denkt er an ein altes Bild zurück, als er mit seiner Jugendliebe am Weißensee (Berlin) ist und sich dort vergeblich um sexuelle Kontakte bemüht. Er wird während dieses Bildes von Freunden in ein Gasthofzimmer zurückgebracht und dort von zwei Männern gepflegt, was ihm guttut. Die Vision eines weiblichen Schamberges taucht plötzlich auf, der groß vor ihm steht. Dabei erblickt er ein großes Haus mit vielen Fenstern und vielen Zimmern, in denen er sich verirrt. Während dieses Herumwanderns in dem Haus mit den vielen Zimmern ist ihm heiß im Kopf und Bauch und er hat Kribbeln in den Fingern. Dieses Bild mit dem Haus mit den vielen Zimmern taucht auch in späteren Bildern immer wieder auf.

In einem anderen Traum springt das Bild über in eine Szene aus der Oper Tosca, wo er an einer halbhohen Mauer vorbeigeht. Vor ihm ist ein Napoleon-Soldat mit spitzem Helm und einer Hellebarde. Dabei empfindet er Angst, er wird unruhig, weil der Soldat ein fürchterliches Gesicht mit vielen Furchen hat. Durch die Interventionen des Therapeuten verschwindet die Angst, und er kann den Soldaten an sich vorbeigehenlassen. Plötzlich hat er wieder die Berge vor sich, die er schon in der Kindheit als angenehm empfunden hat. Er hat dort auch einmal ein Erlebnis mit seiner Jugendliebe gehabt. Aber diese habe bei seinen Annäherungsversuchen fürchterlich geheult, genauso wie seine Frau, mit der er auch in den Bergen den ersten sexuellen Kontakt aufnehmen wollte. Dieses ging in einen Kampf mit Gewalt über und wollte nicht funktionieren. So war er Frauen gegenüber immer ungeduldig und egoistisch, wie er später feststellt.

Als Resümee der ersten sechs Bilder sieht er das Auftreten von Ruhe und Entspannung mit der Folge einer gewissen Ausgeglichenheit. Die Schmerzen im Rücken sind verschwunden. Er möchte jetzt auch Kontaktlinsen haben, damit nicht immer die Brille wie eine Wand zwischen ihm und der Außenwelt steht. Ophthalmologisch besteht zu diesem Zeitpunkt eine Übersichtigkeit rechts von +5,5 und links von 5,0. Der Visus ist links voll, rechts 0,6. Mit Korrektion ist der Schielwinkel praktisch aufgehoben, ohne Korrektion bestehen 20 bis 25° rechts. Es werden Kontaktlinsen angepaßt, die auf Anhieb sitzen und vom Patienten gut angenommen werden. Er macht sein Autogenes Training weiter und versucht auch, Augenübungen zu machen, obwohl das vom Augenarzt nicht für notwendig gehalten wird. Zusammenfassend schreibt der Patient nach einem halben Jahr: „Ich bin wirklich ruhiger und gefaßter geworden, meine körperlichen Wehwehchen sind besser. Die Kontakte zu meiner Frau sind positiver.

Ich kann jetzt auch mit ihr sprechen. Ich kann sogar mit ihr wieder zum Tanzen gehen. Ich nehme alles nicht mehr so wichtig wie früher und lebe bewußter. Allerdings habe ich zum Beispiel nach übermäßigem Essen oder Trinken immer ein ganz schlechtes Gewissen."

Es folgt eine Zeit innerer Ruhe und Zufriedenheit, jedoch immer wieder unterbrochen durch das Auftreten von Zweifeln. Als weitere Schwierigkeit tritt allerdings hinzu, daß die Krankenkasse sich zunächst weigert, die Psychotherapie zu bezahlen. Erst durch den Nachweis, daß dadurch eine Operation vermieden werden kann, erklärt sich die Kasse schließlich zur Übernahme der Kosten bereit.

Nach einem weiteren Jahr unternimmt der Patient den „Versuch der Gegenüberstellung des Auges und meiner Probleme: Als kleiner Junge bekam ich mit ca. drei Jahren die erste Brille. Bei eintretender Müdigkeit rutschte mein Auge immer nach innen. Von meiner Mutter wurde das damals nicht bemerkt. In dem Frauenhaushalt, in dem ich aufgewachsen bin, wurde viel über Krankheiten gesprochen, wenn etwas piekt oder wehtut, welche Krankheit da dahinterstecken könnte. Zwangsweise war ich immer Zeuge dieser Gespräche zwischen meiner Mutter und Großmutter und deren Freundinnen. Diese von Kindheit an anhaftende Überempfindlichkeit ist es, die mir das Leben so schwer macht, obwohl ich meine, daß ich mehr zum Optimismus neige und diese Einstellung gar nicht so als die eigene empfinde. Während des Aufenthaltes auf der Insel Wyk auf Föhr wurde ich an den Mandeln operiert. Daran habe ich fürchterliche Erinnerungen. Ich hatte das Gefühl, daß man mich abmurkst. Vor der Vollnarkose hatte ich fürchterliche Angst, aber sie mußte sein, ich hätte sonst den Mund nicht aufgemacht. Vielleicht resultiert daraus meine Angst vor dem Krankenhaus, Operationen und allem, was damit zusammenhängt.

Ich habe auch sicher die Spannungen über meine Augen abreagiert. Insbesondere, wenn ich müde oder aufgeregt war, ging das rechte Auge in Schielstellung. Ich hatte auch häufig Tränen, Druckgefühl und Augenbrennen. Auch kann ich mit meinem Blick nicht alles erfassen, wie ich es gerne möchte, als wenn meine Augen mehr sehen wollten, als sie wirklich sehen. Meistens kneife ich meine Augen zusammen, das ist auch der Grund, warum ich nicht Karussell fahren kann — schon der Gedanke daran macht mich schwindlig. Es tanzen die Buchstaben vor den Augen und ich kann mich nicht konzentrieren. Verwünscht habe ich meine Brille eigentlich nie, auch die Sticheleien meiner Mitschüler haben mir nichts ausgemacht. Die Brille ist zu einem Bestandteil meines Körpers geworden. Ich kann damit meine mangelhafte Sehkraft verbessern und meine Krankheit und mein Leiden in den Griff bekommen. Daß ich mich hinter der Brille auch wie hinter einer Wand verbergen kann, ist mir erst klar geworden, seit ich Kontaktlinsen trage."

Über zwei Jahre besteht der Kontakt mit dem Patienten nur telefonisch. Er berichtet, daß es ihm gut geht, daß er im Geschäft erfolgreich ist, seine Ehe klappt besser, er kann sich von seinen männlichen Freunden distanzieren. Dann kommt er wieder, weil verschiedene Symptome wieder aufgetreten waren: Angst, Rückenschmerzen, eingeengter Brustkorb, erhöhter Puls, Herzstiche, Eheschwierigkeiten, Schlafstörungen usw. Das AT hatte er nicht mehr regelmäßig durchgeführt und im letzten halben Jahr wieder die Brille getragen. Jetzt möchte er neue Kontaktlinsen und eine Behandlung mit dem AT.

Bei den Übungen von Wärme und Schwere stellten sich sofort Bilder ein. Nach zwei Monaten sind die Beschwerden verschwunden. Er macht jetzt auch das KB in der Gruppe mit und besucht einen Yogakurs. Nachdem er ein Buch über Augenübungen gelesen hat, möchte er diese erlernen. Er beginnt mit dem Augentagebuch, das er peinlich genau führt. Der Patient ist in einer Augenübungsgruppe integriert und macht intensiv mit. Der letzte Augenbefund ergab mit Kontaktlinsen einen Parallelstand, das rechte Auge weist ein Sehvermögen von 0,7, das linke Auge von 1,0 auf. Der Patient fühlt sich bei diesem Befund wohl.

11
Augenanhangsgebilde: Lider und Tränendrüse

11.1
Lider (Palpebrae)

11.1.1
Anatomie und Topographie

Das Lid (Abb. 26) besteht aus einem äußeren Blatt mit den beiden quergestreiften Muskeln für den aktiven (willkürlichen) Lidschluß (M.orbicularis) und Lidhebung (M.levator palpebrae) und einem inneren Blatt mit dem Lidknorpel (Tarsus) mit dem glatten Lidheber (M.tarsalis), der den Tonus des Oberlides und damit die Weite der Lidspalte reguliert, sowie der Bindehaut des Lides, das die Innenseite auskleidet. Form und Gestalt der Lider sind so beschaffen, daß beim Lidschluß der Augapfel vollständig bedeckt ist. Zusammen mit der Bindehaut bilden die Lider einen sackartigen Abschluß der Orbita nach vorn. Sind die Lider geöffnet, so wird nur so viel vom Ausschnitt des Augapfels sichtbar, wie für das Sehen in den verschiedenen Blickrichtungen erforderlich ist, nämlich die Hornhaut und die im Lidspaltenbereich liegenden Abschnitte der Lederhaut. Neben ihrer Schutzfunktion für das gesamte Auge helfen die Lider, die Hornhaut stets gleichmäßig feucht, durchsichtig und klar zu halten.

11.1.2
Störungen

11.1.2.1 Lidhaut. Die Lidhaut ist beteiligt an den infektiösen Exanthemen (Masern, Scharlach, Varizellen). Das angioneurotische Ödem nach Quincke, die urtikariellen Ödeme bei allergischen Krankheiten und die Ödeme bei Niereninsuffizienz entstehen durch eine kissenartige Ansammlung seröser Flüssigkeiten unter der dünnen, verschieblichen Lidhaut. Es können auch Blasen, Pusteln und andere Effloreszenzen ebenso wie Lidekzeme (z.B. das impetiginöse Ekzem oder die Kontaktdermatitis) oder ein Erysipel auftreten. Eine pralle Schwellung der Lider zeigt sich nach Verletzungen der Nasennebenhöhlenwand infolge des Lidemphysems durch ventilartiges

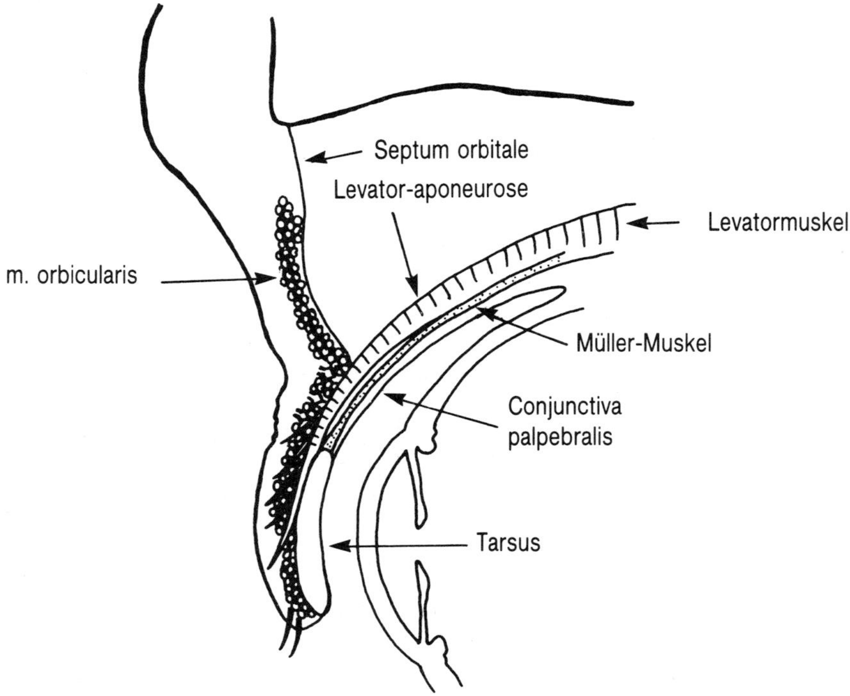

Abbildung 26:
Schnitt durch das Lid

Eindringen von Luft beim Schneuzen. Entzündliche Schwellungen können bei infektiösen Prozessen der Nachbarschaft auftreten, nichtentzündliche bei aseptischer Thrombose des Sinus cavernosus und Tumoren der Orbita. Das sog. Brillenhämatom ist eine Einblutung in die Lider und kommt bei der Schädelbasisfraktur, aber auch bei Lid- und Nasenwurzelverletzungen vor. Eine ausgesprochene Altersveränderung ist die stets beidseitige senile Blepharochalase. Die dünne Lidhaut mit ihrem fettlosen Unterhautgewebe hat eine auffallende Neigung zur Erschlaffung, dabei hängt die Haut des Oberlides in einer Falte über den Lidrand und den äußeren Lidwinkel herab. Eine Rolle spielen auch die Tumoren. Die gutartigen sind die Milia, die Dermoidzysten und Atherome, die Lidwarzen, Papillome, Fibrome, Neurofibrome und das Hämangiom. Xanthelasmen sind schmetterlingsflügelartig angeordnete Einlagerungen der Lider, die bei

Frauen jenseits des Klimakteriums auftreten, aber auch häufig beim Diabetes mellitus, bei Gallengangsaffektionen und Fettstoffwechselstörungen zu finden sind. Die bösartigen Lidkarzinome (Basaliom, Spinaliom) werden in ihrem Anfangsstadium häufig verkannt.

11.1.2.2 Lidbewegung. Das Herabhängen des Oberlides (Ptosis) als auffallendste Stellungsanomalie kann verschiedene Ursachen haben. Die angeborene ein- oder doppelseitige, nicht selten familiäre Parese beruht auf einem nervalen Ausfall im Kerngebiet des N.oculomotorius, der den M.levator palpebrae innerviert. Nicht selten besteht gleichzeitig eine Parese des geraden Augenhebers (M.rectus superior), da beide Kerngebiete eng benachbart sind. Die Ptosis sympathica ist Ausdruck einer Sympathikusparese, meist als Teil des Hornerschen Symptomenkomplexes, angeboren oder erworben durch Schädigung des kranialen Grenzstranges. Als Begleitsymptom einer erworbenen Okulomotoriusparese (N.III) ist die Ptosis paralytica stets einseitig und vollständig, dabei weicht der Augapfel aufgrund des Muskelzuges der beiden nichtgelähmten Musculi rectus lateralis (N.VI) und obliquus superior (N.IV) nach außen unten ab. Beim Vollbild sind auch die inneren Augenmuskeln beteiligt, was zu einer weiten und reaktionslosen Pupille und aufgehobener Akkomodation führt. Ursachen hierfür sind in Tumoren, Traumen, Infektionen, Gefäßerkrankungen und Vergiftungen zu suchen. Eine Ptosis wechselnden Grades mit abendlicher Verschlechterung ist kennzeichnend für die Myasthenia gravis.

11.1.2.3 Lidstellung. Neben dem Epikanthus (Mongolenfalte) als Rassenmerkmal oder angeborener Anomalie sind das Ektropium und das Entropium zu erwähnen. Das Ektropium ist eine Auswärtskantung des Unterlidrandes infolge Tonusverlust, Erschlaffung oder Lähmung des M.orbicularis (Ectropium senile oder Ectropium paralyticum bei Fazialisparese) oder infolge von Narbenzug (Ectropium cicatriceum durch Verätzung, Verbrennung, Lupus, nicht fachgerechte Versorgung von Lidwunden). Das Entropium spasticum oder senile ist eine altersbedingte Verschiebung des Tonusgleichgewichtes der Fasern des M. orbicularis, die sich beim Öffnen des Lides nicht mehr ausreichend entspannen können; dadurch kommt es zu einer Einwärtskantung des Unterlides mit Fehlstellung der Wimpern, die auf der Hornhaut scheuern. Ein Entropium kann auch durch Narbenzug entstehen (z.B. bei Trachom).

11.1.2.4 Lidrand. Die Blepharitis (Lidrandentzündung) kann (begünstigt durch Rauch, Staub oder Überanstrengung) auf dem Boden einer seborrhoischen Konstitution oder als Staphylokokkeninfektion in zwei Formen auftreten: Als Blepharitis squamosa, die durch chronisch-entzündliche Rötung der Lidränder, kleieartige Schuppenbildung zwischen den Wimpern, Ausfall der Wimpern (Madarosis) und durch Lockerung des miterkrankten Wimpernbodens gekennzeichnet ist, oder als Blepharitis ulcerosa, gekennzeichnet durch gelbliche Krusten und Borken der entzündlich verdickten Lidränder; multiple Abszesse liegen im Bereich der Talgdrüsen der Wimpern, zerstören die Haarbälge und führen zu Ausfall (Madarosis) oder Fehlstellung (Trichiasis) der Wimpern.

11.1.2.5 Liddrüsen. Im Gegensatz zum Chalazion oder Hagelkorn, das eine chronische abakterielle Entzündung durch Sekretstauung der Meibomschen Drüse mit abgekapselten Granulationsgewebe darstellt, ist das Hordeolum oder Gerstenkorn eine akut eitrige Staphylokokken- oder Streptokokkeninfektion der Zeisschen Talg- oder Mollschen Schweißdrüsen (Hordeolum externum) oder der Meibomschen Drüsen (Hordeolum internum). Dabei kommt es zu einem starken entzündlichen Ödem der Lider und des angrenzenden Bindegewebes und zu einer umschriebenen hochroten und schmerzhaften Vorwölbung der Lidhaut bzw. Lidkante und im fortgeschrittenen Stadium zu Schwellung des regionären präaurikulären Lymphknotens und Temperatursteigerung.

11.2 Tränenorgane

11.2.1 Anatomie und Topographie

Die Tränenorgane (Abb. 27) bestehen aus einem tränenbildenden und einem tränenableitenden Teil. Die Tränendrüse liegt dicht unter dem schläfenwärtigen oberen Orbitalrand. Die Sehnenplatte des Lidhebers (M.levator palpebrae) unterteilt die Drüse in ein oberes orbitales und ein unteres palpebrales Läppchen. Hinzu kommen multiple kleine akzessorische Tränendrüsen im Bereich der Übergangsfalten der Bindehaut, die das Muzin bilden. Die leicht alkalische Tränenflüssigkeit hat einen gelartigen Charakter. Der Tränenfilm überzieht die Hornhaut mit einer schützenden Schicht, diese reißt alle zehn bis zwanzig Sekunden ab und löst reflektorisch einen Lidschlag aus, der

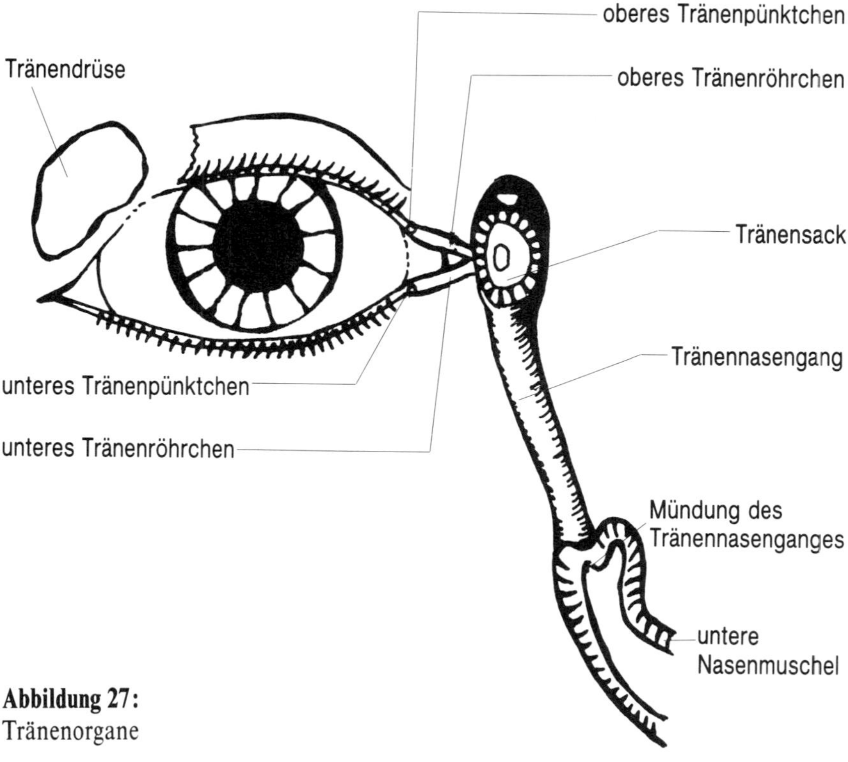

Abbildung 27:
Tränenorgane

die Hornhaut mit einer neuen Tränenfilmschicht überzieht. Der Tränenfilm wird durch den unwillkürlichen Lidschlag, also ständig, erneuert. Die abfließende Tränenflüssigkeit dient der mechanischen Reinigung (biologische Irrigation) des Bindehautsackes. Durch ihren Lysozymgehalt besteht auch eine nicht zu unterschätzende bakterizide Wirkung. Das obere und untere Tränenröhrchen, der Tränensack und der Tränennasenkanal besorgen aktiv den Abfluß der Tränenflüssigkeit. Die Tränenpünktchen und Tränenröhrchen schließen und öffnen sich synchron mit dem Lidschlag. Die intermittierend einströmende Tränenflüssigkeit wird durch den Sog der Atemluft in der Nase in den Tränensack und den Tränennasenkanal abgesaugt.

11.2.2
Störungen

11.2.2.1 Tränenbildung. Vermehrte Tränenbildung kommt bei psychischer Erregung (Weinen) und als Teilsymptom der Abwehrtrias (Lichtscheu, Tränen, Lidkrampf) bei Reizerscheinungen am Auge vor, z.B. bei Fremdkörperreizung, Verletzung oder Verätzung des Auges, intraokularen Entzündungen, Reizgasen, großer Kälte, Blendung durch ultraviolette Strahlung (Höhensonne) oder bei reflektorischer Übertragung rhinogener Reize (Niesen). Die nachlassende Tränensekretion im Alter ist physiologisch. Die Beschwerden sind die gleichen wie bei einer Conjunctivitis simplex, weshalb häufig eine Fehlbehandlung mit Astringentien durchgeführt wird. Die verminderte Tränenbildung kann auch medikamentös induziert sein (z.B. durch Ovulationshemmer oder ß-Blocker) oder durch Kontaktlinsen. Pathologisch kommt die verminderte Tränenbildung am häufigsten beim Sjögren-Syndrom vor (generalisierte sekundäre Störung der Drüsen und Schleimhäute des Auges, des Mundes und der Nase mit Keratoconjunctivitis sicca, Xerostomie, Rhinitis, Laryngitis und chronischer Polyarthritis). Seltene Ursachen sind Lähmungen des N.facialis oberhalb des Ganglion geniculatum, die A-Avitaminose und das Mikuliczsche Syndrom (beiderseitige schmerzlose Anschwellung der Tränen- und Speicheldrüsen).

11.2.2.2 Tränenableitung. Tränenträufeln (Epiphora) bezeichnet das spontane Überlaufen der Tränen über den Lidrand. Neben der vermehrten Tränenbildung kann der gestörte Tränenabfluß durch mechanische oder entzündliche Veränderungen der Tränenwege hervorgerufen werden. Verschlüsse von Tränenpünktchen durch kongenitale Atresie, Verätzung oder Verletzung sind selten. Häufiger liegt eine Undurchgängigkeit der Tränenröhrchen vor (Fremdkörper, Entzündungen, Verwachsungen). Da der Tränensack nach rückwärts dem Knochen anliegt und sich nach vorn ausdehnen kann, sind Strikturen selten. Am häufigsten finden sich solche im Ductus nasolacrimalis, der allseitig von Knochen umgeben ist und sich nicht ausdehnen kann. Ursachen hierfür sind Schleimhautschwellungen und Faltenbildungen absteigend von der Bindehaut (Trachom, Konjunktivitis) oder häufiger aufsteigend von der Nasenschleimhaut und den Nebenhöhlen. Herabgesetzte oder völlig aufgehobene Durchgängigkeit führt in der Regel zur Keimbesiedlung. Im Fall einer Hornhautverletzung kann dadurch ein Geschwür entstehen. Die Dacryocystitis chronica hat eine Verengung oder einen Verschluß des Tränennasenganges mit sekundärer Beteiligung der Schleimhaut des Tränensacks zur Ursache. Durch Schädigung des Tränensackepithels durch eine chronische Entzündung oder auch mechanisch (z.B. Sondierung) dringen Erreger in die Submukosa des Tränensacks ein, und können dort zu einer Dacryocystitis acuta (purulenta, phlegmonosa) führen.

11.2.2.3 Tränendrüse. Die Dacryoadenitis acuta bei resistenzmindernden Infektionskrankheiten, die Dacryoadenitis chronica (Trachom, Tuberkulose, Lues, Leukämie) oder Tumoren der Tränendrüse (Adenome, Lymphangiome, Mikuliczsche Erkrankung, Sarkome, Karzinome) sind ausgesprochen selten.

11.3 Psychosomatik der Erkrankungen äußerer Augenabschnitte

Nach einem alten Glauben ist das Auge das Fenster zur Seele. Besonders die Pupille, die dieses Fenster öffnet und schließt, besitzt großen Symbolwert. Jeder nicht visuelle Reiz kann die Pupille erweitern, am stärksten ausgeprägt ist die Erweiterung durch heftige affektive Reaktionen wie Furcht, Angst oder Freude. Durch zentrale Hemmung des dritten Hirnnerven wird die Reaktion der Pupille und das Ausmaß der sympathischen bzw. parasympathischen Innervation sichtbar.

Die Lider und Drüsen sind ebenso autonom innerviert. Der sichtbare Zustand des Auges entspricht also einer inneren Befindlichkeit und vermittelt auf der nonverbalen Ebene ein Signal über diese Befindlichkeit. Von den Muskeln des Gesichts sind die meisten Funktionseinheiten um die Augen gruppiert. Der mimische Ausdruck der Augen ist weniger bewußt kontrollierbar als z.B. der des Mundes. Daraus ergibt sich ein hoher Stellenwert der Augen als Mittel der nonverbalen Kommunikation. Sichtbare Störungen am Auge führen damit gleichzeitig zu einer Störung der zwischenmenschlichen Kommunikation.

Gerade bei Störungen der Lider (Ptose, Schwellung, Entzündung) wird der Ausdruck der Augen verändert, also auch die übermittelte Information gestört. Der müde Blick bei hängenden Augenlidern oder das Starren bei weit offener Augenspalte (bei Exophthalmus) sind dafür ein Beispiel.

Die Tränendrüse hat eine wichtige Funktion als Ausdruck von Emotionen, insbesondere der Trauer. Das Weinen als Trauerreaktion ist so alt wie die Menschheit. Es ist leicht verständlich, daß durch Störung und Blockierung der Emotionalität, insbesondere durch Unterdrücken des Weinens an sich das autonome Gleichgewicht gestört werden kann.

Zur psychosomatischen Genese von Augenentzündungen liegt bisher noch wenig Material vor. Aufgrund von Einzelfallanalysen scheint ein psychosomatischer Zusammenhang wahrscheinlich. Reboul (1951) hat eine größere Anzahl von Beobachtungen mitgeteilt, die als Ursache für Störungen am Auge eine Konversion zeigten. Zwei affektive Situationen fielen ihm besonders auf: Die Selbstbestrafung im Rahmen des ödipalen Konflikts und die Identifikation, wie sie sich am Phänomen der Couvade zeigt. Letztere stellt für den Autor den affektiven Aspekt des Hordeolums dar. Bei den anderen von ihm behandelten Fällen steht der ödipale Konflikt, oft im Rahmen eines sexuellen Tabus, im Vordergrund. Er beschreibt unter anderem einen Fall chronischer ekzematöser Blepharitis und okulomotorische Störungen.

11.4 Fallbeispiele

Fall 7: Ptose

Eine jetzt 51jährige, selbständige Betriebswirtin kam vor einem Jahr in die Praxis. Sie hatte Schwierigkeiten, die Augen aufzuhalten. Außerdem stand gelegentlich das rechte Auge nach außen. Diese Symptome waren seit etwa dem 8. Lebensjahr in den verschiedenen Schweregraden in erheblichen zeitlichen Abständen aufgetreten und dabei von mehreren Augenärzten beurteilt worden. Empfohlene operative Eingriffe hat die Patientin jeweils abgelehnt. Die Anregung, jetzt wieder mit diesen Symptomen einen Augenarzt aufzusuchen, ging von der Familie aus. Die Patientin hat zwei Töchter, die 24jährige studiert Psychologie, die 22jährige ist in Ausbildung zur Sozialarbeiterin. Der Ehemann ist selbständiger Unternehmer, Alkoholiker, und seit zwei Jahren „trokken". Der Vater der Patientin starb vor zweieinhalb Jahren, die Mutter lebt in einem Seniorenheim.

Die Patientin ist als Einzelkind in einem Elternhaus groß geworden, in dem sich der Vater vom einfachen Handwerker zum angesehenen Unternehmer emporgearbeitet hat. Die Mutter, eine sehr schöne Frau, hat sich von dem aufstrebenden Handwerker immer verwöhnen lassen. Mit etwa zehn Jahren hat die Patientin im Spiegel bemerkt, daß ihr rechtes Auge etwas nach außen schaut. In der Erinnerung sitzt der Vater zeitungslesend am Frühstückstisch, während die Mutter mit Magenschmerzen im Schlafzimmer bleibt. Nach dem Krieg geht sie sofort von der Schule auf die Universität, um der Atmosphäre des Elternhauses zu entkommen: „Vater arbeitete nur, und

Mutter pflegte ihre Krankheit!". Auf der Universität lernt sie ihren Mann kennen und heiratet ihn nach einem halben Jahr. Beide Töchter werden während des Studiums geboren. Der Mann steigt nach dem Examen in sein elterliches Geschäft ein, sie geht ihrem Vater als Betriebswirtin in dessen Betrieb zur Hand. Die Magen-Darm-Erkrankung der Mutter verschlimmert sich, so daß eine Operation, die der Hausarzt als lebensrettend bezeichnet, gemacht werden muß. Die Patientin muß sich mehr der Pflege der Mutter widmen und kann sich weniger um ihre Töchter kümmern. Während dieser Zeit haben sie die Töchter öfter auf die hängenden Oberlider aufmerksam gemacht. Gleichzeitig stellt sie bei ihrem Mann die Alkoholabhängigkeit fest. Nach vielen Kämpfen und Zögern willigt er schließlich in eine Entziehungskur ein, von der er nach einem halben Jahr „trocken" zurückkommt. Drei Jahre lang geht die Ehe gut, und an den Augen treten keine Schwierigkeiten mehr auf.

Da stirbt der Vater, und sie muß wirtschaftlich das elterliche Geschäft weiterführen, was bei der geschäftsuntüchtigen Mutter besonders schwierig ist. Das rechte Auge weicht wieder nach außen ab. Der Mann beginnt erneut zu trinken. Wegen dieser unhaltbaren Zustände gehen die inzwischen erwachsen gewordenen Töchter aus dem Haus. Dabei fällt der Satz : „Dein Gesicht mit den hängenden Oberlidern erinnert uns an den oft betrunkenen Vater!" Die Patientin muß sich vermehrt um die Geschäfte kümmern. Die Mutter bringt sie in einem Altersheim unter. Der Ehemann wird durch Selbsthilfegruppen wieder trocken, und als Folge davon beginnen die Gespräche am Familientisch, die auch die Ursache für das Aufsuchen des Augenarztes waren.

An somatischen Befunden ist ein Herabhängen der Oberlider rechts etwa zur Hälfte, links zu einem Drittel Hornhauthöhe und eine Divergenzstellung des rechten Auges schwankend zwischen 4 und 8 Grad zu erheben. Zur Stellung der Augen sagt sie: „Es hängt oft von meinen Stimmungen ab, ob das Auge nach außen geht. Ich glaube, es hat mit dem Tod meines Vaters zu tun, und im übrigen bin ich müde." Sie selbst möchte etwas für die Augenstellung tun, hat aber keinen Antrieb mehr, möchte sich ausruhen. Der Ehemann findet nichts Häßliches an ihr und überläßt ihr die Entscheidung.

Die Therapie begann mit der Grundstufe des Autogenen Trainings und mit dynamischen Gruppengesprächen. Parallel dazu wurden spezielle Augenübungen und Konzentratives Entspannungstraining gemacht, danach Einzelsitzungen im Katathymen Bilderleben. Die Patientin bemerkt eine Entlastung in der Stellung des rechten Auges und an dem Lid des linken Auges. Sie kann die Augen besser aufhalten.

Vor drei Monaten nahm sie an einem Augenarbeitsseminar teil, bei dem in Gruppensitzungen das Auge in Übung und Gespräch in den Mittelpunkt gestellt wird, wobei großer Wert auf das KB in der Gruppe gelegt wird. Die Patientin nimmt bei dem KB-Gruppensetting teil und setzt als Motiv gegen den erheblichen Widerstand der anderen Gruppenteilnehmer das Haus durch. Bei der gemeinsamen Hausbesichtigung sieht sie sich in zwei Etagen um. In der oberen Etage wohnen zwei Frauen, im Keller ein alter Mann, der in einem Werkstatthobbyraum seiner individuellen Beschäftigung nachgeht, im großen Garten des Hauses wohnt eine ältere Frau in einer gut eingerichteten Laube, die häufig Besuch von einem Mann mittleren Alters bekommt.

Diese Haussituation versteht die Patientin immer wieder gegen die Phantasien der anderen Gruppenmitglieder zu verteidigen, so daß schließlich die ganze Gruppe das Haus unter diesen Gesichtspunkten durchforscht. Am Schluß der Gruppenwanderung trinkt die Gruppe Tee bei den beiden Frauen im oberen Stockwerk, und der Mann aus dem Garten wird dazugeholt, wobei er die Bemerkung macht: „Tee ist in letzter Zeit mein Lieblingsgetränk!" Der alte Mann im Keller und die Frau in der Laube bleiben in ihren Räumen. Diese Beschreibung gibt ein deutliches Bild für die Lebenssituation der Patientin, die keiner weiteren Erklärung bedarf. Bei der Besprechung dieser Gruppenwanderung wird durch die Patientin zum Schluß konstatiert: „Da ist aber eine Menge für mich drin, ich werde viel darüber nachdenken müssen, hoffentlich bin ich nicht zu müde dazu!"

Fall 8: Quincke-Ödem der Lider

Bei einem Allgemeinpraktiker erscheint eine 35jährige Frau mit einem Quincke-Ödem an beiden Augenlidern. Die Erscheinungen sind gegenüber der üblichen Behandlung therapieresistent, so daß der psychosomatisch interessierte Kollege an psychische Zusammenhänge denkt und die Patientin fragt: „Haben Sie irgendwelche Probleme?" Die für psychosomatische Krankheiten typische Antwort der Patientin lautete: „Ja, ja, da sind schon einige Probleme, aber die kriege ich allein in den Griff!"

Eine Fokussuche und Allergietests in einer Hautklinik bleiben ohne Ergebnisse. Die Therapieresistenz des Quincke-Ödems und das Abblocken der Patientin veranlassen den Kollegen, den Fall in einer Balint-Gruppe vorzutragen. Sehr schnell wurde aufgrund der bioanamnestischen Daten klar, daß der Patientin seit frühester Kindheit die notwendige Geborgenheit gefehlt hat und sie sich jetzt in einer Krisensituation befindet.

Die Patientin ist 1943, also im Krieg, geboren und hatte dadurch eine schwere Kindheit. Sie wurde wegen der Fliegerangriffe verschickt und wuchs drei Jahre lang bei Pflegeeltern auf. Nachdem der Vater bei Kriegsende aus der Gefangenschaft zurückkam, lebte die Familie wieder zusammen. Jedoch gab es bald erhebliche Schwierigkeiten, der Vater hatte fortlaufend außereheliche Beziehungen, und die Mutter zog die kleine Tochter als Art „Mülleimer" in diese Untreueproblematik hinein. Die Beziehung zu Männern wird durch den Vater ungünstig programmiert, eine positive Vaterfigur existiert in der Kindheit dieser Patientin nicht.

Die Patientin erinnert sich, seit ihrer frühesten Jugend an Kopfschmerzen gelitten zu haben, sie habe auch stark an Gewicht verloren und habe deswegen und wegen der Überforderung durch die elterlichen Probleme mit 17 Jahren einen Suizidversuch unternommen. Kopfschmerzen und anorektische Reaktion können als Flucht in die Krankheit interpretiert werden. Eine Bestätigung der starken Fluchttendenzen ergibt sich aus dem Suizidversuch.

Mit 19 Jahren lernte die Patientin ihren späteren Mann kennen, den sie bald darauf heiratete. Die Ehe sei harmonisch gewesen, die Patientin legte ihrer Aussage nach mehr Wert auf Zärtlichkeitszuwendungen als auf ausgesprochen sexuelle Betätigungen, wobei ihr der Mann zunächst entgegenkam. In der früh eingegangenen Ehe kann man auch eine Flucht aus dem unerträglichen Milieu des Elternhauses sehen. Dabei wird der Ehemann, entsprechend dem früh erlebten Mangel, mehr als Vater erlebt, eine partnerschaftliche Beziehung auf Erwachsenenebene scheint weniger zu bestehen.

Die Patientin ist Behördenangestellte und hat ein recht gutes Verhältnis zu ihrem Chef, den sie als väterlich schildert und dem sie volles Vertrauen entgegenbringt. Die Gefühle ihrem Chef gegenüber gelten der Vaterfigur und entspringen ebenfalls einem Nachholbedarf.

Im späteren Verlauf ihrer Lebensgeschichte berichtet die Patientin über eine vier Jahre zurückliegende Augensymptomatik: Wegen erheblich verstärkten Kopfschmerzen über beiden Augen suchte sie erstmalig in ihrem Leben mit 31 Jahren einen Augenarzt auf, der einen Augeninnendruck beidseits von über 30 mmHg diagnostizierte bei intakten Papillen und normalem Gesichtsfeld. Auf Befragen erinnert sich die Patientin ziemlich genau daran, daß unmittelbar, bevor diese Augenbeschwerden im achten Jahr ihrer Ehe auftraten, der Ehemann das erste Mal „Fremdbeziehungen", und zwar zu einer Freundin der Patientin aufgenommen und ihr dies zur Kenntnis gebracht hatte.

Die Patientin erlebt also jetzt die gleiche Enttäuschung am Ehemann, wie sie sie bereits als kleines Mädchen in der Ehe der Mutter mittragen mußte. Bei weiterem Nachdenken fiel der Patientin ein, daß noch ein anderer entscheidender Faktor in ihrem Leben mit der Augensymptomatik in zeitlichem Zusammenhang stand: eine Versetzung in ihrem Amt zu einer ihr sehr unsympathischen dominierenden Abteilungsleiterin, weg von ihrem väterlichen Chef. In der Wiederholung der Kindheitstraumata entsteht jetzt als psychosomatische Folge der Überforderung das Glaukom.

Die zunächst eingeleitete konservative Therapie mit Pilocarpintropfen blieb ohne jeden Erfolg und mußte sogar wegen paradoxer Reaktionen wieder abgesetzt werden. Statt dessen wurde eine Operation vorgeschlagen. Die Patientin reagierte auf den Operationsvorschlag mit einem Suizidversuch. Der Suizidversuch mißlang, die Patientin entschloß sich aus Gründen, die nicht zu klären sind, doch zu der vorgeschlagenen Operation. Die Operation wurde an beiden Augen mit Erfolg, wenn auch komplikationsreich, durchgeführt.

In den folgenden Jahren verschlechtert sich die Augensymptomatik nicht, obwohl die Probleme in der Ehe weitergehen: Der Mann zieht aus, kehrt zurück, zieht neuerdings aus, während die Frau ihn die ganze Zeit über bekocht, ihm die Hemden bügelt und ihm Geburtstagsgeschenke macht. Die Situation wird von der Patientin als nahezu unerträglich geschildert, dennoch findet sie, wie sie sagt, nicht die Kraft, etwas zu verändern. Dieses Benehmen der Patientin kommt einem Rückzug auf die Versorgungsebene gleich. Nachdem der Mann als Vaterfigur zunächst geliebt wurde, dann aber als ebenso unzuverlässig wie der eigene Vater erfahren werden mußte, fällt die Patientin ins andere Extrem und versorgt den Ehemann wie ein Kind. Der geschilderte Zustand wird von der Patientin vier Jahre lang durchgehalten, ohne daß eine Augensymptomatik auftritt.

Im vierten Jahr nach der Glaukomoperation entwickelt sich das eingangs beschriebene Quincke-Ödem, das die Patientin wieder in ärztliche Behandlung führt. Nachdem der praktische Arzt diesen Fall in der Balint-Gruppe vorgestellt und sich ausführlich mit der Bioanamnese der Patientin beschäftigt hat, beginnt die zunächst erfolglose konservative Therapie der Lidödeme anzuschlagen. Die Patientin erklärt sich bereit, weitere psychotherapeutische Schritte zu unternehmen, und nimmt an einem Autogenen Trainingskurs mit Gruppengesprächstherapie teil.

Sie ist nach kurzer Zeit in der Lage, ihr eigenes Leben anzupacken. Sie veranlaßt den Mann, endgültig auszuziehen, da sie jetzt fähig ist, die Trennung von ihm zu akzeptieren. Sie geht eine Freundschaft mit einer Frau ein, wobei nicht ganz klar ist, inwieweit bei dieser Beziehung eine lesbische Komponente eine Rolle spielt. Interessant ist die Wendung des Falles zu dem Zeitpunkt, wo die Patientin eine mütterliche Freundin findet. Aus der Vorgeschichte wird verständlich, daß diese Patientin ihre Identität eher in einer liebevoll-versorgenden mütterlichen Partnerschaft als in einer normalen Ehe finden wird.

Katamnestisch ist zu sagen, daß vom Auge her bei dieser Patientin ein ausreichender Druckausgleich und befriedigendes Sehvermögen stabil vorhanden sind. Augenärztliche und allgemeinärztliche Überwachung werden beibehalten.

Fall 9 : 74 Jahre, Ektropium senile beidseits, rechts operiert

Ein 74jähriger berenteter Maurerpolier leidet seit Jahren an einem zunehmenden beidseitigen Ektropium senile. Das rechte Auge wurde operiert, aber es entstand ein Rezidiv. Die Augen selbst haben eine allgemeine, dem Alter entsprechende Sklerose und einen beginnenden Altersstar. Am rechten Unterlid besteht eine Narbenbildung nach Operation, das Unterlid steht wieder etwas nach außen, ein Tränensee bildet sich zwischen dem Augapfel und dem Tarsus. Links besteht ein erhebliches Ektropium mit stark geröteter Konjunktiva und teilweiser Verstopfung des unteren Tränenpünktchens. Der M. orbicularis beiderseits kann das Lid nicht mehr in der entsprechenden Stellung halten, dabei ist es zu einer Erschlaffung und Atrophie des Unterlids gekommen. Durch die Erschwerung des Tränenabflusses kommt es zum Tränenträufeln und der Patient wischt laufend beide Augen mit dem Taschentuch von oben nach unten. Es kommt zu einer Verlängerung des Lidrandes und einer Erschlaffung des Gewebes. Im linken Auge geht es über in ein Ektropium spasticum, d. h., die Lidkante steht vom Bulbus ab, und es ist eine starke Hyperämie der Bindehaut mit Ödem und vermehrter Absonderung zu beobachten. Unangenehm für den Patienten ist der dauernde Juckreiz und das Tränenabwischen, dadurch ist er laufend mit dem Taschentuch beschäftigt. Trotz intensiver konservativer Behandlung keine Besserung.

Bei einem der vierteljährlichen Besuche zeigt der Patient spontan Bilder von seiner goldenen Hochzeit. Bei der Frage nach seiner Familie beginnt er zu schluchzen und schildert die Hilflosigkeit seiner Frau, die in den letzten Jahren zugenommen hat. Sie ist desorientiert, und er leidet sehr darunter, denn die Verantwortung des gesamten Haushaltes lastet immer mehr auf ihm. Im Laufe des Gesprächs wird der Patient zunehmend ruhiger und zeigt eine gewisse Zufriedenheit, daß er sich hat aussprechen können. Von jetzt an wird der Patient in wöchentlichen Abständen einbestellt, wobei er spontan seine häusliche Situation schildert. Er hat zwei Söhne, die sehr erfolgreich im Beruf sind. Vor den Schwiegertöchtern hat er Angst, den Zustand seiner Frau zuzugeben. Obwohl sie wissen, daß sie desorientiert ist, achtet er ganz beharrlich darauf, daß während der Besuche der Schwiegertöchter seine Frau keine Gelegenheit hat, „Dummheiten im Haushalt" zu machen. Die Enkel beschäftigt er während dieser Zeit mit Spielen und bezieht dabei seine Frau mit ein. Weil ihn das alles sehr viel Kraft kostet, muß er dafür sorgen, daß die Besuche seiner Söhne mit ihren Familien nur kurz und nicht zu häufig sind. So ist er ganz allein „mit Muttern".

Zu der üblichen konservativen Therapie bekommt der Patient Anweisungen zur Lidmassage und zu Lidlockerungsübungen. Bei den folgenden Besuchen wird auf die Beachtung des Muskeltonus bei den Lidöffnungs- und -schließübungen genau eingegangen, und der Patient nimmt dies dankbar an. Er erklärt, daß er sich einmal am Tag für eine Viertelstunde zu diesen Übungen zurückzieht und er eine Besserung seines Zustandes registrieren kann. Wichtig ist auch das entlastende Gespräch über seine Situation, zu dem er immer ganz pünktlich kommt. Nach einem halben Jahr kann er stolz berichten, daß er nicht mehr soviel zu wischen braucht, weil das Ektropium zurückgegangen ist.

Fall 10: Blepharitis squamosa

1981 kommt ein 59jähriger leitender Angestellter einer Bank mit einer typischen Blepharitis squamosa bei sonst altersentsprechenden Augen in die Praxis und berichtet, daß er seit zwei Jahren diese Entzündung habe und deswegen schon bei drei Augenärzten in Behandlung gewesen sei. Die notwendigen Brillen werden getragen, die entsprechende klassische Therapie der Blepharitis squamosa wurde angewandt. Charakteristisch ist der Juckreiz. Es zeigt sich, daß der Patient trotz entsprechender Behandlung auch in der Sprechstunde die Augen mehrmals intensiv reibt. Bei der Intervention zu diesem Reiben spricht er jedoch nicht die Entzündung an, sondern erzählt, daß er schlecht geschlafen habe.

Im Laufe mehrerer Gespräche erzählt der Patient, daß die Schlaflosigkeit in Zusammenhang stehe mit seinen Sorgen über seine berufliche Situation. Es stehe trotz seines Alters in seiner Bank die Pensionierung bevor, da das Personal wegen Rationalisierung reduziert werden müsse. Er habe Angst in seinem Beruf wegen der Umstellung in der Bank auf EDV und habe das auch seinen Kollegen mitgeteilt. Die Pensionierung selbst ist keineswegs konkret. Von seinen Vorgesetzten bzw. dem Personalbüro ist ihm nichts davon bekannt, daß er mit 59 Jahren vorzeitig pensioniert würde. Aber er hat von Datensichtgeräten, auf die die Bank umgestellt werden soll, gehört und insbesondere über Schwierigkeiten mit den Augen, die bei diesen Geräten auftreten sollen. Mit seiner Familie kann er nicht darüber sprechen. Seine einzige Tochter hat zwei Söhne im Alter von drei Jahren und neun Monaten. Seine Frau ist voll mit der Familie der Tochter und insbesondere mit den Enkeln beschäftigt. Es entsteht der Eindruck, daß der Patient auf seine Enkel eifersüchtig ist, da seine angehörigen Frauen sich intensiv um die beiden kümmern und nicht mehr um ihn.

Zusätzlich zu der lokalen Therapie wird dem Patienten Autogenes Training und eine dynamische Gesprächstherapie angeboten. Nach einigem Zögern geht er darauf ein. Es folgt ein Grundkurs im Autogenen Training mit den entsprechenden formelhaften Vorsatzgebungen und der begleitenden Betreuung. Nach einem halben Jahr kann er berichten, daß der Juckreiz bedeutend besser geworden ist, und auch der objektive Befund ist deutlich besser. Die Schuppenbildung zwischen den Wimpern ist verschwunden, und auch der Wimpernwuchs erscheint besser. Der Patient erzählt, daß die Pensionierung erst in einem halben Jahr erfolgen wird. Er hat selbst um die Pensionierung gebeten, da er die Arbeit am Datensichtgerät nicht mehr erlernen will. Er kann der beruflichen Entwicklung „voll ins Auge sehen“ und kann auch wieder besser schlafen. Wieder drei Monate später schildert er, daß er jetzt oft mit seiner Frau und den Enkelkindern spazierengeht und sich auf seine bevorstehende Pensionierung freut, denn er hat jetzt Spaß daran, mit den Enkeln zu spielen und seiner Frau zur Hand zu gehen. Das Auge selbst ist nicht mehr gerötet und fast als reizfrei zu bezeichnen. Die formelhafte Vorsatzgebung lautet jetzt : „Die Wimpern sind weich, die Lider sind leicht, das Auge ist klar, ist das nicht wunderbar!“ So hat es der Patient selbst formuliert.

Fall 11: Rezidivierende Chalaziones mit erheblichen psychischen Auffälligkeiten
Eine 27jährige Bankangestellte wird 1975 von ihrer 66jährigen Mutter gebracht. Sie wurde von einem praktischen Arzt wegen rezidivierender Hagelkörner überwiesen. Dem Hausarzt ist ebenfalls die erhebliche Angst der Patientin, auf die Straße oder in die Bank zu gehen und allein zu Hause zu bleiben, bekannt. Deswegen schlägt er eine psychotherapeutische Behandlung mit dem Autogenen Training vor.

Beim ersten Gespräch berichten Mutter und Tochter gemeinsam. Es scheint, daß die Tochter nichts ohne die Mutter tun kann. Die Tochter ist eine mittelgroße, etwas pummelige, spießig wirkende mittelalterliche Frau. Sie wirkt in ihrem Wesen älter, als sie aussieht. Ihre Aussagen sind ohne Emotionen und sehr kontrolliert. Die vorgeschlagene AT-Gruppe lehnt sie von vornherein ab. Die Mutter ist eine dicke, schwammig wirkende, apathische Frau. Sie ist wegen ihres „Kreislaufs“ bei einem praktischen Arzt in Behandlung. Sie betont, daß sie der Tochter helfen will. Sie ist immer um die Tochter herum, im Beruf wie auch zu Hause. Seit dem Tod des Vaters vor sechs Jahren leben die beiden Frauen allein zusammen in einer Dreizimmerwohnung und teilen sich das Schlafzimmer. Die Tochter hat seit zwei Jahren erhebliche Ängste, allein aus dem Haus zu gehen oder überhaupt allein zu bleiben.

Die Patientin wird zur Exzision des Chalazions in ein Krankenhaus eingewiesen. Zu diesem Gespräch hat sie einen Zettel mitgebracht: „Ende März 1974 kam ich wegen einer Operation an der linken Kniescheibe in das Oskar-Helene-Heim (= Orthopädische Klinik in Berlin). Dort blieb ich 14 Wochen. Die Kniebeschwerden traten das erste Mal 1969 auf, als mein Vater starb. Ich erinnere mich aber, daß ich schon 1960 bei einem Spaziergang mit meinem Vater hinfiel und mir die Kniescheibe aufschlug. Vor der Operation der Kniescheibe bekam ich plötzlich, als ich auf die Straße laufen wollte, Angstgefühle. Ich erinnerte mich, wie ich mit meinem Vater spazierenging und er mich aufhob. Ich konnte mich jetzt also an niemandem festhalten und bekam Angst, wenn ich mich nicht festhalten könne, daß ich wieder einen großen Sturz mache. Durch die Operation hoffte ich, daß das unsichere Gefühl beim Laufen weggeht. Aber die Angst ist geblieben, und ich verkrampfe mich aus der Angst heraus und kann keinen Schritt vorwärts laufen."

Während die Tochter in der Klinik ist, kommt die Mutter allein. Bei der augenärztlichen Untersuchung findet sich eine Gefäßsklerose am Augenhintergrund. Fundus und Augendruck sind normal. Sie erzählt, daß die Tochter ein Adoptivkind ist, jedoch nichts davon weiß. Der Vater habe eine Freundin gehabt, von der die Mutter allerdings nichts weiß, außer daß sie von der Liebe gelebt haben soll. Da sie selbst keine Kinder bekommen konnte, habe der Vater sie überzeugt, daß es das Beste wäre, dieses Kind, das ja von ihm war, zu adoptieren. Sie hat über diese Abstammung nie mit ihrer Tochter reden können, auch als der Vater starb, hat sie es nicht über sich gebracht, die Tochter aufzuklären. Sie hat deswegen große Schuldgefühle der Tochter gegenüber. Der Vater habe auch Schuldgefühle ihr gegenüber gehabt, so daß die Tochter unter der Schuld beider Eltern aufwuchs. Beide Eltern haben sich „rührend" um die Tochter gekümmert und sie nie aus den Augen gelassen. Nach dem Tod des Vaters kam es zu dem Sturz auf der Straße und der Knieoperation. Seit dieser Zeit habe die Tochter viel Angst, könne nicht mehr allein aus dem Haus gehen und äußere gelegentlich Selbstmordabsichten, denn sie vermißt den Vater sehr.

Als die Tochter zur Nachuntersuchung wegen des operierten Chalazions kommt, wird ihr eine Zweiersitzung des Katathymen Bilderlebens vorgeschlagen. Mit dieser Methode sollte die Vater-Mutter-Kind-Problematik angegangen werden, die als Ursache für die Agoraphobie in Betracht kommt. In den ersten Bildern kommt zum Ausdruck, daß es sich um Erinnerungsbilder handelt. Langsam gelingt es dann, eine Wiese zu imaginieren. Bei den Spaziergängen sieht sie häufig Bänke, auf denen sie sich ausruhen muß, und Hunde als Führer dabei. Es erscheinen Bekannte und die Mutter, insgesamt wird der Eindruck einer heilen Welt vermittelt. Eine Quelle kann nicht dargestellt werden (die Patientin kennt ja ihren Ursprung nicht!), auch der Vater erscheint nirgends als Person. Allmählich wird deutlich, daß der Therapeut in der Übertragung die Rolle des Vaters zugedacht bekam.

Es kommt zu einer Besserung des Gesamtbefindens, auch die Chalaziones sind besser geworden. Allerdings fällt auf, daß immer wieder, wenn es zu Spannungen zwischen Mutter und Tochter kommt, Oberlidentzündungen auftreten. Nach einem halben Jahr möchte sie an einer Gruppe für Autogenes Training teilnehmen. Sie findet im Bereich der Gruppe Anerkennung und fühlt sich dort wohl, allerdings muß sie jedesmal von der Mutter gebracht werden. Wenn in der Gruppe über die Mutter gesprochen wird, verteidigt sie sie und macht deutlich, daß sie bei ihr bleiben will. Während dieser Zeit werden bei der Mutter Druckerhöhungen der Augen festgestellt, es handelt sich um ein Glaucoma chronicum simplex. Die Mutter äußert erhebliche Angst um die Tochter, denn sie hat während des gemeinsamen Urlaubs festgestellt, daß die Tochter Gefallen an Männerbegleitung findet. Erstmals macht sie Andeutungen, daß es im gemeinsamen Schlafzimmer zwischen Mutter und Tochter auch zu sexuellen Berührungen gekommen sei.

Während des nächsten halben Jahres geht es der Tochter deutlich besser, und sie hat auch keine Platzangst mehr. Die Mutter macht einen sehr bedrückten Eindruck, die Augendrucke sind jedoch im Bereich der Norm. Sie schildert bei einem der Kontrollbesuche, daß sie Angst hat, ein Mann könne in das Leben der Tochter treten und „alles kaputtmachen“. Dann bekommt die Tochter eine schwere Bronchitis, die Mutter einen Herzanfall und erhebliche Augendrucksteigerungen. Ein Klinikaufenthalt wird von ihr strikt abgelehnt; denn dann müßte ja die Tochter allein in den Urlaub fahren. Die Tochter habe schon vorgeschlagen, die Schlafzimmer zu trennen, was bei der Mutter erhebliche Angst ausgelöst hat. Außerdem bittet sie, ihren Zustand der Tochter zu verheimlichen, damit diese sie nicht in die Klinik abschieben könne.

1977 geht es der Tochter gut, es treten keine Augenbeschwerden auf. Wirbelsäulenbeschwerden werden vom Orthopäden behandelt. Das Autogene Training bricht sie ab, auch zum Termin für das Katathyme Bilderleben erscheint sie nicht mehr. Statt dessen kommt die Mutter in die Praxis. Sie leidet an Hordeola der Oberlider, auch die Gefäßsklerose am Augenhintergrund nimmt zu. Den Augendruck läßt sie nicht messen, weil sie Angst vor den Tropfen hat. Gemessen mit der Non-Kontakttonometrie scheint der Druck immer an der Grenze zur Norm zu liegen. Dieser Zustand geht über etwa eineinhalb Jahre, die Ängste der Tochter sind verschwunden. Es treten jedoch wieder häufiger Hagelkörner an den Oberlidern auf, und sie klagt über Wirbelsäulenbeschwerden. Seit dem Urlaub hat sie einen Freund und mit ihm sogar allein Spaziergänge gemacht, was der Mutter gar nicht recht war. Die Mutter leidet unterdessen auch unter Knie- und Wirbelsäulenbeschwerden. Die Übernahme der Symptomatik (im Sinne einer Konversion) ist offensichtlich.

Ein Klinikaufenthalt wird von der Mutter kategorisch mit der Begründung abgelehnt, sie könne die Tochter nicht allein schlafen lassen. Da beide Beschwerden mit der Wirbelsäule hätten, müßten sie sich oft gegenseitig beim Aufrichten helfen. Die Tochter möchte wieder mit dem AT und KB anfangen, der Termin wird allerdings wegen ihres Urlaubes verschoben. Im Urlaub trifft sie ihren Freund wieder, und es entsteht eine tiefere Beziehung. Daraufhin zieht sie aus dem Schlafzimmer der Mutter aus. Ein paar Tage später kommt sie und möchte ihre Kurzsichtigkeit mitsamt dem Astigmatismus korrigieren lassen, also eine neue Brille haben.

Die Mutter kommt Ende 1980 wegen einer Sehverschlechterung, die über Weihnachten aufgetreten ist. Es werden Druckanstiege festgestellt. Wieder lehnt sie einen Klinikaufenthalt ab und bittet, der Tochter ihren Zustand zu verheimlichen. Einige Tage später ruft die Tochter an und erzählt, sie sei mit der Mutter bei einem anderen Augenarzt gewesen, der die Mutter sofort in die Klinik eingewiesen habe. Es folgt auf Betreiben der Tochter ein Verfahren der Schlichtungsstelle der Ärztekammer wegen eines Diagnosefehlers. Der grüne Star sei nicht rechtzeitig erkannt und nicht lege artis behandelt worden, was zu einer erheblichen Sehverschlechteung der Patientin geführt habe. Die Schlichtungsstelle hält die Argumentation für berechtigt, und die Mutter erhält von der Haftpflichtversicherung eine erhebliche Summe als Entschädigung. Mittlerweile ist die Tochter aus der gemeinsamen Wohnung ausgezogen und lebt mit einem Mann zusammen. Die Mutter ist geistig verwirrt und voll auf die Hilfe einer betreuenden Person angewiesen.

Dieser Fall ist ein deutliches Beispiel für die Darstellung eines Vater-Mutter-Kind-Konfliktes. Die Tochter hat den Therapeuten in der Übertragung als Vater annehmen und durch die Behandlung im Katathymen Bild die Problematik angehen können. Die Schuld, die die Tochter dem Vater zuweist, konnte durch die finanzielle Zuwendung gemildert werden. Schuldgefühle der Eltern und Rachegefühle der Tochter wurden verarbeitet, so daß die Tochter sich von der Mutter hat lösen können und damit begonnen hat, ein eigenes und normales Leben zu führen. Das Augensymptom ist in diesem Fall nur ein Symptom unter vielen und zeigt genau wie die Knie- und Wirbelsäulenbeschwerden das Spannungsverhältnis zwischen Mutter und Tochter an.

12
Die äußeren Augenabschnitte

12.1
Bindehaut (Konjunktiva)

12.1.1
Anatomie und Topographie

Die Bindehaut stellt einen sackartigen Schleimhautüberzug dar, der Lider und Augapfel unter Freilassung der Hornhaut zu einer beweglichen Einheit verbindet. Durch diesen Abschluß wird das Eindringen von Keimen, Fremdkörpern und sonstige Schädigungen in die rückwärtigen Abschnitte verhütet. Hinter diesem schützenden Vorhang liegt die Tränendrüse, das Orbitalgewebe mit den zum Augapfel ziehenden Nerven und Gefäßen, die sechs äußeren Augenmuskeln sowie der gesamte hintere Bulbusabschnitt einschließlich des Sehnerven. Die Bindehaut verbindet den Augapfel mit den Lidern. Sie ist eine Schleimhaut, die nicht nur die reibungslose Bewegung des Augapfels erlaubt, sondern durch ihren Lysozymgehalt aus der Tränenflüssigkeit auch bakterizid wirkt. Sie ist von zartrosa Farbe und durchsichtig, feucht, glatt und glänzend, ihre sichtbaren großen Gefäße sind hellrot. Die Bindehaut des Augapfels (Conjunctiva bulbi) ist nur lose mit der weiß durchschimmernden Aderhaut verbunden. Aus diesem Grunde blutet sie leicht ein (Hyposphagma). Am Hornhautrand bildet sie einen flachen, etwa 2 mm breiten Wulst, den Limbus corneae. Die Bindehaut der Lider (Conjunctiva tarsi) ist fest mit dem darunterliegenden Lidknorpel (Tarsus) verwachsen. Sie enthält eine Lage makroskopisch nicht sichtbarer Lymphfollikel, die bei Entzündungen der Bindehaut anschwellen und ein Fremdkörpergefühl verursachen. Die Bindehaut der Übergangsfalten ist eine buchten- und faltenreiche Tasche; sie bildet sogenannte Reservefalten, die die volle Beweglichkeit des Augapfels gewährleisten.

12.1.2
Störungen

12.1.2.1 Degenerative Veränderungen. Lidspaltenfleck (Pinguecula) und Flügelfell (Pterygium) sind dreieckige Verdickungen bzw. Falten der Bindehaut, die sich sichtbar im Lidspaltenbereich bilden.

12.1.2.2 Entzündungen. Die Entzündungen der Bindehaut betreffen stets beide Augen. Entsprechend ihres Schleimhautcharakters verlaufen sie in Form eines Katarrhs. Die Beschwerden bestehen in Jukken, Brennen und Fremdkörpergefühl (Schmerz). In stärkerer Ausprägung bei der akuten, in abgeschwächter bei der chronischen Form findet sich das klinische Bild mit der Abwehrtrias (Lichtscheu, Tränen, Lidkrampf), Rötung (konjunktivale Injektion), Schwellung und Sekretion. Ursachen sind bakterielle Infektionen, Viren, mechanische oder physikalische Schädigungen und allergische Vorgänge. Man unterscheidet akute infektiöse Entzündungen (Pneumokokkenkonjunktivitis, Gonoblennorrhoe, Schwimmbadkonjunktivitis, Conjunctivitis epidemica, Conjunctivitis diphterica) und chronisch infektiöse Entzündungen (Diplobazillenkonjunktivitis, Trachom, Tularämie, Tuberkulose und Syphilis der Bindehaut) sowie akute nichtinfektiöse (Fremdkörper-, bzw. Säuren-, Laugen- Konjunktivitis, Conjunctivitis photoelectrica, allergische Konjunktivitis und Conjunctivitis nodosa) und chronisch nichtinfektiöse Entzündungen (Conjunctivitis simplex, sicca, follicularis und vernalis). Häufig ist auch ein gleichzeitiges Auftreten von Bindehaut- und Hornhauterkrankungen bei Hautleiden (Skrofulose, Tuberkulose, Zoster, Rosazea, Erythema multiforme, Pemphigus).

12.2
Hornhaut (Cornea)

12.2.1
Anatomie und Topographie

Die Hornhaut ist das optische Fenster des Auges. Sie ist uhrglasartig mit seichter Randfurche, dem Limbus corneae, in die schwächer gekrümmte Lederhaut eingefügt. Das fünfschichtige Hornhautgewebe (Abb. 28) (Hornhautepithel, Bowmansche Membran, Hornhautstroma, Descemetsche Membran und Endothel) ist von plexiglasartiger Beschaffenheit. Es vereinigt Durchsichtigkeit und Elastizität. Die Durchsichtigkeit ist Vorbedingung für die Brauchbarkeit der Hornhaut als optisches Medium. Der optischen Funktion sind Feinstruk-

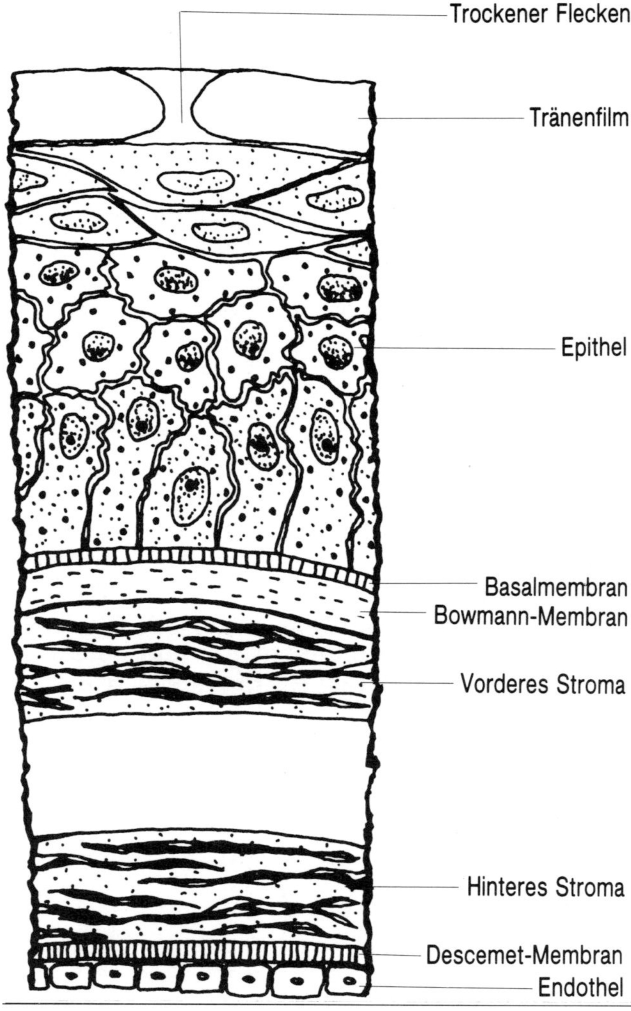

Abbildung 28: Schnitt durch die Hornhaut

tur, Krümmung und Wassergehalt angepaßt. Der hohe Wassergehalt von 75% wird von außen durch die Tätigkeit des Epithels, von innen durch das Endothel konstant gehalten. Beide wirken als semipermeable Membranen und ergänzen den Wassergehalt sowohl durch die Tränenflüssigkeit als auch durch das Kammerwasser. Die Krümmung der Hornhaut ist so gestaltet, daß ihre optische Mitte in einem Bereich von 2 qmm nahezu plan verläuft. Der fünfschichtige Aufbau des Hornhautgewebes zeigt Zellarmut, Gefäß- und Strukturlosigkeit. Der Stoffwechsel ist träge, so daß die Hornhaut neben Linse, Lederhaut und Glaskörper zu den bradytrophen Geweben zählt. Das bekannte mangelhafte Regenerationsvermögen bradytropher Gewebe erstreckt sich jedoch nicht auf das Hornhautepithel. Dieses kann in Stundenfrist durch Zellverschiebung und rasche Zellteilung Epitheldefekte schließen. Die Elastizität schützt vor Verletzungen, indem sie Druck und Stoß von außen abfedert. Darüber hinaus muß sie den oft beträchtlichen Zug der vier geraden Augenmuskeln ausgleichen, dadurch werden Formveränderungen der Hornhautkrümmung, die den Abbildungsvorgang stören würden, verhütet.

12.2.2 Störungen

12.2.2.1 Exogene Erkrankungen. Diese sind vor allem bakteriell bedingt (z.B. Ulcus serpens) und virusbedingt (Herpes corneae, Keratitis disciformis, Zoster ophthalmicus). Es gibt aber auch sekundär neurogen bedingte Hornhauterkrankungen (Keratitis neuroparalytica bei Lähmung des ersten Trigeminusastes und Keratitis e lagophthalmo bei Fazialisparese) und traumatisch bedingte Hornhauterkrankungen (Erosio corneae). Alle diese Erkrankungen beginnen am Epithel.

12.2.2.2 Endogene Erkrankungen. Dazu gehören die Keratitis parenchymatosa e lue congenita, die extrem seltene Keratitis parenchymatosa tuberculosa und die sklerosierende Keratitis. Der Beginn ist im Parenchym. Zu dieser Gruppe gehören auch ätiologisch unterschiedliche allergische Hornhauterkrankungen (Keratoconjunctivitis eccematosa, scrophulosa, phlyctaenulosa).

12.2.2.3 Sonderformen sind das Ulcus marginale, das katarrhalische Randgeschwür, die Keratokonjunktivitis bei Rosazea, die Keratitis superficialis punctata sowie die Keratitis sicca (filiformis), die als Leitsymptom dem Sjögrenschen Syndrom zugehört.

12.2.2.4 Degenerative Hornhautleiden. Dazu zählen der Arcus senilis (Gerontoxon), der am Ufer des Randschlingennetzes Lipoideinlagerungen aufweist und zahlreiche heredofamiliäre Degenerationen.

12.2.2.5 Wölbungsanomalien. Der Keratokonus ist eine kegelförmige Vorwölbung der Hornhautmitte mit gleichzeitiger Verdünnung des Parenchyms im Bereich der Kegelspitze. Die Erkrankung tritt nach der Pubertät auf und bevorzugt das 2. und 3. Lebensjahrzehnt. Neben erblichen Faktoren spielen offenbar noch nicht erforschte endokrine Einflüsse eine Rolle. Ein Astigmatismus (Stabsichtigkeit) kommt durch Fehlkrümmung der Hornhaut zustande, so daß eine punktförmige Vereinigung parallel einfallender Strahlen nicht möglich ist. Das Netzhautbild wird „stabförmig“ auseinandergezogen. Hier sind Korrekturen durch Kontaktlinsen nötig.

12.3 Lederhaut (Sklera)

12.3.1 Anatomie und Topographie

Die weiße Sklera bildet eine Bindegewebskapsel von komplizierter Architektur. In ihrer Bauweise ist sie einem Netz vergleichbar, das durch den intraokularen Druck in ballonartig stabiler Form gehalten wird. Trotz der zahlreichen die Lederhaut durchbohrenden Ziliargefäße ist die eigene Blutversorgung gering, daher auch Stoffwechsel und Regenerationsvermögen. Die in der Lederhaut verlaufenden Ziliarnerven können lokalen Entzündungsschmerz (Skleritis) oder ausstrahlenden Spannungsschmerz (akutes Glaukom) vermitteln.

12.3.2 Störungen

Die bradytrophe Sklera ist nur selten erkrankt. Entsprechend ihrer Lage ist sie Entzündungsprozessen nur schwer zugänglich, die von außen (Bindehaut, Orbita) oder von innen (Uvea) auf sie einwirken können. Ursächlich kommen Rheumatismus, Tuberkulose, andere Herderkrankungen und Gicht in ihren allergischen Reaktionsformen in Frage. Selten ist die metastatische Beteiligung bei septischen Prozessen. Von den degenerativen Formen sind am bekanntesten die blauen Skleren bei Osteogenesis imperfecta.

12.4 Psychosomatik entzündlicher Bindehaut- und Hornhauterkrankungen

Zu diesem Thema gibt es — aus psychosomatischer Sicht — keine Literatur. Auch bei diesen Formen der äußerlich sichtbaren Augenkrankheiten scheint die Störung der Funktion der nonverbalen Kommunikation im Vordergrund zu stehen. Häufig sind Alkohol- und Tablettenmißbrauch die Ursache für die gestörte Tränenproduktion und die damit auftretende Störung im Feuchtigkeitshaushalt der äußeren Augenabschnitte, die zu entzündlichen Veränderungen der Bindehaut und Hornhaut führt. Das „Triefauge“ des Trinkers ist eine bekannte Erscheinung. Die Augenkrankheit wird also zum sichtbaren Stigma einer Sucht, die vom Patienten häufig als persönliches Versagen interpretiert wird.

12.5 Fallbeispiele

Fall 12: Conjunctivitis sicca

Eine 35jährige Frau, Verwaltungsangestellte, seit sechs Jahren Kontaktlinsenträgerin, kommt 1978 in die Praxis mit der Bitte, den Sitz ihrer vom Optiker angepaßten Kontaktlinsen zu kontrollieren. Sie klagt über Trockenheitsgefühl und über Jucken im Auge und führt ihre Beschwerden darauf zurück, daß ihre Linsen nicht mehr richtig sitzen. Mit Hilfe des Schirmertests wird bei durchgängigen Tränenwegen eine trockene Bindehautentzündung diagnostiziert und entsprechend konservativ behandelt. Gleichzeitig wird der Patientin geraten, ihre Linsen zur Kontrolle und gegebenenfalls zur Reinigung bei ihrem Augenoptiker abzugeben, der dann auch Protein-Ablagerungen feststellt und entfernt. Die Kontaktlinsen werden probeweise wieder eingesetzt. Schon nach 14 Tagen kommt es zu erneuten Unverträglichkeitserscheinungen und einer Entzündung.

Ein halbes Jahr später kommt die Patientin wieder mit den gleichen Symptomen und der Bitte um neue Kontaktlinsen. Das Auge ist reizfrei, und die Patientin erklärt, diese neuen Kontaktlinsen gut vertragen zu können, die sie übrigens auch selbst bezahlt. Aber bereits drei Monate später tritt wieder eine Conjunctivitis sicca auf, die trotz medikamentöser Therapie und ständiger Beobachtung nicht in den Griff zu bekommen ist. Die Patientin gibt auf und bittet um die Verordnung einer Brille.

1980 kommt die Patientin wieder in die Praxis, weil sie eine neue Brille braucht. Sie lenkt aber das Gespräch sehr schnell auf einen ganz anderen Punkt: Sie hat von Autogenem Training als Begleitmaßnahme bei Sehproblemen gehört und fragt, ob ihr das möglicherweise hilft. An dieser Stelle ist bemerkenswert, daß die Patientin als Ursache für ihre Beschwerden ein psychisches Geschehen anzunehmen scheint. Medikamente und neue, nach allen Regeln der Kunst angepaßte Kontaktlinsen, sowie neue Brillen haben ihr nicht geholfen. Die Motivation, gegebenenfalls auch mögliche Unannehmlichkeiten in Kauf zu nehmen, zeigt sich in der Bereitschaft, die Kosten für die teuren Kontaktlinsen selber zu übernehmen. Jetzt sucht sie einen Weg, mit anderen Mitteln ihr Leiden zu bewältigen. Sie wird in eine AT-Gruppe aufgenommen und beginnt bei der anschließenden dynamischen Gruppengesprächstherapie von ihrer Medikamenten-Abhängigkeit zu erzählen. In letzter Zeit sei dann auch noch die Angewohnheit hinzugekommen, einen Drink zur Entspannung zu nehmen.

Die Gruppe riet ihr spontan, eine Selbsthilfe-Organisation wie z.B. die Anonymen Alkoholiker aufzusuchen und sich dort diesem Problem zu stellen, was die Patientin nach Abschluß des Kurses auch tun will. Ein Vierteljahr später kommt sie zu einem Gespräch. Da erzählt sie zum ersten Mal von dem jetzt auch von ihr erkannten Zusammenhang zwischen Suchtverhalten und Augenbeschwerden. Schon seit zwanzig Jahren kommt sie nicht mehr ohne Schlafmittel aus. Die Dosis wurde ständig erhöht. In besonders schwierigen Phasen konnte sie oft nicht einmal mehr feststellen, wie viele Tabletten sie am Abend oder schon während des Tages genommen hatte. Immer dann, wenn sie mit Hilfe der Medikamente versuchte, den Anforderungen der Wirklichkeit zu entfliehen, und besonders hohe Dosen konsumierte, traten Schwierigkeiten mit den Kontaktlinsen auf. Daraufhin ging sie jedesmal zu einem Augenarzt.

Es handelt sich hier um das klassische Beispiel der Unwirksamkeit einer Symptombehandlung bei einer psychogenen Störung. Solange die Patientin versuchte, ihre psychischen Probleme mit Medikamenten zu lösen, traten sie an anderer Stelle in Form von Kontaktlinsen-Störungen wieder auf. Im Lauf der Jahre wurde sie sich ihrer Medikamenten-Abhängigkeit bewußt und suchte immer, wenn ihr Suchtverhalten bedrohliche Ausmaße annahm, Hilfe beim Augenarzt, dem sie aber nur das Symptom „Kontaktlinsen-Problem" präsentierte. Erst durch die über die übliche Behandlung hinausgehende psychische Betreuung mit Hilfe des AT und der Gruppentherapie war es möglich, an den Kernpunkt der Störung heranzukommen und eine endgültige Heilung einzuleiten.

In den letzten Jahren hat sich die Anzahl der Patienten, die über Trockenheitsgefühl und Juckreiz im Auge klagen, auffallend vermehrt. Neben den exogenen Formen der Konjunktivitis, deren Häufigkeit durch ungünstige Umwelteinflüsse sicher ebenfalls zunimmt, zeigt sich besonders die Conjunctivitis sicca mit verminderter Tränensekretion immer öfter und immer hartnäckiger. Ihre Erscheinungsform nimmt vielfach einen chronischen Verlauf. Die Ursachen sind noch ungeklärt. Häufig ist dabei auch die Speichelsekretion (Trockenheitsgefühl im Mund und Rachenraum) herabgesetzt, wie man es von Depressionen und bei Einnahme verschiedener Medikamente, insbesondere Psychopharmaka, kennt.

Fall 13: Konjunktivitis bei Alkohol-Problemen

Ein heute 55jähriger Handelsvertreter kam vor 23 Jahren zum erstenmal in die Augenpraxis und klagte über lästigen Tränenfluß, insbesondere am Morgen käme es zu starken wäßrigen Sekretionen. Der ophthalmologische Befund war ohne Auffälligkeiten.

Der Patient machte einen sympathischen Eindruck. Sein leicht schreckhaftes Benehmen fiel zu Anfang nicht auf. Die Konjunktivitis wurde ein halbes Jahr lang mit den verschiedensten Tropfen behandelt, dann kam der Patient erst zweieinhalb Jahre später mit den gleichen Symptomen wieder. Er betonte, daß die Behandlung damals gut geholfen habe, erst seit neuestem leide er wieder unter starkem Tränenfluß.

An den Lidrändern und der Bindehaut ist eine Rötung, am Augapfel ein erheblicher Reizzustand mit Follikelschwellung festzustellen. Die nach orthodoxen Methoden durchgeführte Therapie erstreckte sich auf die Einnahme verschiedenster Medikamente über eineinhalb Jahre. Zwischendurch bildeten sich zwei Hagelkörner, die jedoch mit Hilfe von Salben rasch zurückgingen. Während dieses Behandlungszeitraumes wurde keine biographische Anamnese erhoben.

Nach acht Jahren kam der Patient wieder und erkundigte sich nach dem Autogenen Training. Er habe die verordneten Medikamente immer genommen, wenn eine Bindehautentzündung aufgetreten war, es wäre jedesmal eine Besserung erfolgt. In letzter Zeit ließe jedoch seine Konzentrationsfähigkeit zu wünschen übrig, es bereite ihm Schwierigkeiten, sich voll auf seine Aufgaben einzustellen. Er meldete sich zum AT-Grundkurs an und war bei den ersten Übungen, in denen die entspannende Einstellung auf Ruhe, Schwere und Wärme vermittelt wird, ganz bei der Sache. Während der begleitenden Gesprächstherapie erzählte er dann, daß er seit 15 Jahren an seinem Triefauge leide, das immer während oder nach seinen dreitägigen Sauftouren auftritt. Nach diesem Geständnis vor der Gruppe brach er den AT-Kurs ab und entschuldigte sich mit starker beruflicher Beanspruchung.

Nach zwei Jahren kam er wieder in die Praxis wegen der chronischen Bindehautentzündung. Jedoch hielt er sich mit dem Somatischen nicht lange auf, sondern begann sofort, von sich zu erzählen: Von seinem schlechten Gewissen wegen des Fernbleibens vom AT-Kurs und von seiner zur Gewißheit gewordenen Ahnung, daß er Alkoholiker sei. Nach Abbruch des AT-Kurses habe er sich einer Selbsthilfegruppe der Anonymen Alkoholiker angeschlossen. Seit jener Zeit habe er es geschafft, trocken zu bleiben bis auf einen Rückfall vor einem Vierteljahr, da sei auch gleich die starke Entzündung am Auge wieder aufgetreten.

Während der zum vierten Mal wiederholten Behandlung seiner Konjunktivitis berichtete der Patient über die Zusammenhänge zwischen Alkoholkonsum und Augensymptom. Immer dann, wenn er maßlos trank, mußte er morgens würgen und sich erbrechen, und, um den Tag halbwegs überstehen zu können, mußte er schon vor dem Frühstück seine Magennerven und sein Händezittern mit Alkohol beruhigen. In diesen Phasen hatte er mit zuverlässiger Regelmäßigkeit seine Konjunktivitis. Nun wollte er es erneut zur Stärkung seiner Vorsätze mit dem Autogenen Training versuchen.

Der Patient blieb weiterhin in Behandlung, nun jedoch wegen normaler Alterssichtigkeitsbeschwerden und zur Überprüfung seiner Brillen. Er hat es geschafft, bisher trocken zu bleiben, die chronischen Reizzustände von Bindehaut und Lidern sind nicht mehr aufgetreten. Bei den Supervisionsgesprächen zum AT-Kurs erzählte er, daß er jedesmal bewußt zum Augenarzt gegangen sei, wenn er sich nicht mehr zu helfen gewußt hatte, wobei er mehrere Ärzte konsultiert hatte, in der Hoffnung, sich aussprechen zu können. Das ist ihm jedoch in den ersten Jahren nie gelungen, statt dessen war er ängstlich bemüht, seine Fahne zu verbergen. Erst als er sich selber eingestehen konnte, daß er alkoholabhängig war, war es ihm möglich, seinem Augenarzt über die eigene Beobachtung des Entzündungssymptoms und dem vorausgegangenen Alkohol-Exzeß zu berichten.

Für den Alkoholiker ist das „Triefauge" charakteristisch. Der allmorgendliche Würgreflex, unter dem auch starke Raucher leiden und der den Alkoholkranken zwingt, schon vor dem Frühstück zur Flasche zu greifen, bewirkt, daß Lidränder und Bindehaut anschwellen. Das ohnehin schon gereizte Auge verleitet zum Reiben, was die Symptomatik noch verstärkt. In der Therapie müssen also nicht nur die Symptome, sondern auch der Hintergrund der Krankheit berücksichtigt werden. Allerdings wird niemand zum Augenarzt gehen und ihm gleich beim ersten Besuch sein Alkohol-Problem offenbaren, obwohl der Augenarzt durchaus die erste Anlaufstelle sein kann, weil der Betroffene von seinem verräterischen Symptom „Triefauge" befreit werden will

Blepharitis und Konjunktivitis sind nicht selten die objektiven Befunde einer Asthenopie, für die neben unkorrigierten Brechungsfehlern auch eine Reihe von vegetativen und psychischen Störungen verantwortlich sein können. Die vorangegangenen Fallbeispiele haben dies deutlich gezeigt.

Fall 14: Rezidivierende Hornhauterosion in Verbindung mit einem mütterlichen Glaucoma operatum bds. und Sekundärkatarakt (siehe Fall 20)

Ein jetzt 47jähriger Mann kam vor 10 Jahren auf Veranlassung seiner Mutter in die Praxis, die damals seit zwei Jahren wegen eines operierten Glaukoms in Behandlung war. Der Patient zeigte eine typische Hornhauterosion des rechten Auges. Nach der klassischen Behandlung kam es zu einem schnellen Abklingen der Symptomatik. Drei Tage später kam der Patient wieder und erzählte, daß er diese Erkrankung des rechten Auges regelmäßig seit den letzten drei Jahren habe, und brachte dies in Zusammenhang mit seiner Mutter. Die Entzündung sei sehr lästig, er sei schon bei verschiedenen Augenärzten gewesen, und er mache sich Sorgen wegen der gleichen Sehverschlechterung wie bei seiner Mutter.

Bei den Gesprächen in den nächsten Wochen stellte sich folgende Vorgeschichte dar: Er ist ein uneheliches Kind, für seinen Vater hat er bis vor drei Jahren den Ehemann der Mutter gehalten. Dieser „Pseudovater" verstarb an einer Tuberkulose, als der Patient zwanzig Jahre alt war. Auf dem Fest anläßlich des 60. Gebutstages der Mutter erfuhr der Sohn die wahren Abstammungsverhältnisse. Anschließend hatte er zwei Tage lang nachts starke Schmerzen im rechten Auge. Diese schmerzhafte Hornhautentzündung wiederholte sich in den nächsten Jahren immer wieder in unregelmäßigen Abständen. Die konsultierten Augenärzte diagnostizierten eine rezidivierende Hornhauterosion.

Der nächste Anfall trat auf, als sein Sohn seinen elften Geburtstag feierte. Der Sohn stammt aus der ersten Ehe des Patienten, die geschieden wurde, da die junge Frau fremdging. Auch diesmal kam es durch die klassische Behandlung wieder zu einer sofortigen Besserung.

Auffallend war der Zusammenhang des Auftretens der Symptome mit verschiedenen Geburtstagen. Nachdem der Patient trotz Abheilen der Erosion wieder die Sorge um sein Auge aussprach, wurde ihm eine Gruppengesprächstherapie mit Autogenem Training angeboten, was er freudig annahm. Bei der Sonnengeflechtsübung hatte er Schwierigkeiten, die sich aber gaben, als generell in der Gruppe über die Vater-Mutter-Beziehung geprochen wurde. Bei der Stirnübung fühlte er sich sehr wohl und konnte in der Gruppe über seine Mutter sprechen. Er erinnerte sich an das Gespräch mit der Mutter über seinen wirklichen Vater. Er habe damals einen großen Schreck über die Ehrlichkeit der Mutter bekommen und über die wahre Abstammung, die ihm die Mutter aus politischen Gründen jahrelang verschwiegen hatte, denn der Vater war hoher Offizier einer fremden Besatzungsmacht.

Bei dieser Erinnerung mußte der Patient weinen, da er ein schlechtes Gewissen als „Deutscher mit ausländischer Abstammung“ hatte. Auch an dem Geburtstag der Mutter habe er sehr geweint, und die Mutter strich ihm als Tröstung über seine rechte Gesichtshälfte. Dies habe er als Schmach empfunden, seither habe er nach Familienfeiern immer Schmerzen am rechten Auge. Als er sich bei dieser Rückschau am Auge reiben mußte, stellte er fest, daß er keine Schmerzen mehr hatte. So wurde das Autogene Training erfolgreich abgeschlossen. Der Patient kam regelmäßig zur Kontrolle. Die Hornhautentzündung trat nicht mehr auf.

Als der Patient zwei Jahre später seine jetzige Frau kennenlernte, kam er in die Praxis und bat, sein rechtes Auge nachzusehen, da er wieder Beschwerden hatte. Es handelte sich aber nicht um eine Hornhauterosion, sondern um eine Konjunktivitis. Es kam zu der Heirat, obwohl der Patient eigentlich noch sehr an seiner ersten Frau und dem Sohn hing. Ein Jahr später mußte der Patient seiner Mutter bei der Ausrichtung der Feier anläßlich des 65. Geburtstages helfen. Er hatte danach starke Rückenschmerzen. Der Orthopäde diagnostizierte einen Bandscheibenschaden. Die zweite Ehefrau pflegte ihn wegen seiner Wirbelsäulenerkrankung mit großer Aufopferung, es kam jedoch zu keiner Besserung.

Bei der regelmäßigen Augenkontrolle wurde ihm im Hinblick auf die Rückenerkrankung eine Wiederholung des Autogenen Trainings der Oberstufe und das Katathyme Bilderleben angeboten. Der Patient lehnte dieses ab, denn der Orthopäde habe ihm gesagt, daß eine Operation das einzig Richtige sein würde. Also werde er sich irgendwann einmal operieren lassen, denn auch seine Mutter habe sich am Auge operieren lassen und habe danach wieder besser sehen können.

Dieser Fall zeigt eine gewisse Konversionsproblematik. Die Geschichte mit der wahren Abstammung „ging ins Auge". Die Bandscheibenbeschwerden und die Rückenschmerzen, die sich trotz konservativer Behandlung nicht besserten, haben möglicherweise etwas mit seinem Standpunkt zwischen seiner Exfrau und jetzigen Frau zu tun.

13 Die mittleren Augenabschnitte

13.1 Regenbogenhaut (Iris)

13.1.1 Anatomie und Topographie

Die Regenbogenhaut ist die Blende des Auges. Mit ihrer Wurzel schließt sie unmittelbar an den Ziliarkörper an. Gleichzeitig bildet sie den Abschluß der Uvea nach vorne. Das Irisgewebe ist schwammartig und daher bei Entzündungen besondes schwellfähig. In ihrer Mitte liegt die Pupille. Zusammen mit der Linse bildet die Iris das Linsen-Iris-Diaphragma, eine Scheidewand, die das Augeninnere in die vordere und die hintere Augenkammer unterteilt.

Die Iris besteht aus zwei Blättern, dem lockeren vorderen mesodermalen (uvealen) Stromablatt und dem dichteren hinteren ektodermalen (retinalen) lichtundurchlässigen Pigmentblatt. Das Stromablatt ist durch die Krause der Iris unterteilt in einen Pupillarteil, der den M.sphincter, und einen Ziliarteil, der die Iriswurzel und den M.dilatator enthält. Die Iriskrause ist eine über das Niveau vorstehende Vedichtung des Irisgewebes, hier liegt der Circulus arteriosus iridis minor. An der Spitze des Pupillarteils liegt der sehr kräftige, ringförmig dem Pupillarsaum anliegende Schließmuskel der Pupille. Der Ziliarteil enthält die radspeichenartig angeordneten Trabekel, zwischen denen die Krypten liegen. Die Trabekel dienen den radiär von der Iriswurzel zum Circulus arteriosus iridis minor und den zur Pupille ziehenden Ziliargefäßen als Gerüst.

Der M.dilatator pupillae ist eine netzartige Membran mit radiär gestellten glatten Muskelbündeln zur Erweiterung der Pupille. Die Pupillenweite wird nach dem Gesetz der reziproken Innervation, d.h. der aktiven Entspannung des Antagonisten (hier des Sphinkters) bei Innervation des Agonisten (des Dilatators) durch den parasympathisch innervierten Sphinkter und den sympathisch innervierten Dilatator gesteuert. Das Stärkeverhältnis dieser beiden glatten Muskeln beträgt etwa 3:1 zugunsten des Sphinkters. Zum Schutz des Auges vor Blendung ist die blitzschnell einsetzende Miosis am wichtigsten. Die Pupillenerweiterung (Mydriasis) erfolgt wesentlich langsamer. Ihre funktionelle Bedeutung liegt in der Freigabe der von Stäbchen besetzten Peripherie der Netzhaut beim Dämmerungssehen. Die Pupillenweite schwankt zwischen 1,5 und 8 mm in Abhängigkeit vom Lichteinfall, vom autonom-vegetativen Tonus und vom Alter. Das Pigmentblatt bildet die Rückfläche der Iris und dient der Abschirmung des Lichtes. Es überzieht den Pupillarrand und bildet den Pupillarsaum. Beim Pupillarspiel gleitet es reibungslos auf der Linsenvorderkapsel und schließt ventilartig die hintere von der vorderen Augenkammer ab. Diese Schicht bestimmt auch die Farbe der Augen.

13.1.2 Störungen

13.1.2.1 Exogene Iridozyklitis. Wenn der pathogenetische Faktor primär von den Augengeweben ausgeht, wie z.B. nach einer perforierenden Verletzung (Vulnus perforans) oder einem Geschwür (Ulcus serpens), wenn also Krankheitserreger unmittelbar zu einer Entzündung des Regenbogenhaut-Strahlenkörpergewebes führen, spricht man von einer exogenen Iridozyklitis. Daneben gibt es noch die Iridozyklitis als Begleiterkrankung, als lokale Folgeerscheinung bei Erkrankungen der Hornhaut (Keratitis parenchymatosa), der Lederhaut (Skleritis) oder der Netzhaut (lange bestehende Amotio retinae). Auch bei schweren Verätzungen oder Verbrennungen ebenso wie bei Insektenstichen kann die Iris beteiligt sein.

13.1.2.2 Endogene Iridozyklitis. Die Erkrankungsformen der Regenbogenhaut sind in den meisten Fällen endogener, allergischer Natur: bakterielles oder virales Eiweiß gelangt von einer körpereigenen Infektionsquelle (Mikrostreuung) über die Blutbahn in die Iris. Dort wirkt es als Antigen und bildet lokale Antikörper. Bei erneuter Streuung des primären Herdes reagiert das sensibilisierte Auge mit einer Antigen-Antikörper-Reaktion. Die Aufklärung der Ursachen der endogenen Iridozyklitis gelingt nur in etwa zwanzig Prozent. Einmal kann der auslösende Primärherd so klein sein, daß er sich der Diagnostik entzieht, zum andern ist die Reaktion des Auges abhängig von der Sensibilisierung und Allergie-Bereitschaft. Als Ursachen kommen in Frage: metastatische Iridozyklitis bei Septikämie, allergische Iridozyklitis bei rheumatoiden Erkrankungen (Herdinfektion, M.Boeck, M.Still-Chauffard, M.Bechterew, M.Behçet, M.Reiter, Colitis ulcerosa) und bei nahezu allen Infektionskrankheiten. Die Kennzeichen einer akuten Iridozyklitis sind eine entzündliche Pseudoptose, eine gemischte Injektion, Zellvermehrung im Kammerwasser, Reizmiosis, Hyperämie, Ödem und Verfärbung des Irisstromas und Verklebung des Pigmentblattes mit der Linsenvorderkapsel. Bei einer chronischen Iridozyklitis kommt es zur Bildung von zipfelförmigen Synechien und Präzipitaten. Jede Iritis (Iridozyklitis) ist eine schwerwiegende Erkrankung. Über Jahrzehnte hinweg können Rezidive auftreten.

13.2 Aderhaut (Chorioidea)

13.2.1 Anatomie und Topographie

Die Aderhaut ist neben Iris und Strahlenkörper Teil der Uvea, der mittleren Schicht des Augapfels. Sie besteht aus drei Schichten: der Schicht der großen Gefäße (Lamina vasculosa), der Schicht der kleinen Gefäße (Choriokapillaris) und der Bruchschen Membran (Lamina vitrea oder basilaris). Sie ist gleichzeitig Haupternährungsstätte und durch ihren schwammartigen Bau Blutreservoir des Auges. Ihre Versorgung erfolgt aus dem Ziliarkreislauf, der aus der A.ophthalmica entspringt. Infolge ihres Gefäßreichtums ist die Aderhaut ebenso leicht Entzündungsprozessen zugänglich wie die vordere Uvea (Iris und Strahlenkörper).

13.2.2 Störungen

13.2.2.1 Chorioiditis. Die klassische Entzündungsform der Aderhaut ist die Chorioiditis disseminata. Wie bei der Iridozyklitis kommen in erster Linie die sogenannten „uveotropen Allgemeinleiden“ in Betracht: Tuberkulose, Erkrankungen aus dem rheumatischen Formenkreis und Fokalinfektionen. Demgegenüber treten die eitrige Chorioiditis und andere Formen zahlenmäßig weit in den Hintergrund.

13.2.2.2 Degenerative Erkrankungen. Im Alter kann sich die Aderhaut an der Papille (zirkumpapilläre Atrophie) und am hinteren Pol (zentrale Atrophie) verdünnen. Die sogenannten Altersdrusen der Lamina vitrea entstehen auf dem Boden degenerativ-destruierender Prozesse am Pigmentepithel. Der Visus wird in der Regel nicht beeinträchtigt.

13.2.2.3 Tumoren. Das maligne Melanoblastom ist die bösartigste Geschwulst am Auge. Der pilzförmig glaskörperwärts wachsende Tumor sitzt in der Regel am hinteren Pol und wölbt die Netzhaut vor. Bei größerer Ausdehnung des Tumors kann sich eine 6 bis 8 Dioptrien hohe sekundäre Ablatio retinae entwickeln. Wesentlich seltener sind metastatische Tumoren, z.B. beim Mammakarzinom. Zu den benignen Geschwülsten zählen Naevi, Angiome, Neurofibrome, Neurinome und Leiomyome.

13.2.2.4 Kolobome sind angeborene Anomalien, wobei es durch einen unvollständigen Verschluß der Becherspalte zu grubenförmigen Defekten kommt. Kombinationen mit anderen Mißbildungen (Sehnerven-, Iris-, Linsenkolobom) kommen vor.

13.3
Psychosomatische Aspekte bei Uveitis

Die somatische Behinderung bei Chorioretinitis äußert sich in einem Schleiersehen oder Gesichtsfeldausfall, mit den Folgeerscheinungen der bleibenden Sehverschlechterung bis zur Erblindung. Auf der symbolischen Ebene handelt es sich um ein „Verschleiern“, „Scheuklappensehen“ und „Blindsein“.

Die stationäre Krankheitsbehandlung mit Augenschonung führt zu einer mehrwöchigen bis mehrmonatigen völligen Passivität mit Regression bis zur Infantilisierung. Die meisten Patienten scheinen jedoch ihre Sehverschlechterung weitgehend zu verleugnen, dies könnte in Zusammenhang mit der hohen Verleugnungstendenz im Rosenzweig-Test stehen.

Bernhard und Huhn untersuchten 15 Chorioretinitis-Patienten mit zwei voneinander unabhängigen tiefenpsychologisch orientierten Interviews und verschiedenen testpsychologischen Untersuchungen (psychischer/sozialkommunitativer Befund von Rudolf, Gießener Persönlichkeits-Inventar, Rosenzweig-Test, Freiburger Beschwerdeliste). Die Einschätzung der Interviewer deckte sich weitgehend mit der Selbsteinschätzung der Patienten. Auffallend war, daß zwei Gruppen gebildet werden konnten, die eine stark depressiv und leicht zwanghaft, die andere stark zwanghaft und nur leicht depressiv strukturiert, wobei Zwanghaftigkeit positiv und Depressivität negativ mit dem Bildungsniveau korrelierten. Die Augenerkrankung scheint — entsprechend einer genetischen Vorerfahrung und Traumatisierung — relativ strukturspezifisch bei Objektverlust oder schulischen und beruflichen Konflikten aufzutreten. Sie läßt sich als somatische Form einer Wahrnehmungsstörung interpretieren.

Unter der Vorstellung, daß bei den depressiv Strukturierten die wesentliche Grundangst das Alleingelassenwerden ist (Riemann 1973) (mit weitgehender Hemmung des motorischen Handelns und der kompensatorischen Suche nach Nähe und Geborgenheit in zum Teil symbiotischen Beziehungen), so ist vorstellbar, daß vor allem der Objektverlust als sehr bedrohend erlebt wird. Dieser Objektverlust kann nicht durch situationsgerechtes Handeln verhindert werden, sondern wird möglicherweise durch die Wahrnehmungsstörung, durch ein somatisches Augenschließen, abgewehrt. In diesem Zusammenhang ist auch erwähnenswert, daß in der Gruppe der Depressiven unter den erfragten Symptomen in einem Drittel der Fälle eine starke chronische Rhinitis genannt wurde. Es ist zu diskutieren, ob es sich bei der chronischen Rhinitis um ein verschobenes Weinen und damit um eine symbolische Trauerreaktion handelt.

Bei den zwanghaft strukturierten Patienten scheint eine Grundangst die Angst vor allen Veränderungen zu sein, mit der daraus resultierenden Ohnmacht, Absicherungstendenz und Gefühlsabspaltung, sowie dem kompensatorischen Versuch, durch Leistung, Geltung und Macht diese Angst abzuwehren. Entsprechend wäre denkbar, daß in Situationen, in denen Zupacken und Handeln erforderlich ist oder die Kompensation durch Leistung und Geltung bedroht wird, eine Augenerkrankung als somatische Abwehr und als Lösungsversuch auftritt.

Auffallend war auch das direkte zeitliche Zusammentreffen von Augenkrankheit und Urlaub bei der Hälfte der Patienten. In der Gruppe der Zwanghaften trat die Erkrankung gegen Urlaubsende auf, was als Konfrontation mit der Berufsbelastung gewertet werden kann. In der Gruppe der Depressiven spielte eine Rolle, daß sie ohne ihren Partner in den Urlaub fahren wollten, bzw. in einem Fall war der Seitensprung des Partners im Urlaub das auslösende Moment, was als Objektverlust verstanden werden kann.

Vergleicht man die Ergebnisse bei Chorioretinitis mit denen bei Iritis, so läßt sich ein Unterschied erkennen. In der strukturellen Zuordnung zeigen Iritispatienten neben den zwanghaften vor allem hysterische Anteile. Sie erscheinen selbstsicherer, dabei stark abwehrend und damit schwerer zugänglich. Insgesamt ist die Iritis eine leichtere, meist reversible Erkrankung.

Was das Krankheitsbild der Uveitis als Ganzes betrifft, so erscheint angesichts des Aspektes des Auges als „Spiegel der Seele“ die Frage nach der Organwahl und Organspezifität berechtigt. Die schon von FREUD beobachtete „Besetzung eines Organs mit Libido“ läßt hier vermuten, daß das Auge bei diesen Patienten generell höher besetzt zu sein scheint und einen großen Stellenwert für das Erleben des Außen und Innen hat. Das Auge erscheint dadurch eine besonders empfindliche und wirkungsvolle Abwehr von drohendem Objektverlust und bevorstehender Auseinandersetzung mit der Realität (in Form des Augenschließens) zu ermöglichen. Nach KEMPER (1954) könnte man von einer „Organwahl als symbolischem Ausdruck innerer Befindlichkeit“ sprechen.

13.4 Fallbeispiel

Fall 15: Rezidivierende Uveitis rechts nach Schieloperation in der Kindheit

Ein jetzt 29jähriger Einzelhandelskaufmann schielt seit früher Kindheit mit dem rechten Auge, auf dem er auch schlecht sieht. Seit dem dritten Lebensjahr wurde eine Schieltherapie mit Abdecken des linken Auges und Sehschule durchgeführt. Mit sieben Jahren wird er operiert, wobei ein Parallelstand erreicht wird. Die Operation erlebt er als sehr schlimm. Wenn die Mutter nicht dauernd bei ihm gewesen wäre, hätte er den Verband laufend abgerissen. Als Kind trägt er eine Übersichtsbrille, die Hyperopie geht nach der Pubertät in eine Myopie über. Als 18jähriger hat er –2,0 Dioptrien und einen geringfügigen Astigmatismus. Die rezidivierende Uveitis tritt um diese Zeit auf und muß mit Cortison behandelt werden.

Der Patient ist das mittlere von drei Kindern. Der Vater hat sich mit Fleiß hochgearbeitet, und die Mutter ist eine vorbildliche Hausfrau. Der Vater hat sich mehr um seine beiden Töchter gekümmert als um den Patienten. In der Familie herrschte eine gefühlskalte Atmosphäre, Zärtlichkeiten zwischen den Eltern kamen nie vor. Als der Patient mit 18 Jahren beim Tanzen seine spätere Frau kennenlernt, tritt die Uveitis zum ersten Mal auf. Die Freundin kümmert sich nicht darum, jedoch bemüht sich die Mutter rührend um ihn und erzählt ihm von der Schieloperation, die er damals ohne sie nicht überstanden hätte.

Nach einem Jahr stirbt die Mutter, was der Patient als besonders einschneidend empfindet. Er macht seine Lehre zu Ende und heiratet die Freundin. Die Ehefrau ist auch berufstätig. In ihrer Freizeit besucht sie oft die Familie des Patienten und spielt mit den Schwestern und dem Vater Karten, was dem Patienten gar nicht recht ist. In dieser Zeit hat er wieder zwei Schübe seiner Uveitis.

Als er ein Jahr später von daheim weg auf einen Lehrgang muß, zieht die Frau zur Familie des Patienten, um sich um den Vater zu kümmern. Er muß den Lehrgang wegen eines neuen Schubs der Uveitis abbrechen, seine Frau zieht wieder in die eheliche Wohnung. Zu diesem Zeitpunkt beginnt der Patient mit dem Autogenen Training. Ein neuer Schub tritt jedoch auf, als die Ehefrau den Vater des Patienten bei sich aufnehmen will, um ihn zu pflegen, da die Schwestern damit überfordert seien. In dem jetzt anschließenden KB kann der Patient in die Kindheit regredieren und die gestörte Elternbeziehung aufarbeiten. Nach acht Sitzungen kann er mit seiner Frau über das Problem der Dominanz des Vaters und der Wertigkeit der Mutter sprechen. Der Patient macht Autogenes Training weiter, die Frau bekommt einen Sohn und pflegt den Vater. Uveitiden sind nicht mehr aufgetreten.

14
Vordere und hintere Augenkammer

14.1
Anatomie und Topographie

Die vordere Augenkammer liegt zwischen der Hornhautrückfläche der Regenbogenhaut und der Linsenvorderkapsel. Die Tiefe beträgt im Mittel 3,4 mm. Sie schwankt in Abhängigkeit von Refraktion, Akkommodationszustand und Alter. Im Kammerwinkel liegt der Abflußweg des Kammerwassers. Dabei handelt es sich um jenen spitzen Winkel, den die Hornhaut am Übergang zur Lederhaut und die Iris am Übergang zum Ziliarkörper einschließen. Hinter der Winkelspitze liegt der Schlemmsche Kanal (Sinus venosus sclerae), dem das lockere, für Kammerwasser durchgängige Trabeculum corneosclerale vorgelagert ist. Der Schlemmsche Kanal ist ein dem Hornhautrand parallel verlaufender Abflußring in der Lederhaut. Er steht über eigene Abflußkanälchen mit den sogenannten Kammerwasservenen und dem episkleralen Venennetz in Verbindung, führt jedoch normalerweise kein Blut.

Die hintere Augenkammer ist nach vorn und außen durch die Irisrückfläche und den Ziliarkörper begrenzt, nach rückwärts von der Linse und der Glaskörpergrenzmembran. Sie wird von dem Aufhängeband der Linse, den Zonulafasern, durchzogen. Sie enthält die Bildungsstätte der wasserklaren Kammerflüssigkeit, die Ziliardrüse mit ihren 70 bis 80 zottenartigen Fortsätzen (Processus ciliares). Diese entsprechen den Plexus chorioidei der Hirnventrikel. Die Menge des in beiden Augenkammern vorhandenen Kammerwassers beträgt etwa 0,3 ml. Zufluß und Abfluß stehen so im Gleichgewicht, daß sich alle 10 Stunden der Inhalt der Augenkammer erneuert.

14.2
Glaukom

Unter der Bezeichnung Glaukom (grüner Star) werden höchst divergierende Krankheitsbilder zusammengefaßt. Das gemeinsame Zeichen ist der erhöhte Augeninnendruck. Der Augeninnendruck ist in der Regel seitengleich und bewegt sich in sehr engen Grenzen, normalerweise zwischen 15 und 22 mm Hg. Zufluß des Kammerwassers aus der Bildungsstätte („Ziliardrüse") und Abfluß über den Schlemmschen Kanal und die angeschlossenen Kammerwasservenen halten sich in einem stabilen Gleichgewicht. Da der intraokulare Druck zu den Organkonstanten gehört, besitzt er wie zahlreiche andere autonom-vegetative Körperfunktionen eine zirkadiane Variabilität. Jede intraokulare Druckschwankung wird vom gesunden Auge sofort durch gegenregulatorische Maßnahmen ausgeglichen, da die Klarheit der brechenden Medien an den gleichbleibenden Abstand von Hornhaut-Linse-Netzhaut gebunden ist.

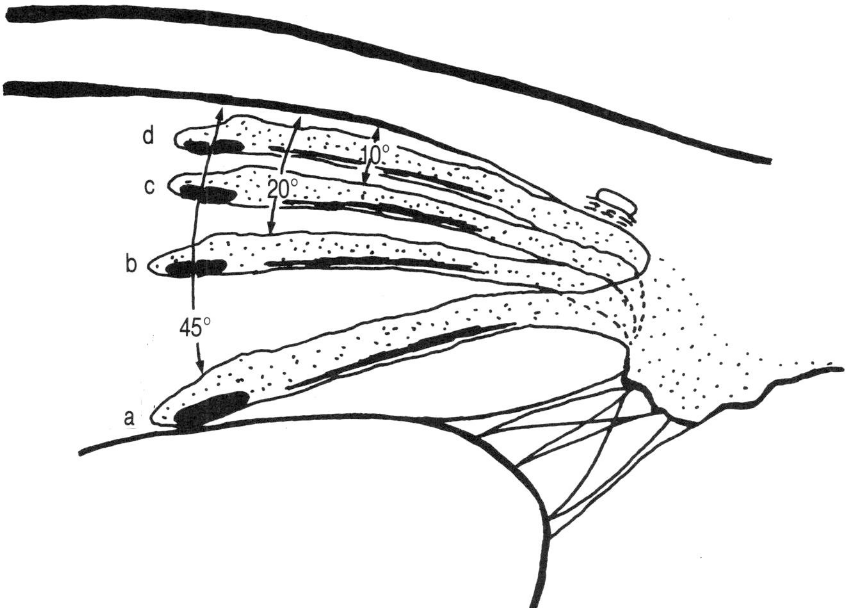

Abbildung 29:
Weitwinkel/Engwinkel
a = weit offener Kammerwinkel
b = mittelweit offener Kammerwinkel
c = enger, aber offener Kammerwinkel
d = blockierter Kammerwinkel

Das primäre Glaukom beruht auf einer Abflußstörung im Kammerwinkel. Die Abflußstörung kann für den Patienten unbemerkt chronisch verlaufen (Glaucoma simplex) oder plötzlich eintreten (akutes Glaukom, akutes Winkelblockglaukom). Beide Glaukomformen unterscheiden sich durch die Weite des Kammerwinkels (Abb. 29). Beim Glaucoma simplex ist und bleibt der Kammerwinkel weit. Der Zufluß des Kammerwassers ist also nicht gestört, lediglich der Abfluß durch das Trabeculum cornosclerale zum Schlemmschen Kanal. Im Vollbild zeigt das Glaucoma simplex die klassische Trias: Erhöhter Augeninnendruck (stets blasses, beschwerdefreies Auge), Papillenexkavation und Bjerrum-Skotom (vom blinden Fleck ausgehendes Bogenskotom).

Beim akuten Glaukom ist der vordere Augenabschnitt anatomisch zu eng angelegt. Der Kammerwinkel ist primär eng. Durch plötzliche uveale Kongestion oder durch medikamentöse Pupillenerweiterung entsteht der Pupillarblock, d.h. der Zufluß des Kammerwassers aus der hinteren in die vordere Augenkammer ist behindert. Es entsteht ein Überdruck in der hinteren Augenkammer, der die Iriswurzel der Abflußstelle im Kammerwinkel nähert. Die Iriswurzel legt sich vor das Trabekelsystem, so daß der Abfluß blockiert ist: Die akute Drucksteigerung führt zum akuten Winkelblockglaukom (schmerzhafter, hochroter, steinharter Augapfel).

Das chronische Winkelblockglaukom (früher: Glaucoma chronicum congestivum oder chronisches Engwinkelglaukom) ist eine Mischform. Bei mittelweiten bis engem Kammerwinkel kann diese Glaukomform lange Zeit unbemerkt schleichend wie ein Simplexglaukom verlaufen, bis plötzlich durch Verschluß des Kammerwinkels ein Anfall eintritt. Andererseits kann ein akutes Glaukom, bei dem medikamentös oder operativ der Winkelblock gelöst wurde, chronisch weiterverlaufen.

Zahlreiche Grundkrankheiten führen zum Sekundärglaukom. Die Augeninnendrucksteigerung erfolgt durch Behinderung der Zirkulation des Kammerwassers beim Durchtritt durch die Pupille oder beim Abfluß in den Schlemmschen Kanal. Als Ursachen kommen in Frage: intraokulare Entzündungen, perforierende Verletzungen, Gefäßerkrankungen, intraokulare Blutungen, intraokulare Tumoren, retrolentale Fibroplasie.

Das angeborene Glaukom beruht auf einem autosomal-rezessiven Erbgang mit Fehlanlage der Abflußstelle des Kammerwassers und geht mit einem Buphthalmus (Hydrophthalmus congenitus) einher.

14.3 Psychosomatik des Glaukoms

In der Literatur wird immer wieder berichtet, daß Glaukompatienten besondere Persönlichkeiten sind, d.h. daß bei ihnen Stimmungsschwankungen, exzessive Ängstlichkeit oder hypochondrische Tendenzen auftreten. Die meisten Autoren stellen fest, daß die Glaukompatienten psychisch und emotional gestört sind, daß sie depressiv, ängstlich und introvertiert sind und an Minderwertigkeitsgefühlen leiden. Es wurde vom typischen Glaukom der Freude und der Furcht, vom Glaukom als Folge psychischer Überanstrengung und bei Depressionen gesprochen. Andere Beobachter berichten, daß bei Glaukompatienten der Wunsch nach Perfektionismus und Genauigkeit vorherrsche, auch der nach Sicherheit und Abhängigkeit. Bei Patienten mit einem chronischen Engwinkelglaukom können, obwohl sie sich normalerweise kontrolliert verhalten, Zorn, Ängstlichkeit und Depression immer wieder durchschlagen.

Die erste psychosomatische Untersuchung stammt von Hibbeler, der 1947 eine Gruppe von Glaukomkranken einem standardisierten Untersuchungsverfahren, dem MMPI, unterzog. Dabei kam er zu dem überraschenden Ergebnis, daß zwei Drittel dieser Patienten gegenüber nicht ausgewählten Klinikpatienten deutliche Abweichungen auf mindestens einer Skala zeigten. Für männliche Patienten ergab sich eine Tendenz in Richtung Depression und Hysterie, bei den weiblichen wies der Trend eher auf Paranoia und Schizophrenie hin. Auffällig war auch, daß die stärksten Abweichungen bei denjenigen Patienten auftraten, deren Augendruck sich medikamentös gut einstellen ließ, hingegen wichen die Patienten mit konstant hohem Druck nur wenig vom Standard des Tests ab.

1950 untersuchten Ripley und Wolff eine Gruppe von 18 Patienten über einen Zeitraum von zehn Monaten bis zu sieben Jahren und korrelierten die Daten zur Augensymptomatik (insbesondere den intraokularen Druck) mit der Lebenssituation. Dazu wurden Verhalten und Stimmungslage während der Interviews in Beziehung zum aktuellen Augendruck gebracht. Bei allen Patienten fanden sich Angst oder eine depressive Stimmungslage, verbunden mit einer frustrierenden Lebenssituation vor Beginn der Symptomatik. Als häufigste psychische Befunde konnten starke Schwankungen der Stimmungslage, ausgeprägte starke Angst und hypochondrische Tendenzen erhoben werden. Vier Patienten hatten zuvor schon andere Augensymptome, bei fast allen fanden sich unabhängig von der persönlichen Reaktionsweise andere psychosomatische Symptome wie Kopfschmerzen, pektanginöse Beschwerden, Magenbeschwerden, Diarrhöen unklarer Genese, häufiger Harndrang und leichte Ermüdbarkeit. Alle Patienten zeigten Anpassungsschwierigkeiten, hervorgerufen durch übermäßige Gewissenhaftigkeit, peinliche Genauigkeit, Affektlabilität und Schwierigkeiten beim Eingehen tragfähiger Beziehungen.

Daran anknüpfend stellten Böhringer, Meerwein und Müller 1953 bei ihrer Untersuchung „Zur Psychiatrie des primären Glaukoms" die Frage nach der Persönlichkeitsstruktur der Erkrankten, nach der Organwahl, nach der Erlebnisqualität von Hell und Dunkel und nach Beziehungen zum endokrinen Psychosyndrom. Die Altersgrenze wurde auf 40 Jahre gesetzt, um sklerotisch-degenerative Gefäßveränderungen als Entstehungsgrundlage des Glaukoms auszuschließen. Bei den untersuchten 13 Patienten hatten sechs ein chronisch-kongestives Glaukom, sieben ein Glaucoma simplex. Sämtliche Patienten waren psychisch auffällig im Sinne einer depressiven Verstimmbarkeit, Hypochondrie, Phobie, Zwanghaftigkeit, deutlicher Affektlabilität und sexueller Störung. Eine für das Glaukom typische Persönlichkeitsstruktur ließ sich jedoch nicht erkennen. Bei sieben Patienten fiel der Erkrankungsbeginn mit einer belastenden Situation zusammen bzw. schlossen sich akute Schübe an eine derartige Situation an. Einige Patienten zeigten eine Neigung zu „intensiver und affektbetonter Erlebnisfähigkeit", bei einem Drittel trat eine ausgesprochene Dunkelphobie auf.

Berger und Zimet (1959) führten ihre Studie mit einer randomisierten Gruppe und einer Kontrollgruppe aus Patienten der allgemeinen Augenklinik durch, angeglichen nach Alter, Geschlecht, Rasse, ökonomischer Lage, Chronizität der Augenerkrankung und dem Ausmaß der Sehbehinderung. Für beide Gruppen konnte in der Anamnese eine herausragende Bedeutung emotionaler Faktoren im Vorfeld der Symptome und ihrer Verstärkungen eruiert werden. Bei beiden Gruppen war kein signifikant häufigeres Vorkommen anderer psychosomatischer Erkrankungen (z.B. Asthma bronchiale) anzutreffen. Depressivität und neurotische Entwicklungen wurden gleich häufig beobachtet. Bei der Untersuchung wurde allerdings keine Unterscheidung zwischen Eng- und Weitwinkelglaukom getroffen, das indifferente Ergebnis kann möglicherweise auf diese Unterlassung zurückgeführt werden.

Die standardisierte Untersuchung mit dem MMPI (Zimet und Berger, 1960) ergab, daß die Kontrollgruppe auf den Skalen Depressivität und Hypochondrie erhöhte Werte aufwies, die Zuordnung einer Persönlichkeitsstruktur zur Glaukomerkrankung war nicht möglich. Die Autoren faßten die Glaukompatienten und die Kontrollgruppe zusammen und unterteilten sie nun nach dem Grad der Sehbehinderung. In der Gruppe mit leichter Sehbehinderung wurde ein Trend zu pathologischen Skalenwerten ermittelt.

Zu einem ganz anderem Ergebnis kam HOLTMANN 1974, der mit demselben Instrumentarium (MMPI) eine Gruppe von 34 Glaukompatienten untersuchte. Er fand „meßbare Merkmale seelischer Alteration", insbesondere hohe Skalenwerte bei Hypochondrie, Depression und Hysterie. Die Form des Profils war typisch für psychosomatische Krankheiten.

Die Bedeutung einer auslösenden Situation wurde von COHEN und HAJIOFF (1972) in einer kontrollierten Studie geprüft. Zu diesem Zweck untersuchten sie 52 Glaukompatienten mit engem Filtrationswinkel, d.h. einer anatomischen Disposition, die eine Anfallsbereitschaft des Auges bedingt (zu unterscheiden vom Weitwinkelglaukom, das in der Regel beide Augen befällt und als Altersglaukom aufzufassen ist). Die Ergebnisse begründen die Annahme, daß eine kausale Beziehung zwischen Veränderungen der Lebenssituation und einem akuten Glaukomanfall bestehen kann. Nicht bestätigt werden konnte das von REBOUL (1951) beschriebene „Geburtstagsphänomen", wonach ein Glaukomanfall bevorzugt an Jahrestagen eines früher erlittenen Verlustes auftritt. Geschildert wird der Fall eines 48jährigen Patienten, der seinen ersten Glaukomanfall erleidet, als sein Sohn, den er allein erziehen mußte, als Teilnehmer zu den Olympischen Spielen reist und ihn damit das erste Mal allein läßt. Nach der chirurgischen Behandlung des rechten Auges erleidet er vier Jahre später in der analogen Situation einen Anfall des linken Auges.

CRENINI et al. (1977) wiesen in einer experimentellen Situation für Patienten mit Glaukoma chronicum simplex eine bemerkenswerte Erhöhung des intraokularen Druckes nach kurzfristigem emotionellen Streß nach. Sie schreiben dem Glaukom eine „psychosomatische Basis mit allgemeinen dystonischen Aspekten im neurovegetativen und endokrinen Bereich" zu.

HOLLWICH beschreibt eine eigene Zufallsbeobachtung. Er hatte bei einem Patienten mit chronischem Winkelblockglaukom die Messung mehrerer Tagesprofile des Augendrucks veranlaßt. Durch psychische Erregung (Überfahren einer Katze auf dem Weg zum Augenarzt) kam es während der bereits begonnenen Aufzeichnung des Ta-

Tabelle 2:
Druckprofil bei Glaukom

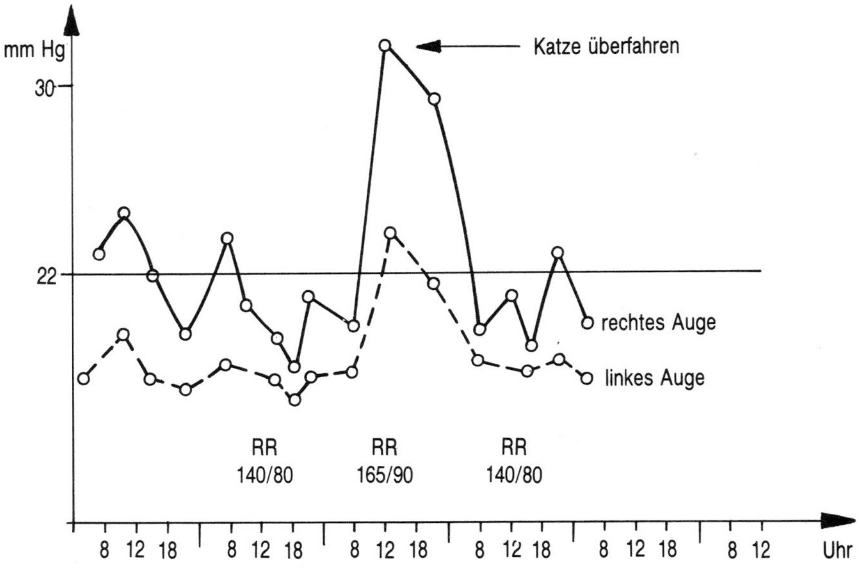

gesprofils zu einem Druckanstieg des rechten Auges von 18 mmHg (gemessen morgens um 8 Uhr) auf 32 mmHg (gemessen mittags um 12 Uhr). Gleichzeitig stieg der Blutdruck von 140/80 auf 165/90 mmHg (Tab. 2).

Aus einer Gesamtzahl von 309 Fällen konnte Hollwich 105mal eine mit dem Glaukomanfall in Zusammenhang stehende auslösende Ursache ermitteln. In 31 Fällen ließ sich nur eine seelische Erregung eruieren (Tab. 3). Er erklärt dies mit der Blockierung des Kammerwasserabflußes durch die bei seelischer Erregung eintretende Pupillenerweiterung bei vorbestehender Disposition. „Die psychische Erregung wirkt wie eine zentrale Noxe. Sie löst vegetative Fehlregulationen aus, in die auch der Augendruck gewissermaßen kollektiv einbezogen werden kann“. Auch die zentral stimulierenden Genußmittel Koffein oder Alkohol spielen, verbunden mit gleichzeitiger Zufuhr größerer Flüssigkeitsmengen, eine bemerkenswert häufige Rolle (15 Fälle).

Schon Graefe beobachtete, daß psychische Erregung ein auslösendes Moment darstellt. Bei zehn Prozent seiner Kranken, die er wegen Glaukoms iridektomiert hatte, trat in Anschluß an die mit der Operation verbundene psychische Erregung ein akuter Glaukomanfall auf dem anderen, bis dahin gesunden Auge auf.

Verschiedene Glaukomexperten vertreten die Ansicht, daß das primäre Glaukom keine psychosomatische, sondern eine rein somatische Erkrankung noch ungeklärter Ätiologie ist. LEYDHECKER zweifelt in seinem umfassenden Forschungsbericht zum Glaukom die Möglichkeit einer Psychogenese an. Er verweist auf den Zweiten Weltkrieg und dessen extreme Belastungssituationen, die in seinem Beobachtungsbereich nicht zu einem Anstieg der Glaukomfälle führten. Demgegenüber konnte BIETTI 1954 für den Bereich der Universitätsklinik Neapel eine bedeutende Zunahme von Glaukomfällen während der Kriegszeit verzeichnen.

Natürlich ist der Glaukompatient ein besonderer augenkranker Patient. Es erhebt sich immer die Frage, ob eventuell gemessene Gemeinsamkeiten der Struktur oder des psychischen Befundes ein auslösendes Moment für die Krankheit darstellen, oder ob nicht die chronische Krankheit mit der Notwendigkeit ständiger Überwachung und Therapie mit der Zeit Auswirkungen auf den Patienten haben muß. Die durch die Behandlung hervorgerufene Miosis und akkomodative Myopie führt zu einer eingreifenden Behinderung des

Tabelle 3:
Aulösende Faktoren beim Glaukomanfall (HOLLWICH 1979)
Aus einer Gesamtzahl von 309 Fällen konnte in 105 Fällen eine mit dem Glaukomanfall in Zusammenhang stehende auslösende Ursache ermittelt werden:

Ursache	Fälle
Mydriatika	19
Allgemeinkrankheiten	13
Körperliche Anstrengung	16
Operationen	5
Unfall	4
Seelische Erregung	31
Bindegewebsmassage	2
Toxische Wirkungen (Alkohol, Kaffee)	15
Gesamt	105

Sehens und damit zu einer ständigen Beeinträchtigung des täglichen Lebens. Durch die Notwendigkeit, mehrmals täglich Medikamente anwenden zu müssen, wird der Patient permanent an sein chronisches Leiden erinnert. So fühlt er sich im Lauf der Zeit wirklich als ein Kranker, Behinderter, Invalide. Durch neuartige Behandlungsmethoden mit Medikamententrägern, die die mehrmals tägliche Tropfenapplikation überflüssig machen, zeigten sich bei den Patienten erstaunliche Veränderungen in der psychischen Befindlichkeit im Sinne einer Zunahme an Lebensfreude und Zuwendung zum Leben und Zunahme an geistiger Aktivität. Dieser erstaunliche Befund macht deutlich, daß es nicht genügt, einen Patienten mit einem chronischen Leiden lege artis zu behandeln, sondern der Arzt muß auch dafür Sorge tragen, diese Behandlung für den Patienten erträglich und sein Leben weiterhin lebenswert zu machen.

Die gute Compliance bei der Behandlung mit ß-Blockern beim chronischen Glaukom ist sicher nicht nur auf die lokale Wirkung (Drucksenkung durch Drosselung der Kapillardurchblutung beim Weitwinkelglaukom) zurückzuführen, sondern hängt auch zusammen mit der Beeinflussung der Allgemeinsymptome (zentrale Wirkungen der ß-Blocker auf phobische Vorstellungen, ängstlich- depressive Grundstimmung, erhöhte Ansprechbarkeit auf psychosoziale Streßreize). Dadurch wird die Umstellung von ß-Blockern auf Miotika schwierig, obwohl die Nebenwirkungen oder Kontraindikationen der ß-Blocker gelegentlich dazu zwingen können.

14.4 Fallbeispiele

Fall 16: 54 Jahre, Glaukom, Asthma und Neurodermitis

Asthmaanfälle und Hautjucken bestehen seit der Pubertät. Die Patientin berichtet, daß sie immer mit diesen Beschwerden reagiert habe, wenn sie sich innerhalb der Familie zurückgesetzt gefühlt habe. Später im Beruf als Wäschebeschließerin, wurden diese Beschwerden als rein allergisch auf Wäschestaub und Desinfektionsmittel angesehen. 1970 traten erstmals zusätzlich Augenstörungen auf, der Augenarzt verordnete Tropfen und eine Brille, wodurch die Beschwerden allerdings nicht gemildert werden konnten. Daraufhin erfolgte ein Arztwechsel. Der neue Arzt stellte einen erhöhten Augeninnendruck fest, der durch Nervosität der Patientin und den Wäschestaub verursacht sein sollte.

Die Patientin wußte mit den ihr genannten Druckwerten nichts anzufangen, bat um Erklärung und wurde nun in — wie sie es ausdrückte — „Holzhammer-Manier“ über die Schwere ihrer Erkrankung informiert: „Das ist ein doppelt so hoher Augendruck wie normal, Sie können von Glück reden, daß wir das festgestellt haben, sonst hätten Sie eines Tages im Finstern gestanden!"

Man riet der Patientin „ruhiger zu werden", und verschrieb ihr vier Sorten Augentropfen. Die Behandlung ergab keine Besserung, im Gegenteil: Durch die „rücksichtsvolle Aufklärung" war die Patientin verzweifelt und wurde von immer stärker werdender innerer Unruhe erfaßt. Ihr Vertrauen, wieder gesund zu werden, schwand mit jedem neuen Arztbesuch: „Aufregungen gehabt? Werden Sie ruhiger! Weitertropfen, Dosierung wie bisher!" Die Patientin wechselte daraufhin den Arzt. Nachdem ihr dort als letzter Ausweg eine Augenoperation vorgeschlagen wurde, die sie auf keinen Fall durchführen lassen wollte, und der Arzt dann „nichts mehr wußte", erschien die Patientin beim Psychosomatiker.

Es ließ sich ein voller Visus mit Druckwerten um 24 mmHg feststellen, der medikamentös nicht zu senken war. Das Gesichtsfeld war zentral etwas eingeschränkt für Farben, es bestand eine erhebliche Erweiterung des blinden Flecks. An der Papille zeigte sich ein zentraler Gefäßtrichter, nicht sehr tief glaukomatös exkaviert.

Aufgrund ihrer Lebensgeschichte und des bisherigen Verlaufs wurde der Patientin ein AT-Kursus vorgeschlagen. Sie nahm teil und war nach anfänglicher Skepsis in den ersten drei Sitzungen dann voll in die Gruppe integriert. Die sehr zurückhaltende Frau sprach in den Gruppensitzungen nach den AT-Übungen wenig über ihre Probleme, über Eltern oder Partner. Erst bei der Kopfübung wurden Konflikte berichtet, die sich mit ihrer Tochter ergeben hatten. Diese war verheiratet, lebt jetzt allein, ist Arztsekretärin. Seit einem halben Jahr habe die Tochter Schwierigkeiten im Beruf, da sie oft an einer „Gehschwäche" litte. Immer wenn diese Schwäche auftrete, niste sich die Tochter bei der Patientin ein und lasse sich von ihr pflegen. Sind dann nach einer gewissen Zeit „Gehschwäche" und Schwierigkeiten mit dem Chef der Tochter behoben, zieht sie wieder in ihre eigene Wohnung. Das Spiel hat sich schon einige Male wiederholt, und der Patientin ist aufgefallen, daß sich bei jedem neuerlichen Einnisten der Tochter Kopfschmerzen und Augenbeschwerden erheblich verstärkt haben. In der Gruppe machte dieser recht erregt vorgebrachte Bericht der sonst so zurückhaltenden Patientin einen tiefen Eindruck.

Eine andere Patientin rief spontan: „Geben Sie ihrer Tochter doch Krücken, wenn sie so schlecht laufen kann!" Das Wort „Krücke" brachte den Therapeuten auf die Idee, zunächst der Patientin eine Krücke in Form eines Dauermedikamententrägers anzubieten. Nachdem das AT der Patientin eine gewisse Ruhe und vor allem Einsicht in bestimmte Zusammenhänge ihres Leidens mit Lebenssituationen vermittelt hatte, konnte der Patientin das Ocusert P 20 der Firma Grünenthal angeboten werden. Nach mehreren Ansätzen meisterte sie das Ein- und Aussetzen und kommt seitdem gut damit zurecht. Sie hat das Fremdkörpergefühl bewältigt und umgewandelt in verläßlich gefühlte Dauerhilfe.

Nach ihren eigenen Angaben hat sie „rundherum wieder eine positive Einstellung" gewonnen und fühlt sich in der Lage, mit einer „gewissen Selbstkontrolle" durch das

AT, dem Verständnis der Gruppe und der Möglichkeit, sich dort auszusprechen, mit ihrem Glaukom fertig zu werden. Hinsichtlich des Problems mit der Tochter ergaben die positive Einstellung zur eigenen Erkrankung und die „Krücke“ Ocusert eine „Brücke“ zur Tochter. Der starke Leidensdruck, die Angst vor der nächsten „Invasion“ der Tochter mit dem Anspruch auf Versorgung hatten sich in Gelassenheit gewandelt.

Als zentrale psychodynamische Konfliktsituation kann die ambivalente Haltung der Tochter gegenüber angesehen werden: einmal die Furcht, nur ausgenutzt und damit abgewertet zu werden, dann aber auch die Sorge, allein zu bleiben. Aus dem anfänglichen Asthma, dem klassischen Beispiel einer Wechselwirkung von seelischen, allergischen und infektiösen Faktoren, hatte sich über psychosomatische Hauterscheinungen ein Glaukom entwickelt. Die anfängliche Angst der Patientin, sie könne aufgrund ihrer sicher vorhandenen Allergie gegen Wäschestaub und Desinfektionsmittel den Fremdkörper Ocusert nicht vertragen, hat sich mit Hilfe des AT, das einen starken Heilungswillen in der Patientin mobilisierte, nicht nur auf diesen einen Fremdkörper, sondern auch noch zusätzlich in einer verbesserten Verträglichkeit der Allergene im beruflichen Bereich ausgewirkt. Neurodermitiden und Asthmaanfälle sind seit den AT-Übungen nicht mehr aufgetreten.

Fall 17: Glaucoma chronicum simplex mit passageren Druckanstiegen
Seit 1966 ist ein Glaukom beidseits bekannt. 1967 wird die Behandlung der Patientin übernommen. Zu diesem Zeitpunkt besteht ein volles Sehvermögen und keine Einschränkung des Gesichtsfeldes. Der Augeninnendruck kann mit Tropfen konstant im Bereich der Norm gehalten werden. Über sieben Jahre verläuft die Behandlung ohne größere Schwierigkeiten, die Patientin klagt über gelegentliches Schleiersehen und entwickelt eine Cortison- und Sulfonamidallergie.

Begonnen hatte alles damit, daß die Patientin zum Lesen die Zeitung weit weg halten mußte und gelegentlich Sehstörungen bemerkte. Ihr Sohn bat sie, doch einmal beim Augenarzt nachsehen zu lassen. Der Sohn aus erster Ehe war zu diesem Zeitpunkt 23 Jahre alt. Die Diagnose „Augenüberdruck“, die der Augenarzt stellte, wurde zunächst von der Patientin gar nicht bewußt wahrgenommen. Sie ließ die verordneten Augentropfen weg, als das Schleiersehen sich besserte, weil sie diese für das neu aufgetretene Kopfweh verantwortlich machte. Die angeratene Einschränkung des Kaffeegenusses führte zu Kreislaufstörungen.

Daß der „Augenüberdruck“ der grüne Star sei, erfuhr die Patientin erst durch eine Schulfreundin, die Ärztin ist, und die sie genau über die Zusammenhänge aufklärte. Danach hatte die Patientin Alpträume, daß sie beim Autofahren plötzlich nichts mehr sehen könne und einen Unfall verursache. Durch die Augentropfen kam es zu einer allergischen Reizung der Bindehaut, die jedoch zunächst als „Frühjahrskatarrh“ diagnostiziert wurde. Erst eine Spezialanfertigung der Tropfen konnte die Patientin vertragen.

Zur Familienanamnese ist bekannt, daß die Patientin in einer sehr geborgenen Atmosphäre aufwuchs. Der Vater war Beamter und sehr respektiert, die Mutter war ebenfalls eine starke Persönlichkeit. Beide waren, wie die Patientin es ausdrückt, „stinkkonservativ“. Im Krieg heiratete die Patientin, um aus diesem „elitären Gefängnis“ herauszukommen. Ihr Mann fiel zwei Jahre nach der Hochzeit, sie hatte einen Sohn von ihm. Auch der Vater fiel im Krieg. Nach dem Krieg mußte sie für ihr Kind und ihre Mutter sorgen, indem sie Schreibarbeiten machte oder in einer Augenarztpraxis aushalf, obwohl sie Sprachen studiert hatte. Nach der Währungsreform heiratete die Patientin ihren zweiten Mann, aus dieser Ehe entstammen zwei Söhne, die zum Zeitpunkt der Erkrankung fünf und neun Jahre alt waren. Die Familie des Mannes war gegen diese Heirat, insbesondere die Schwägerin hat ihren Bruder vor dieser Verbindung bewahren wollen.

Der Anlaß für die erste Konsultation des Augenarztes waren die Vorhaltungen ihres Sohnes aus erster Ehe, der sich zu diesem Zeitpunkt mit seiner Verlobten bei ihr aufgehalten hatte. Diese Verlobte war Schauspielerin, und die Patientin war mit dieser Verbindung ihres Sohnes nicht einverstanden. Zur gleichen Zeit fand eine Familienzusammenkunft statt, bei der auch die Familie ihres Mannes anwesend war und insbesondere jene Schwägerin, die die Patientin nicht leiden kann. Nach einigen Jahren konservativer Therapie wird der Patientin ein Autogener Trainingskurs vorgeschlagen. Sie nimmt den Vorschlag an und gesteht, sie habe sich nicht nach anderen Möglichkeiten zu fragen getraut, aus Angst, für verrückt gehalten zu werden.

Bei den Gruppengesprächen im Anschluß an die Übungen entstand immer wieder der Eindruck, daß die Biographie ihres ältesten Sohnes ihr starke Schwierigkeiten machte. Die Abhängigkeit des Sohnes zu der jungen Frau und der Zusammenhang zwischen seinem Auszug und dem Auftreten des grünen Stars kamen in den Gesprächen immer wieder zum Ausdruck. Mit dem Autogenen Training konnte sie auf das Ocusert als Medikamententräger umgestellt werden. Das immer noch gelegentlich auftretende Schleiersehen stand in Zusammenhang mit Gefühlen ihrem Sohn und ihrer Schwägerin gegenüber. Bei Begegnungen mit diesen zwei Personen kam die Angst zu erblinden auf.

Die Mutter der Patientin war an grauem Star erkrankt, als die Patientin ihre zweite Ehe einging. Nach der Operation entwickelte sie ein allmählich schlimmer werdendes Glaukom, das schließlich trotz Operation zur Blindheit führte. Die Ergebenheit der Mutter in ihr Schicksal war stets ein großes Vorbild für die Patientin. Ihr Ehemann war ihr auch eine große Hilfe. Mit ihm konnte sie ihre Ängste und Befürchtungen in Bezug auf ihre Erblindung diskutieren, und er konnte sie trösten.

Eine Krise trat auf, als die Patientin 1977 wegen einer Unterleibserkrankung in die Klinik mußte. Eine Totaloperation war vorgesehen. Wegen ihres Glaukoms und einem auftretenden Druckanstieg wurde sie jedoch dem Chefarzt der Augenklinik vorgestellt, der sie mit seinem ganzen Auftreten und seinen Apparaten sehr beeindruckte. Er riet ihr dringendst zu einer Operation der Augen, noch vor der vorgesehenen Unterleibsoperation. Die Schilderung der Komplikationen und Folgen bei Nichtbefolgen dieses Rates machten ihr große Angst. Jedoch entschloß sie sich nach telefonischer Rücksprache mit „ihrem" Augenarzt, nur die Unterleibsoperation vornehmen zu lassen.

Danach machte sie noch einmal einen Kurs für Autogenes Training, wobei die Mutter-Sohn-Problematik weitgehend aufgearbeitet werden konnte. Druckanstiege traten seitdem nicht mehr auf. Der Visus war voll, das Gesichtsfeld hatte keine Ausfälle, lediglich an der Papille war eine leichte Exkavation als Folge der zwischendurch aufgetretenen passageren Druckanstiege zu erkennen. 1979 konnte das Ocusert abgesetzt und die Therapie auf Nachttropfen umgestellt werden, die nach einem halben Jahr ganz abgesetzt werden konnten. Seit über fünf Jahren ist die Patientin beschwerdefrei, der ophthalmologische Befund hat sich nicht verschlechtert. Sie macht weiterhin ihr Autogenes Training, hat die Uterusextirpation verarbeitet und fühlt sich seit dieser Zeit voll in ihre sozialen Bezüge integriert. Zu ihrem ältesten Sohn hat sie keinen Kontakt mehr, sie hat ihn seit über fünf Jahren nicht gesehen.

Auch dieser Fall ist ein Beispiel für die Umwandlung eines ödipalen Konflikts in ein Augensymptom. Das Auftreten der Beschwerden in Zusammenhang mit der Verlobung des Sohnes ist ebensowenig zufällig wie das Verschwinden nach der Kastration durch die Uterusextirpation und die Distanzierung von ihrem Sohn. Das Autogene Training und die begleitende Gesprächstherapie konnten diese Zusammenhänge für die Patientin durchschaubarer machen.

Fall 18: Chronisches Weitwinkelglaukom

Ein 58jähriger Beamter wird von einer Kollegin überwiesen, die von der psychosomatischen Zusatztherapie gehört hat. Der Patient ist seit sieben Jahren wegen des Glaukoms in Behandlung und wurde deswegen 1976 am linken Auge operiert. Dieses Auge hat jetzt ein Sehvermögen von 70 Prozent. Die Druckwerte des rechten Auges ließen sich eine Zeitlang gut medikamentös einstellen, schwanken jetzt aber stark. Es besteht ein Sehvermögen von 50 Prozent, dem Patienten wurde zu einer Operation geraten. Er will sich jedoch dieser Operation nicht unterziehen und sucht neben der medikamentösen Therapie andere Wege, um eine Besserung zu erzielen. Die ophthalmologische Untersuchung ergibt ein intaktes Gesichtsfeld mit nur geringfügigen Exkavationen links. Die Sehverschlechterung rechts ist auf eine Katarakt zurückzuführen.

Beim ersten Besuch macht der Patient einen sehr aufgeschlossenen, freundlichen Eindruck. Er wirkt relativ jugendlich und man sieht ihm seine künstlerischen Ambitionen an. Er beginnt, von seinen auffallend unregelmäßigen Druckanstiegen zu erzählen und von seiner Beobachtung, daß möglicherweise die unterschiedlichen Meßergebnisse jeweils davon abhängen, wer ihn zum Druckmessen in die Praxis begleitet. Bisher sei immer seine Frau oder seine Freundin dabei gewesen. Jedesmal, wenn er mit seiner Freundin kam, waren die Druckwerte ausgeglichen, die hohen Anstiege jedoch wurden immer in Begleitung seiner Frau gemessen, insbesondere dann, wenn die Sprechstundenhilfe den Druck gemessen hatte.

Die wesentlich jüngere Freundin ist dem Patienten sehr wichtig, denn sie zeigt Verständnis für seine künstlerischen Ambitionen, die ihm offensichtlich weit mehr bedeuten als sein Beruf. Immer, wenn er von inneren Zweifeln über seine Begabung geplagt wird, ist sie es, die ihn aufrichtet und ermutigt, an sich zu glauben und weiterzumachen. Im Gegensatz dazu hätten die Frau und die Kinder für seine künstlerische Arbeit nicht viel übrig, mit ihnen kann er sich nur über Belange des täglichen Lebens unterhalten.

Die erste Augenoperation habe sich sehr einschneidend auf sein Leben ausgewirkt (er korrigiert sich: „Besser gesagt, auf meine Lebensangst"). Über seine Konfliktsituation zwischen den beiden Frauen hat er bisher mit niemandem gesprochen, will aber jetzt „ganz offen" sein, um Hilfe zu erhalten, damit das rechte Auge nicht operiert werden muß. Es rückt jetzt ein zweiter psychischer Aspekt in den Vordergrund: Neben der Verdrängung seines Problems, sich zwischen zwei Frauen entscheiden zu müssen, sieht er in dem bevorstehenden Eingriff eine Bedrohung seiner Vitalität. Er fürchtet nicht etwa konkret um die Funktion seines Auges, die Operation seines linken Auges hat ihm immerhin eine Sehleistung von 70% erhalten, und er hat sie gut überstanden. Seine Angst ist unbestimmt und wenig greifbar.

Besonders auffallend war das Phänomen der Druckschwankungen in Abhängigkeit von der Begleitperson in den letzten drei Monaten gewesen. Die Erklärung für die starken Schwankungen war in der besonderen psychischen Belastung des Patienten zu sehen: Seine Frau hat von seiner außerehelichen Beziehung erfahren, und seit dieser Zeit ist von Scheidung die Rede. Für ihn waren dadurch die Sprechstundenbesuche in Begleitung seiner Frau geradezu unerträglich. Dem Patienten wurde neben der üblichen medikamentösen Therapie eine Gruppentherapie mit Autogenem Training vorgeschlagen.

Nach der Durchführung des Autogenen Trainingskurses brachte der Patient Ordnung in sein Leben: er ließ sich von seiner Frau scheiden und lebt seitdem bei der Freundin. Erhöhte Druckwerte sind nicht mehr aufgetreten.

Fall 19: Glaukom in Zusammenhang mit Sexualstörungen

Eine jetzt 52jährige Hausfrau leidet seit sechs Jahren an einem Glaukom und hat Augendruckschwankungen zwischen 20 und 35 mmHg. Der behandelnde Augenarzt hat den Fall organisch abgeklärt und die Druckwerte mit Augentropfen stabilisiert. An Visus und Gesichtsfeld sind keine größeren Ausfälle, am Augenhintergrund besteht eine geringe zentrale Exkavation. Da die Augendruckschwankungen immer wieder spontan auftraten, wurde die Patientin vor drei Jahren zur Gruppenbehandlung mit dem AT überwiesen.

Dabei sagte sie in einem Einzelgespräch nach der 4. AT-Sitzung: „Mein Mann muß mich jetzt regelmäßig tropfen, und zwar muß er es jetzt oben tun und nicht mehr unten". Sie erzählt, daß vor sieben Jahren ihr einziger Sohn geheiratet hatte, und zwar eine aus kleinen Verhältnissen stammende, sehr attraktive Frau mit — nach Angaben der Patientin — vielen vorehelichen Männerbekanntschaften. Die Verbindung des Sohnes wäre ein rein sexuelles Abhängigkeitsverhältnis. Nach der Heirat zog sich der Sohn von den Eltern zurück, und sie sahen ihn nur noch selten. Ein halbes Jahr später traten die Augenbeschwerden auf, die dann als Glaukom diagnostiziert wurden.

Die Situation zu ihrem Mann schildert die Patientin folgendermaßen: Sie hat jung geheiratet, ihr Mann sei der erste Mann gewesen. Ihr Sohn sei gleich geboren worden. Sie hätten eigentlich nie über ihre Sexualität gesprochen, es wäre auch nichts zu besprechen gewesen. Als der Sohn aus dem Haus ging und sie über das Verhältnis ihres Sohnes zu seiner Frau nachdachte, seien ihre eigenen Wünsche an den Mann stärker geworden, obwohl sie sich zu diesem Zeitpunkt schon im Klimakterium befunden habe. Ihr Mann habe da nicht mithalten können, er wurde mit der Zeit immer inaktiver und sei seit fünf Jahren impotent.

Durch die psychotherapeutischen Gespräche und das Autogene Training wurden der Patientin die sexuellen Konflikte mit ihrem Mann bewußt. Gleichzeitig stabilisierte sich der Augeninnendruck. Es geht ihr jetzt allgemein besser, seit sie diese Verbindung erkannt hat. Der Ehemann nimmt seit einem Jahr ebenfalls an Autogenem Training und Gesprächstherapie teil.

Schon FREUD schreibt, daß es eine schreckliche Kinderangst ist, die Augen zu beschädigen oder zu verlieren. Vielen Erwachsenen ist diese Angst geblieben. Das Studium der Träume, Phantasien und Mythen zeigt, daß die Angst zu erblinden häufig ein Ersatz für die Kastrationsangst ist. Auch die Selbstblendung des Ödipus ist ein Äquivalent für die Strafe der Kastration, nachdem er seinen Inzest erkannt hatte.

Fall 20 (Mutter von Patient Fall 14): **Glaucoma operatum bds. und Sekundärkatarakt, schließlich operiert, Kontaktlinsenträgerin**

Die Patientin kam wegen eines operierten Glaukoms beidseits (Iridenkleisis-Operation) und beginnendem grauem Star vor 13 Jahren in Behandlung. Sie hatte das dauernde Tropfen satt und war nicht begeistert über die Aussicht einer erneuten Operation am rechten Auge. Sie hatte von den Autogenen Trainingskursen gehört und wollte diese Methode erlernen. Das Sehvermögen war rechts auf 0,8 und links auf 0,6 herabgesetzt, wahrscheinlich durch Narben im Pupillarbereich. Das Gesichtsfeld war noch im Normbereich.

Sie hat einen 34jährigen Sohn, der aber nicht aus der Ehe mit ihrem vor 15 Jahren verstorbenen Mann stammt. Ihr Vater war ein schwacher Mann, die Mutter Künstlerin, die in „eigenen Sphären" gelebt habe. Die Patientin war oft mit ihrem zwei Jahre älteren Bruder allein, den sie sehr liebte. Der Bruder war begeisterter Sportler und später im Krieg ein guter Offizier. Ein Freund ihres Bruders, der 1936 zur Olympiade nach Berlin kam, war ihre erste große Liebe. Er war englischer Offizier, und sie sahen sich später gelegentlich wieder. Darüber aber wollte die Patientin nicht mehr sprechen. Der Bruder der Patientin fiel, und die Eltern starben noch während des Krieges.

Ihren Ehemann hat sie während des Lazarettdienstes im Krieg kennengelernt und 1948 nach der Währungsreform geheiratet, danach erkrankte sie an Lungentuberkulose, die aber mittlerweile ausgeheilt ist. Die ersten Sehstörungen aufgrund des Glaukoms traten in Zusammenhang mit dem Tod ihres Mannes auf. Der Ehemann trank, hatte einen hohen Zigaretten- und Tablettenkonsum und hinterließ viele Schulden. Aufgrund der starken Schmerzen und der Sehstörungen ging sie zum Augenarzt, der einen akuten Druckanstieg feststellte, der jedoch mit Tropfbehandlung gut zu behandeln war. Trotzdem wurde eine Operation vorgeschlagen. Die Patientin ging in die Klinik, das aber war „eine Flucht vor der Aufarbeitung der ganzen Trümmer", die ihr der verstorbene Mann hinterlassen hatte.

Der Patientin wurde eine Gruppengesprächstherapie und Autogenes Training angeboten. Sie gliederte sich gut in die Gruppe ein, erlernte das Autogene Training und führte es auch zu Hause konsequent durch. Der Augendruck blieb im Bereich der Norm, auch nach langsamen Absetzen der Augentropfen. Sehvermögen und Gesichtsfeld blieben konstant. Während des Autogenen Trainingskurses wurde bekannt, daß der Sohn sich von seiner Frau getrennt hatte und wieder zu seiner Mutter zog. Der Enkelsohn blieb bei der Schwiegertochter. Während dieser Zeit schickte sie ihren Sohn wegen einer Hornhautentzündung (siehe Fall 14), deren Entwicklung sie sehr genau beobachtete. Im weiteren Verlauf hatte die Patientin auch Einzelsitzungen mit Katathymen Bilderleben und erlernte Yogaübungen.

Nach etwa fünf Jahren wurde das linke Auge trüber, d.h. der graue Star nahm zu, wobei der Augendruck im Bereich der Norm blieb. Zeitlich fiel dies mit dem Auszug des Sohnes zusammen, der sich wieder verheiratet hatte. Dafür kam der Enkel zu ihr, da sich die erste Schwiegertochter wieder verheiratete und der zweite Mann den Sohn aus erster Ehe nicht akzeptierte. Das linke Auge wurde erfolgreich am grauen Star operiert. Das rechte Auge wurde langsam schlechter und mußte operiert werden, als der Enkelsohn zu seiner Freundin zog. Die Kontaktlinsen, die sie getragen hatte, sind in letzter Zeit „nicht mehr so optimal". Die Patientin zieht sich hinter ihre Starbrille zurück.

15
Das optische System

15.1
Linse

15.1.1
Anatomie und Topographie

Die 0,3 g schwere Linse ist ein epitheliales Organ ohne Nerven oder Gefäße. Der Form nach ist sie ein bikonvexer glasklarer Körper („Kristall-Linse") mit stärkerer Krümmung an der Rückfläche. Sie liegt in der hinteren Augenkammer zwischen dem Pigmentblatt der Irisrückfläche und der vorderen Glaskörperwand. Sie ist Bestandteil des Iris-Linsen-Diaphragmas.

Wie bei den übrigen ektodermalen Organen (Haut, Nägel, Haare) findet während des ganzen Lebens eine dauernde Zellneubildung statt. Das Wachstum der Linsenfasern erfolgt von dem sogenannten Beckerschen Kernbogen, der aus einschichtigem Linsenepithel besteht. Da die Linse in einer geschlossenen Kapsel liegt und deswegen keine Zellen abstoßen kann, kommt es zu einer ständigen Gewichtserhöhung. Das Wachstum führt aufgrund der bikonvexen Gestalt und des konstanten Volumens zu einer Umbildung des Linseninneren.

Die vorhandenen Linsenfasern verdichten sich unter Wahrung der optischen Homogenität etwa vom 3. Lebensjahrzehnt an, wodurch die akkommodativ verformbare weiche Rindensubstanz abnimmt. Gleichzeitig wird laufend Wasser abgegeben, so daß die Linse ihr Gewicht im Lauf des Lebens um 30 % erhöht. Beides bezeichnet man als Sklerosierung. Die Ernährung des bradytrophen Organs erfolgt durch Diffusion aus dem Kammerwasser. Die Linsenkapsel erfüllt hier die Funktion einer semipermeablen Membran, indem sie nur bestimmte Stoffe durchläßt. Schädigungen der Membran führen zu Trübungen der Linse.

Funktionell ist die Linse Teil des dioptrischen Apparates des Auges. Dieser besitzt eine Gesamtbrechkraft von 58 Dioptrien, davon entfallen 15 auf die Linse, der Rest auf die Hornhaut. Die wichtigste

Funktion der Linse ist die scharfe Bildeinstellung mit Hilfe der Akkomodation. An diesem Vorgang sind Linse, Zonula und Ziliarmuskel beteiligt. Das Ausmaß der Akkomodation ist abhängig von der Fähigkeit der Linse, ihre Gestalt von der Linsenellipse (Ferneinstellung) zur Linsenkugel (Naheinstellung) zu verändern. Die Umwandlungsfähigkeit ist abhängig vom Verhältnis Kern/Rinde und nimmt daher im Alter ab.

Die Zonula wirkt als elastisches Halteband, das aus ca. 80 sich kreuzenden Fäden zwischen Linse und Ziliarmuskel besteht. Kontrahiert sich der Ziliarmuskel, so verringert sich der Abstand zwischen Linse und Muskel, dadurch erschlaffen die Zonulafasern. Die Linse nimmt dank ihrer Elastizität Kugelform an und akkommodiert unter Erhöhung ihrer Brechkraft.

15.1.2
Störungen

Jede Trübung der Linse wird als grauer Star (Katarakt) bezeichnet. Man unterscheidet angeborene und erworbene Katarakte.

15.1.2.1 Von den **angeborenen Katarakten** seien der Schichtstar (Cataracta zonularis), der Totalstar (Cataracta totalis congenita) und die angeborene Linsenverlagerung (Ectopia lentis) erwähnt.

15.1.2.2 Erworbene Katarakte. Durch Kontusion, langdauerne Infrarotbestrahlung, Röntgenstrahlung, Blitzschlag oder Starkstrom kann eine Trübung der Linse entstehen. Katarakte können auch bei Allgemeinleiden und Vergiftungen auftreten, z.B. beim Diabetes mellitus, der parathyreopriven Tetanie, bei myotonischer Dystrophie, Hautleiden und allen intraokularen Erkrankungen sowie bei langer Cortisonbehandlung.

15.1.2.3 Der **Altersstar** tritt in der Regel erst um das 60. Lebensjahr auf. Die beginnende Katarakt (Cataracta incipiens) weist einige periphere Speichentrübungen (Cataracta cuneiformis) und eine das Sehvermögen kaum beeinträchtigende Kerntrübung auf. Die fortgeschrittene Katarakt (Cataracta provecta) stört bereits das Sehvermögen durch Zunahme der Kerntrübung und Fortreichen der Speichen bis in die Mitte des Pupillargebietes. Vom reifen Star (Cataracta matura) spricht man, wenn die Linse vollständig getrübt ist. Man unterscheidet nach dem Ort des Beginns der Trübung den Rindenstar (Cataracta corticalis) und den Kernstar (Cataracta nuclearis).

15.1.2.4 Unter **Presbyopie** versteht man die durch Nachlassen der Akkomodationsfähigkeit bedingte Alterssichtigkeit durch die zunehmende Sklerosierung des Linsengewebes. Die Abnahme der Akkomodationskraft verläuft nahezu linear: Alle fünf Jahre nimmt die Akkomodationsfähigkeit um 3/4 Dioptrien ab. Der 45jährige besitzt noch eine Akkomodationskraft von rund 4 Dioptrien, kann also bei Normalsichtigkeit noch feinste Schrift 25 cm vor dem Auge mühelos lesen. Jedoch treten schon in diesem Alter — mit individuellen Unterschieden — bereits die ersten Ermüdungserscheinungen, zunächst spätnachmittags und abends auf. Der 50jährige hat noch 2 Dioptrien, der 60jährige nur noch eine Dioptrie Spielraum, d.h. er sieht alle Objekte bereits unscharf, die näher als 1 m vor seinen Augen liegen.

15.2 Psychosomatik von altersbedingten Linsenveränderungen

Der graue Star ist als degenerative Erkrankung der Linse zu verstehen, die zur Trübung dieser an sich kristallklaren Struktur führt. Für viele Menschen ist die Diagnose gleichbedeutend mit unabwendbarer Blindheit und damit die Quelle großer Angst. Die Sorgen des Patienten stehen heute in keinem Verhältnis mehr zur Realität, da die Operation in der Hand des erfahrenen Augenarztes ein Eingriff mit sehr guter Prognose ist. Fortgeschrittenes Alter ist keine Kontraindikation, vielmehr ist es erstaunlich, wie sehr die erfolgreiche Staroperation gerade den älteren Menschen tiefgreifend beeinflußt, ihm seine Selbständigkeit zurückgibt, so daß Lebensfreude wieder entstehen und neue Lebensinhalte gefunden werden können.

Die Presbyopie ist keine Krankheit im eigentlichen Sinn, sondern eine normale Alterserscheinung, die jedoch für das normale Individuum häufig die Ursache von Sorgen werden kann. Das In-die-Ferne-Rücken des Nahpunktes und die dadurch bedingte Notwendigkeit, eine Brille zu tragen, läßt auch das In-die-Ferne-Rücken der Jugend und das Herannahen des Alters zu einer Realität werden. Die Presbyopie ist mit einer Brille leicht zu korrigieren, jedoch wird eine Brille von vielen Menschen abgelehnt, weil ihr Gebrauch ständig an das unaufhaltsame Älterwerden erinnert. Gerade in unserer leistungsorientierten Zeit, in der Jugendlichkeit zum Ideal hochstilisiert wird, darf dieses Problem nicht unterschätzt werden. Zeitlich fällt das Nachlassen der Sehkraft zusammen mit einer Lebensperiode, die gerne als „Midlife-crisis“ bezeichnet wird und ohnehin ihre eigene Problematik besitzt. Das Nachlassen der Sehkraft und die Notwendigkeit einer „Seh-Prothese“ (analog den „dritten Zähnen“) kann zum Symbol und zum Ventil für die gesamte Konfliktsituation werden.

15.3 Glaskörper (Corpus vitreum)

15.3.1 Anatomie und Topographie

Der bradytrophe Glaskörper füllt den Raum zwischen Linse und Netzhaut und damit zwei Drittel des Augapfelvolumens aus (Abb. 30). Von der Linse ist er durch eine membranartige Verdichtungszone (Membrana hyaloidea-capsularis) abgegrenzt. Er ist ein optisch klares Hydrogel von gallertartiger Beschaffenheit, gefäß- und nervenlos. Seine Elastizität erhält er durch ein Gerüst kollagener Fasern, das von einem zweiten Netzwerk aus Hyaluronsäure-Riesenmolekülen durchflochten ist. Er ist durch diese beiden Netzwerke formkonstant und gleichzeitig elastisch. Gegenüber Erschütterungen des Augapfels durch Augenmuskelzug, z.B. bei schreckhaften Blickbewegungen, Druck oder Stoß von außen, wirkt er als Puffer, der die empfindliche Netzhaut schützt.

Darüber hinaus übt er vermutlich die Funktion einer Stoffwechselschranke zwischen vorderem und hinterem Bulbusabschnitt aus.

Abbildung 30: Schnitt durch den Glaskörper

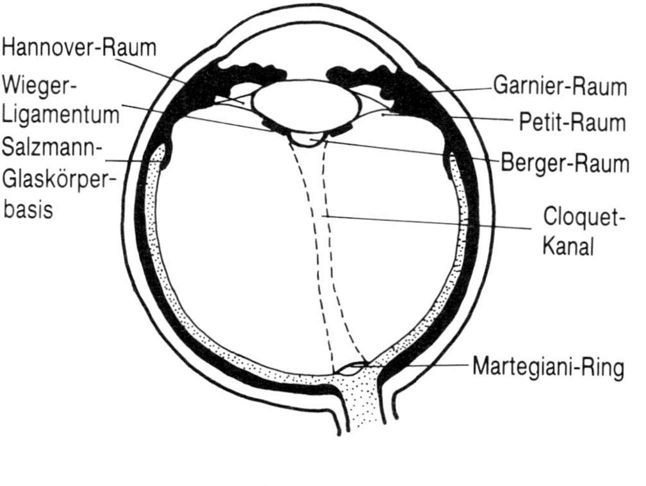

Mit der Netzhaut ist der Glaskörper durch zwei Anhaftungsstellen an der Ora serrata und am Papillenrand fest verbunden, außerdem bestehen noch feinste physiologische Adhärenzen zwischen dem Glaskörper und der Netzhaut. Bei ruckartigen plötzlichen Blickbewegungen, stärker noch bei Stoß auf das Auge, ziehen sie an der Netzhaut, wodurch Blitzen und Funkensehen (Phosphene) auftreten. Diese feinen Adhärenzen zwischen schadhaftem Glaskörper und Netzhaut spielen auch bei Eintritt der Netzhautablösung des aphaken (stärkere Schleuderbewegungen des Glaskörpers durch Fehlen der Linse), des myopen (verflüssigter Glaskörper) oder des senilen Auges (Ernährungsstörungen der Netzhautperipherie im Äquatorbereich) eine Rolle. Bei Glaskörperverlust infolge Perforation oder Operation erfolgt keine Regeneration, sondern Ersatz durch Kammerwasser.

15.3.2 Störungen

15.3.2.1 Kolloidal-chemische Veränderungen. Als kolloidales System unterliegt der Glaskörper einem Alterungsprozeß. Gleichzeitig mit dem Übergang vom Gel- in den Solzustand kommt es zu Verflüssigung, Höhlenbildung und hinterer ringförmiger Abhebung von der Papille als Folge der Destruktion des Glaskörpergerüstes im Alter und vorzeitig bei Myopie. Die Glaskörperdestruktion disponiert zur Netzhautablösung, sie ist eine wesentliche Vorbedingung für den Einriß der Netzhaut an den Anhaftungsstellen. Leichtere Veränderungen sind zellige Einlagerungen oder Trübungen (mouches volantes), seltener Einlagerungen von lichtreflektierenden gelblichen Cholesterinkristallen in Form der Synchisis scintillans.

15.3.2.2 Pathologische Einlagerungen. In den Glaskörper eingedrungenes Blut (z.B. bei Periphlebitis retinae, Traumata, Retinopathia diabetica) wirkt durch Abbauprodukte des Hämoglobins toxisch und führt zur Verflüssigung des Glaskörpers und zur Schädigung der Netzhautelemente. Eiweiß oder Fibrin kann als staub- und wolkenförmige Exsudattrübung bei Iridozyklitis oder Uveitis abgelagert werden.

15.4
Optik und Refraktion

Die Refraktion (Brechungszustand) des Auges wird bestimmt durch die Brechkraft seiner Medien (Hornhaut, Vorderkammer, Linse, Glaskörper = dioptrischer Apparat) und seine Achsenlänge (normal 24 mm). Nimmt die Achsenlänge um 1 mm zu, z.B. bei Myopie, so bewirkt das eine Änderung der Refraktion um −3 Dioptrien. Eine Dioptrie entspricht der Brechkraft einer Sammellinse, die parallel einfallende Strahlen einen Meter hinter der Linse vereinigt. Beim emmetropen Auge (Abb. 31) befinden sich Achsenlänge und Brechkraft im richtigen Verhältnis, d.h. Brennpunkt des optischen Systems und Netzhautebene fallen zusammen. Infolgedessen werden beim Blick in die Ferne parallele Lichtstrahlen aus dem Unendlichen (praktisch schon ab 5 m) vom akkomodationslosen Auge in der Fovea der Netzhaut zu einem scharfen, umgekehrten Bild vereinigt. Besteht ein Mißverhältnis zwischen Brechkraft und Achsenlänge, so liegt eine Fehlsichtigkeit (Ametropie) vor.

15.4.1
Störungen

15.4.1.1 Hyperopie. Der Brennpunkt des optischen Systems liegt beim übersichtigen Auge hinter der Netzhaut (Abb. 31). Liegt der Fehler in der zu geringen Brechkraft des optischen Systems, so spricht man von einer Brechungshyperopie, ist jedoch die Achsenlänge des Augapfels zu kurz, von Achsenhyperopie. Am häufigsten ist der Kurzbau des Auges, der im höheren Alter zum Glaukom disponieren kann. Diese Disposition beruht auf der abgeflachten Vorderkammer, dem engen Kammerwinkel, der relativ zu großen Linse und dem hypertrophen Ziliarmuskel. Im Gegensatz zur Myopie sind hohe Übersichtigkeitsgrade selten. In der Regel bewegt sich die Hyperopie zwischen 2 und 5 Dioptrien. Der jugendliche Hyperope ist in der Lage, durch zusätzliche Einschaltung seiner Akkomodation beim Fernblick in entsprechender Relation auch beim Nahblick ein scharfes Bild zu erhalten. Durch die dauernde Anpassung der Akkommodation hypertrophiert der Ziliarmuskel. Ermüdungserscheinungen in Form der akkommodativen oder muskulären Asthenopie und akkommodatives Schielen können auftreten. Die Therapie erfolgt durch das stärkste korrigierende Konvex- oder Plusglas.

15.4.1.2 Myopie. Der Brennpunkt des optischen Systems liegt vor der Netzhaut (Abb.31). Parallel einfallende Strahlen schneiden sich zu früh, es gelangen divergierende Strahlen auf die Netzhaut, die ein unscharfes Bild entwerfen. Die Brechungsmyopie ist selten, die Achsenmyopie nahezu die Regel. Man unterscheidet verschiedene Grade der Myopie: Von Schulmyopie spricht man, wenn sie im Schulalter auftritt, nach Abschluß der körperlichen Entwicklung um das 20. Lebensjahr stationär bleibt und bis zu – 5 Dioptrien nicht übersteigt. Bei der Myopie mittleren Grades erreicht die Fehlsichtigkeit bis zu

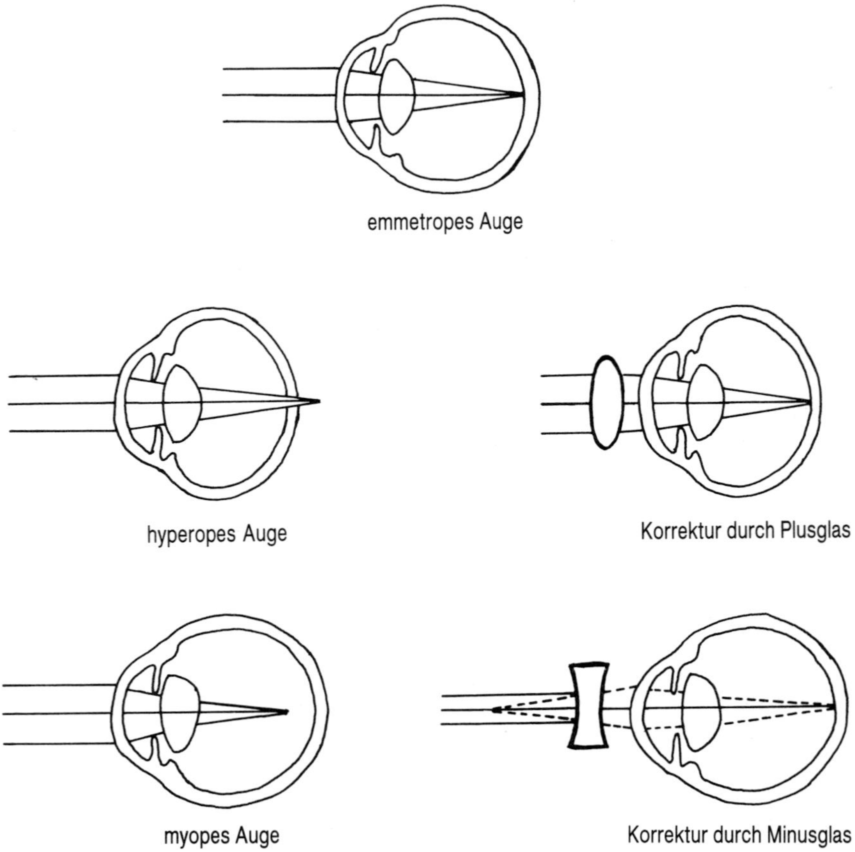

Abbildung 31:
Brechung und Korrektur

–10 Dioptrien, bei der höhergradigen –15 Dioptrien und darüber. Die progressiv-exzessive bzw. maligne Myopie kann Werte bis zu –30 Dioptrien erreichen. Im Gegensatz zum hyperopen Auge besitzt das myope Auge nicht die Möglichkeit der akkommodativen Selbstkorrektur. Beim hochmyopen Auge sind durch den Langbau die Augenhüllen (Aderhaut, Lederhaut und Netzhaut) verdünnt. Bemerkenswert ist jedoch, daß vom Einriß und Ablösung der Netzhaut weniger die hohen als vielmehr die mittleren Myopiegrade betroffen sind. Der Wegfall der Akkommodation (der Fernpunkt liegt z.B. bei einer Myopie von –3 Dioptrien 33 cm vor dem Auge) führt zu einer Schwäche des Ziliarmuskels. Der Ausgleich der Fehlsichtigkeit erfolgt durch das schwächste Konkav- oder Minusglas. Nachtarbeit oder Arbeit in nur künstlich beleuchteten Räumen stellt eine außergewöhnliche Belastung dar und sollte vermieden werden.

15.4.1.3 Astigmatismus. Beim Astigmatismus oder Stabsichtigkeit kommt durch Deformation des Strahlenbündels keine punktförmige Vereinigung parallel einfallender Strahlen zustande. Dadurch wird das Netzhautbild unscharf, nach Höhe oder Breite auseinandergezogen. Beim regulären Astigmatismus weicht die Kugelform des Auges in den sogenannten Hauptschnittebenen ab. Das besagt, daß die horizontale Achse der Hornhaut nicht die gleiche Krümmung aufweist wie die vertikale. Kombinierte Brechungsfehler (mit Kurz- oder Übersichtigkeit) kommen vor. Der irreguläre Astigmatismus wird durch Hornhautnarben verursacht. Die Korrektur erfolgt mit Zylindergläsern.

15.4.1.4 Anisometropie. Damit bezeichnet man Unterschiede in der Refraktion zwischen beiden Augen. Sind Fehlsichtigkeitsgrad und Unterschied sehr groß, besteht nicht selten eine einseitige Amblyopie. Wenn der Refraktionsunterschied ein bestimmtes Ausmaß (in Abhängigkeit von der Fusionskraft etwa 3 Dioptrien) übersteigt, so wird die erforderliche Korrektur des fehlsichtigen Auges nicht mehr vertragen, weil durch die entstehenden unterschiedlich großen Netzhautbilder (Verkleinerungs- oder Vergrößerungseffekt der Brillengläser) diese nicht mehr zu einer Einheit verschmolzen werden können. Die Korrektur dieser Art von Fehlsichtigkeit ist zu einer Domäne der Kontaktlinsen geworden.

15.5
Psychosomatische Aspekte des unscharfen Sehens

Im Laufe des vorigen Jahrhunderts hat sich die Kurzsichtigkeit derart verbreitet, daß man von einer regelrechten „Epidemie“ sprechen kann. 1980 trugen 52 Prozent der bundesdeutschen Bevölkerung ständig und 26 Prozent gelegentlich eine Brille. In den meisten Fällen, insbesondere bei jüngeren Menschen, ist daran die Kurzsichtigkeit schuld. Die „Naharbeitstheorie“ ist die älteste Theorie über die Entstehung der Kurzsichtigkeit. In den Jahren zwischen 1860 und 1920 waren sich die Wissenschaftler weitgehend darüber einig, daß die Myopie durch ständige Betrachtung naher Gegenstände verursacht wird.

Vieles spricht für diese These: zum Beispiel, daß Kurzsichtigkeit meist erst zwischen dem 12. und 16. Lebensjahr auftritt, also wenn die Kinder in der Schule besonders viel Naharbeit leisten müssen. Scholz (1972) zeigte, daß vor allem Gymnasiasten im Laufe ihrer langen Schulzeit kurzsichtig werden (bei den 20jährigen sind es 35 Prozent). Bei Real- und Hauptschülern ist die Myopie entsprechend geringer (bei den 20jährigen sind es etwas mehr als 20 Prozent) und bei Hilfs- und Hauptschülern ohne Abschluß relativ selten verbreitet (zwischen 5 und 6 Prozent der 20jährigen).

Auch in Berufen, die nur geringe schulische Vorbildung verlangen, entwickelt sich mit der Zeit Kurzsichtigkeit, wenn die Arbeit mit extremen, ständigen Akkommodationsleistungen des Auges an nahe Gegenstände verbunden ist. Lindner (1944) und Teleky (1930) untersuchten die Auswirkungen von Textilarbeit auf die Sehschärfe und stellten fest, daß 70 Prozent der Tuchstopferinnen, Beistecherinnen und Appreteurinnen an Kurzsichtigkeit litten. Auch bei den Schriftsetzern war zu Beginn des Jahrhunderts die Myopie schon sehr verbreitet, jeder zweite war davon betroffen, die Häufigkeit nahm mit langer Berufstätigkeit zu.

So einleuchtend die Verursachungstheorie auch klingen mag, läßt sie doch wesentliche Fragen unbeantwortet. Nicht alle Naharbeiter werden kurzsichtig, und die großangelegten präventiven Maßnahmen (Verbesserungen der Arbeits- und Lichtbedingungen und vieles andere mehr) in den Jahren 1860 bis 1920 in Schulen und an Arbeitsplätzen haben zu keinen großen Erfolgen geführt. Vor allem aus dem Mißerfolg dieser von Cohn (1883) beschriebenen Präventivmaßnahmen schlossen andere Myopieforscher (insbesondere Steiger 1913), daß Kurzsichtigkeit doch keine durch Umweltbedingungen verursachte Krankheit, sondern eine vererbte, angeborene Augenanomalie ist. Die veränderten Lebensbedingungen zivilisierter Völker setzten die von DARWIN beschriebenen Evolutionsmechanismen der natürlichen Selektion außer Kraft. Während sich bei den Jägern und Sammlern der frühen Gemeinschaften Fehlsichtigkeit als Nachteil im Überlebenskampf erwies und sich deshalb auch seltener vererben konnte, spielt dieser Sehfehler bei Gesellschaften mit hoher Kultur keine Rolle mehr, insbesondere, da man ihn mit Brille leicht korrigieren kann.

Experimente mit Affen, Hühnern, Tauben und Katzen, denen man Augenklappen aufsetzte, die das Sehen in die Ferne verhinderten, unterstreichen die „Naharbeitsthese". Man konnte so eine an Blindheit grenzende Myopie von −24 Dioptrien erzeugen. Offensichtlich besteht auch ein Zusammenhang zwischen Kurzsichtigkeit und bestimmten Lebensformen von Tieren, die auch eine „psychosomatische" Erklärung der Myopie zuläßt: Bei Zoo-Affen, Hauskatzen und Stalltieren tritt Myopie wesentlich häufiger auf als bei frei lebenden Tieren.

Der japanische Naharbeitstheoretiker SATO (1957) schloß aufgrund seiner Untersuchungen einen Kompromiß mit den Vererbungstheoretikern. Er geht davon aus, daß ein „dispositioneller Faktor" neben der Naharbeitsbelastung mitverantwortlich ist für das Entstehen von Myopie.

Brechungsfehler können einen großen Anteil an der Persönlichkeitsentwicklung nehmen und Teil einer Persönlichkeitsstruktur werden. Der intellektuelle zurückgezogene Kurzsichtige und der extrovertierte Weitsichtige sind bekannte Persönlichkeitstypen. Das typisch kurzsichtige Kind ist oft als Versager bei Spiel und Sport beschrieben worden, es geht nicht gern ins Theater oder ins Kino. Dafür geht es gern in die Schule, ist leistungsmäßig den anderen Kindern überlegen, zeigt dies auch, macht sich beim Lehrer beliebt und verliert gleichzeitig Freunde. Das weitsichtige Kind ist das genaue Gegenteil, es ist unbeliebt beim Lehrer, gilt als faul, unaufmerksam, bestenfalls als motorisch. Aber es ist sonst überall beliebt, betreibt alle Tätigkeiten im Freien mit Leidenschaft, interessiert sich nicht für das Detail, sondern mehr für die großen Zusammenhänge. Es ist von großer Wichtigkeit zu erkennen, daß diese verallgemeinerten Persönlichkeitsmerkmale durchaus erklärbar sind und nicht unbedingt als Ursache der Brechungsanomalie aufgefaßt werden dürfen. Kurzsichtige und weitsichtige Kinder unterscheiden sich – bevor ihr Brechungsfehler erkannt und korrigiert wird – durch ihre Fähigkeit, in der Ferne und in der Nähe scharf zu sehen. Das kurzsichtige Kind findet sich in der Welt draußen nicht zurecht, weil es sie nicht richtig erkennen kann. Am Schreibtisch und bei Naharbeiten fühlt es sich zu Hause. Beim Weitsichtigen ist es umgekehrt, die Schulbank macht ihm zu schaffen, er erkennt das Detail nicht, er interessiert sich also nicht dafür, sondern strebt nach draußen, wo ihm alles klar und verständlich erscheint. Auffallend ist dieser Zusammenhang vor allem im Bereich der Kunst. Der kurzsichtige Maler, der die Formen der Umwelt nicht klar erkennen kann, sieht, denkt und malt mehr in Kategorien der Farbe als der Form. Auch beim Katathymen Bilderleben in der Gruppe spielt die Fehlsichtigkeit der Patienten bei der Motivwahl und beim Verhalten im Tagtraum eine Rolle.

Einen Beitrag zum besseren Verständnis dieses Problems leisten psychologische Vergleichstudien bei verschiedenen Völkern und Beobachtungen im Tierreich. Ein Völkervergleich zwischen China und Japan ergab zum Beispiel, daß in China dreimal soviele Kurzsichtige wie Weitsichtige sind, während in Japan sechsmal mehr Menschen unter Kurzsichtigkeit als unter Weitsichtigkeit leiden. Etwa 50 bis 60 Prozent der Japaner sind kurzsichtig, das ist der höchste Prozentsatz an Kurzsichtigen, den man bei einem Volk festgestellt hat. Im Gegensatz dazu weisen die als temperamentvoll, spontan und offenherzig bekannten südamerikanischen Völker mit nur zwei Prozent die wenigsten Kurzsichtigen unter ihrer Bevölkerung auf. Japaner fallen gerade durch ihre fast übertriebene Höflichkeit und Unterwürfigkeit auf. Die starke Unterdrückung von Sponaneität, der Ehrgeiz und die Zurückhaltung sind in Japan traditionell verankert. Ein Gegenargument zu der These einer rassischen Veranlagung zur Myopie ist, daß auch in Japan die Myopie epidemieartig im Lauf der Zeit zugenommen hat. So stieg die Anzahl der kurzsichtigen Japaner zwischen 1920 und 1940 von 15 auf 36 Prozent an und heute weiter bis auf 50 bis 60 Prozent.

Palmer untersuchte 1966 das Verhältnis von externer Stimulation und Sehschärfe. In zwei verschiedenen experimentellen Anordnungen wurden zum einen eine Reihe von Versuchspersonen in einen Perzeptionstest nach höherer und geringerer Diskriminationsfähigkeit unterteilt, wobei die Gruppe mit geringerer Diskriminationsfähigkeit durchgängig einer Visuskorrektur bedurfte. Zum anderern wurde eine Gruppe von Patienten mit erheblichen Sehbehinderungen kongenitaler oder traumatischer Natur wie die Probanden aus der ersten Gruppe einem Selbsteinschätzungstest unterzogen. Bei beiden Anordnungen ergab sich, daß die Patienten mit niedriger

Sehschärfe ihre retentiven Möglichkeiten viel stärker betonen als diejenigen mit normaler Sehschärfe. Sie beschrieben sich selbst als zurückgenommen und ruhig. Diese Ruhe sieht der Autor als Ausdruck einer gelungenen Unterdrückung eines exzessiven Stimulationsniveaus. In einer zweiten Studie fand er 1970 für Patienten mit hoher Sehschärfe ein vergleichsweise höheres Niveau der gesuchten Stimulation. Diese beiden Studien sind insofern von Wichtigkeit, weil sie das Auge nicht auf die Funktion eines passiven Rezeptororgans beschränken, das mehr oder minder in seiner Funktion gestört sein kann, sondern es als Regulationsorgan einer postulierten Homöostase der psychischen Erregung sehen.

Becker (1965) bezieht in die Fragestellung soziale Variablen ein. Er geht dabei von der klinischen Beobachtung aus, daß Myope als introvertiert und schüchtern, ungesellig und intellektuell leistungsfähig geschildert werden, während Hyperope entgegengesetzt veranlagt sein sollen, nämlich extrovertiert, athletisch und gesellig. Diese Beobachtungen verlangten, auf weitere Aspekte der Persönlichkeit einzugehen, insbesondere ob motivationale Aspekte der Persönlichkeit in einer Korrelation zu den Refraktionsanomalien stehen. Ausgang ist die Hypothese, daß der inkonstante Erziehungsstil der Eltern gegenüber dem ersten Kind (Wechsel von Permissivität und Disziplinierung) zum Erwerb einer relativ großen Angst beim Kind und damit zu erklärbaren Angstvermeidungsstrategien führt, was über die vegetativen Begleitreaktionen eine Tendenz zu Refraktionsanomalien fördert. Von neurophysiologischen Tierexperimenten zur Klärung des Zusammenhangs zwischen vegetativen Reaktionen und Refraktionsstörungen wird berichtet. Betrachtet man also die Korrelation von Refraktionsanomalie und Geschwisterfolge, so ergibt sich, daß in einer Gruppe aus Weit- und Kurzsichtigen signifikant häufiger Erstgeborene anzutreffen sind, während in der zweiten Gruppe, bestehend aus emmetropen und schwach kurzsichtigen (d.h. bis −3,0 Dioptrien) bevorzugt spätere Ränge in der Geschwisterfolge eingenommen werden. Es läßt sich also kein Gegensatz zwischen Kurz- und Weitsichtigen formulieren, sondern nur zwischen Ametropen und (fast) Normalsichtigen. Danach neigen Ametrope dazu, sozial eher abhängig und emotional eher gebunden zu sein, während Emmetrope eher leistungsmotiviert, dominant und affektiv ungebunden erscheinen.

In einer weiteren Studie (1966) untersucht Becker andere Beziehungen zwischen Sehschärfe und Motivationsstruktur (Skalen: conformance, independence, self-ressurance, social reinforcement, social competition im CPI-Test). Die verwendeten Skalen unterscheiden grob zwischen innerer und äußerer Orientierung in der Leistungsbereitschaft. Dabei läßt der Bereich der inneren Orientierung einen Unterschied erkennen zwischen Hyperopen und Myopen, während im Bereich der äußeren Orientierung sich Emmetrope und Ametrope unterscheiden.

Manche Brillenträger haben eine eigenartige Angewohnheit: Während einer Unterhaltung setzten sie ihre Augengläser dauernd auf und ab. Dieses Verhalten kann möglicherweise als Signal der Auseinandersetzungsbereitschaft oder -nichtbereitschaft verstanden werden. Koerdt und Schiller (1973) verstehen die Kurzsichtigkeit als Ausdruck des Wunsches nach Zurückgezogenheit. Die unbewußte Manipulation mit der Brille im Laufe eines Gespräches dient dazu, die emotionale Belastung durch die Umwelt zu steuern. Das Abnehmen der Brille ist also der Wunsch, nicht allzuviel „mitzubekommen". Die Autoren führten testpsychologische Untersuchungen mit Kurzsichtigen durch und verglichen die Ergebnisse von 30 unter Myopie leidenden Personen mit denen einer nach Alter, Geschlecht und sozialem Status gleichen Gruppe von 30 Normalsichtigen und stellten deutliche Unterschiede fest.

Offenbar kontrollierten die Kurzsichtigen ihre Gefühle stärker: Sie sind schwerer in Erregung zu setzen als Normalsichtige, zeigen sich weniger aggressiv nach außen und verhalten sich insgesamt sozial erwünschter als Normalsichtige. Auf unangenehme Reize reagierten sie im Test ausgesprochen passiv. Entweder vermieden sie die Konfrontation mit dem störenden Reiz oder sie setzten sich der Streßsituation wesentlich länger tatenlos aus, als dies bei Normalsichtigen der Fall war.

Da das unscharfe Sehen in der Ferne für einen konfliktscheuen Menschen durchaus von Vorteil sein kann, kann man in der Kurzsichtigkeit in diesem Sinne einen „sekundären Krankheitsgewinn" erkennen. Die langfristige Unterdrückung von Bedürfnissen und Gefühlen führt letztlich dazu, daß sie zwar auf psychischer Ebene nicht mehr bewußt wahrgenommen werden können, dafür aber sich psychophysiologisch als Dauererregung bestimmter Teile des vegetativen Nervensystems niederschlagen. Bisherige physiologische Befunde haben gezeigt, daß kurzsichtige Menschen häufig Parasympathiker sind. Nach Wenger (1941) sind Menschen mit überwiegend parasympathischer Aktivität weniger emotional erregbar, duldsamer und ordentlicher als Menschen mit vorwiegend sympathischer Aktivität. Alexander (1977) hat gezeigt, daß sich ein Individuum sehr stark von seinen äußeren Problemen zurückzieht, wenn die parasympathische Aktivität überwiegt, während es bei überwiegender sympathischer Erregung inneren Aufbau und Wachstum vernachlässigt und seine ganze Kraft der Bewältigung äußerer Probleme zuwendet.

Die auf keinem morphologischen Substrat beruhende Sehschwäche stellt neben dem Glaukom die am umfassensten von der psychosomatischen Forschung bearbeitete Störung dar. DUBOIS-POULSEN (1969) faßt die verschiedensten Symptome wie Brennen der Augen, gerötete Konjunktiven, Wahrnehmung von Schleiern vor fixierten Objekten und die passagere Diplopie als „la fatigue visuelle“ zusammen. Leider gibt es noch kein physiologisches Testverfahren, um die Sehschwäche zu objektivieren. Neben der Darstellung verschiedener organischer Ursachen einer Ermüdung des Auges werden ihre psychischen Aspekte beschrieben, wie z.B. die Bedeutung äußerer Einflüsse wie der Organisation der Arbeitswelt, und innerer Bedingungen wie der jeweiligen Charakterstruktur, die eine „psychoanalytische Optik und eine psychosomatische Betrachtungsweise“ fordern.

Die Untersuchung von BARTELEY (1942) objektiviert das Ermüdungsverhalten des Auges. Setzt man das Auge einer schneller werdenden Folge von Lichtblitzen aus, sind die inneren Augenmuskeln nur bis zu einer bestimmten Grenzfrequenz in der Lage, mit einer Veränderung der Pupillenweite zu reagieren, um bei Überschreiten dieser Grenze in einen Zustand überschießender und/oder simultaner Innervation zu geraten, der subjektiv als ermüdend und unbehaglich empfunden wird. Ähnlich verhält es sich mit den äußeren Augenmuskeln, wenn sie zu schnellen Bewegungen veranlaßt werden.

15.6 Fallbeispiele

Fall 21: Progressive Myopie

Die Patientin kommt 1981 zum erstenmal in die Praxis. Sie ist Sozialarbeiterin, 36 Jahre alt, gutaussehend. Schon mit 10 Jahren bekam sie ihre erste Brille. Die Anfangsdaten von –1 Dioptrien mußten mittlerweile auf –6,5 Dioptrien erhöht werden. Seit sechs Jahren trägt sie aus kosmetischen Gründen Kontaktlinsen. Trotz dieser „eleganteren Lösung“ ihres Korrektionsproblems empfindet sie ihre Kurzsichtigkeit als schwere seelische Belastung und macht diesen Defekt auch für das Scheitern ihrer Partnerschaften verantwortlich. Sie war verheiratet, hat sich aber scheiden lassen, weil die Ehe ihrer „beruflichen Selbstverwirklichung“ im Wege stand. Auch ihr Kind hat sie aus dem gleichen Grund fortgegeben.

Gegen das Brille-tragen-Müssen hat sie schon in der Pubertät einen starken Widerwillen entwickelt. Ihre Auflehnung gegen die aufgezwungene Brille richtet sich gleichzeitig gegen ihre Familie und gegen die Lehrer. Sie zieht sich immer mehr auf sich selbst zurück, fühlt sich mit der Brille minderwertig, mag sich nicht. Sie versucht vor ihren Problemen zu fliehen, indem sie in den Tag hineinträumt, wird jedoch dadurch mit dem Alltag erst recht nicht fertig und neigt mehr und mehr zu Verspannungen. Sie steht unter einem ständigen Druck, beobachtet mit wachsenden Haßgefühlen ihre zunehmende Kurzsichtigkeit und versucht, selbst etwas dagegen zu unternehmen. Ohne Erfolg macht sie Sehübungen nach Anleitungen verschiedener Bücher und sucht Hilfe bei der Akupunktur. Sie fährt aus diesem Grund sogar nach Ceylon, doch auch diese Reise verläuft ergebnislos.

Auffallend an dieser Patientin sind ihre extrem destruktiven Gefühle: Haß gegen die Brille, gegen die Kurzsichtigkeit, gegen die Umwelt (Familie und Lehrer), gegen die eigene Person. Die Tatsache, daß sie sich von der Außenwelt abschirmt und auf sich selber zurückzieht, ist möglicherweise Folge der Kurzsichtigkeit, allerdings ist auch der umgekehrte Weg möglich: Rückzug auf sich selbst verstärkt die Kurzsichtigkeit. Nimmt man noch die verspannte Grundhaltung der Patientin hinzu und ihre „krampfhaften" Versuche, die Myopie zu „bekämpfen", ergibt sich möglicherweise ein Circulus vitiosus zwischen der Fixation auf sich selbst und der Zunahme der Myopie. Die bisherige Therapie mit Brillen und Kontaktlinsen konnte an diesem Zustand nichts ändern. Damit die Patientin lernt, sich bewußt zu entspannen und sich selbst mit ihrem Sehfehler zu akzeptieren, wird ihr ein AT-Grundkurs vorgeschlagen.

Die Patientin lernt die konzentrative Selbstentspannung durch AT. In der weiterführenden Therapie mit dem Katathymen Bilderleben wird sie durch die Probleme anderer Teilnehmer und durch Selbsterfahrung mit ihren „Schwachstellen" vertraut. Sie erkennt, wie sie sagt, daß sie „emotionell nicht richtig gepolt" ist. Die durch die Imagination erreichbare gezielte Bewußtseinslenkung in ihr Auge und ihr Sehzentrum löst langsam ihre Autoaggression auf und macht so auch eine Organentspannung möglich. Nun nimmt sie noch einmal unter fachkundiger Anleitung individuell für sie ausgewählte Sehübungen auf, die sie in Verbindung mit dem AT regelmäßig durchführt. Ihre progressive Myopie kommt zum Stillstand. Die Patientin hat das Gefühl, sie könne vielleicht noch einen kleinen Rückgang erreichen, so daß sie mit schwächeren Brillengläsern bzw. Kontaktlinsen auskommt. Sie arbeitet daran, ihre Lebenseinstellung zu verändern, nachdem sie erkannt hat, daß ihre bisherigen „Sehprobleme" sehr eng mit ihrer negativen „Weltanschauung" zusammenhängen.

Fall 22: Einseitige mittelgradige Kurzsichtigkeit

Eine damals 52jährige, gut aussehende, jünger wirkende Frau kam vor sechs Jahren in die Praxis mit der Bitte um Anpassung von Kontaktlinsen. Seit etwa zehn Jahren hatte sie Versuche mit den Kontaktlinsen gemacht, konnte sie jedoch nie längere Zeit tragen. Seit ihrer Kindheit hat sie Schwierigkeiten mit dem beidäugigen Sehen, das linke

Auge hat auch nach innen geschielt. Nach der Pubertät mußte sie eine Brille tragen, die sie aber immer sehr gestört hat. Beim Kennenlernen ihres Mannes ist ihr dann aufgefallen, daß das Auge nach außen geht, als ihr Mann sie darauf angesprochen hat. Der Befund bei der ersten Konsultation ergab einen Visus von 1,0 mit geringgradigen Zylindergläsern rechts, links bei –4,0 Dioptrien und Zylinderglas eine Sehschärfe von 0,8 bis 0,9. Das linke Auge kann bei Konzentration optisch binokular mitsehen und steht mit Korrektur parallel.

Zur besseren Verträglichkeit der Kontaktlinsen macht die Patientin einen Autogenen Trainingskurs. Bei den anschließenden Gruppengesprächen berichtet sie, daß ihr geliebter Vater eine überragende Persönlichkeit war und die Familie geprägt hat. Die Mutter wird als sehr lieb, aber schwach geschildert, auch war sie nicht besonders tüchtig im Haushalt. Ihr älterer Bruder richtete sich in allem und vollständig nach dem Vater, er hat dann auch eine schwache, liebe Frau geheiratet. Die Patientin ist eine sehr ehrgeizige Schülerin, wobei der Vater ihr oft Nachhilfe gab.

Im Studium lernt sie dann ihren Mann kennen, der auch eine starke Persönlichkeit ist und sie sofort in seinen Bann zieht. Sie zieht von zu Hause aus und heiratet, auch um dem starken Vater zu entkommen. Nach einiger Zeit verlangt ihr Mann, daß sie das Studium aufgibt, um nur noch Hausfrau und Mutter zu sein. Sie bekommt drei Kinder, zwei Mädchen und einen Sohn. Nach dem Tod ihres Mannes, der schwer leidend stirbt, nimmt sie ihr Studium wieder auf.

Bei der Schilderung der Patientin ist auffallend, daß sie nicht über die emotionalen Beziehungen zu ihren Bezugspersonen spricht, sondern an dieser Stelle immer wieder auf ihren Augenbefund hinweist. Das eingeschränkte Sehvermögen des linken Auges ist ihr immer wieder bei eigenen Unpäßlichkeiten aufgefallen. Als Kind konnte sie diesen Fehler jahrelang vor der Umwelt verheimlichen. Sie erinnert sich, daß sie vor dem Spiegel stehend das Gerade-aus-Sehen eingeübt habe. In einer späteren KB-Sitzung wird deutlich, daß das etwas mit „dem Gegenüber ins Auge sehen“ zu tun hat.

Als sie ihre ersten sexuellen Kontakte hatte, wird ihr von ihrem späteren Mann gesagt „Du schielst ja nach außen“! Sie erschrickt und zieht sich hinter ihre Brille zurück, gleichsam als Wand zwischen sich und den Männern. Diese Männer haben sie von jeher an ihrer Selbstverwirklichung gehindert, angefangen von Vater und Bruder, dann der Mann und in letzter Zeit auch der Sohn. Ihren Haushalt absolviert sie mit Brille, nachdem einige Anläufe mit Kontaktlinsen gescheitert waren. Als sie ihr Studium wieder aufnimmt, macht sie noch einen letzten Versuch mit Kontaktlinsen.

Durch das KB und formelhafte Vorsatzgebung werden diese Kontaktlinsen gut vertragen. Gleichzeitig konnte sie auch ihre Sichtigkeit gut annehmen. Es gelingt ihr aber erst im Katathymen Bild, die Wertigkeit ihrer Augen voll zu erkennen und die Zusammenhänge mit den Männern ihrer Familie zu sehen. Sie erkennt, daß das abgebrochene Studium im Hinblick auf ihre Selbstverwirklichung eine ganz erhebliche Rolle gespielt hat. Ihr Sohn beginnt dasselbe Studium. Sie wird allerdings eher fertig damit und zieht sich nach Beendigung ihres Studiums ins Privatleben zurück.

Fall 23: 28 Jahre, einseitige hochgradige Myopie, Sehausgleich mit Kontaktlinsen, Schwierigkeiten beim Mikroskopieren und bei der Bildschirmarbeit

Eine jetzt 28jährige Biologin ist seit Kindheit auf dem rechten Auge stark kurzsichtig. Sie konnte zwar mit beiden Augen bewußt sehen, war aber in der Ferne mit dem rechten Auge stark beeinträchtigt. Ab dem 16. Lebensjahr mußte sie in der Schule möglichst weit vorne sitzen, um noch alles deutlich lesen zu können. Als sie dann den Führerschein machen wollte, war ihr klar, daß sie ab jetzt eine Brille tragen mußte, jedoch ließ sie das rechte Auge nie voll korrigieren (rechts trug sie –5,0 Dioptrien, links –0,5). Die Brille war zum Lesen und Spazierengehen stark hinderlich, die Patientin hatte auch das Gefühl, daß sie auch ohne Brille genügend sieht und ohne Sehhilfe sicher ist.

Trotzdem probierte sie beim Augenarzt weiche Kontaktlinsen an, wobei sie das erste Mal wirklich das Gefühl hatte, deutlicher und mehr zu erkennen und sogar Dinge zu sehen, die vorher nicht bekannt und erschlossen waren. Die Begeisterung war nur auf die Kontaktlinsen beschränkt, von der Brille wollte die Patientin weiterhin nichts wissen.

Nach einem halben Jahr, die Patientin war damals zwanzig Jahre alt, begannen sich die Augen nach dem Einsetzen der Kontaktlinsen zu röten und zu schmerzen. Die Patientin konnte sich nicht erklären, wieso sie die Kontaktlinsen plötzlich nicht mehr vertrug, und versuchte es immer wieder damit, bis schließlich die Schmerzen unerträglich wurden. Sie mußte wieder auf die verhaßte Brille zurückgreifen. Das linke Auge nahm an Kurzsichtigkeit zu, insbesondere als ihre geliebte Schwester starb, bemerkte sie eine sprunghafte Verschlechterung ihres Sehvermögens (die Patientin war die letzte von drei Schwestern, der Vater ging aus dem Haus, als sie zwei Jahre alt war, sie hing sehr an ihrer ältesten Schwester). Das rechte Auge war mittlerweile auf –9,0 Dioptrien angelangt.

Sie trug die Brille nur dann, wenn es unumgänglich notwendig war, etwa beim Autofahren oder beim Studium in den Vorlesungen. Große Schwierigkeiten hatte sie beim Mikroskopieren, dabei wurde ihr ihre Behinderung erst richtig klar. Erst nach drei Jahren Übung konnte sie im Mikroskop binokular überhaupt etwas erkennen. Mit diesen Schwierigkeiten suchte sie vor zwei Jahren erneut einen Augenarzt auf, um sich nochmals Kontaktlinsen verschreiben zu lassen. Diese Kontaktlinsen vertrug sie erst nach einem Autogenen Trainingskurs, wobei sie auch die Zusammenhänge der Sehstörung und ihrer persönlichen Situation erkannte. Sie kann jetzt die Linsen ca. 50% des Tages tragen, Rötung und Brennen treten nur noch selten auf. Auch mit der Brille kommt sie jetzt besser zurecht. Die Sehbehinderung ist ihr jetzt bewußt, und sie weiß auch, daß sie auf die Sehhilfe angewiesen ist. Trotzdem fühlt sie sich am wohlsten ohne Brille und Linsen.

An ihrem Arbeitsplatz mußte die Patientin am Bildschirm über mehrere Stunden am Tag arbeiten. Sie versuchte zwar, entspannt und unverkrampft auf den Bildschirm zu sehen, hatte aber trotzdem abends „Erschöpfung in den Augen, Kopfschmerzen und manchmal sogar Bauchschmerzen". Deswegen nahm sie an einem Augenseminar teil. Besonders beeindruckend fand sie das Katathyme Bilderleben, das es ihr ermöglichte, „das hochgradig kurzsichtige Auge nach innen" zu richten. Dabei kam ihr immer wieder ihre Familiensituation vor Augen. Sie vermutete, daß ihre Sehbehinderung ihre Wurzeln bereits in der Kindheit in der Beziehung zu den Eltern hat. Durch die Erfahrung der Verbindung zwischen äußerem und innerem Sehen konnte sie bei der Bildschirmarbeit eine gewisse Entspannung erreichen, so daß sie mit den Kontaktlinsen lesen kann und auch die asthenopischen Beschwerden nicht mehr so häufig auftreten.

Fall 24: Ungleiche Myopie mit Verschlechterungstendenzen
Ein 20jähriger Student kommt in die Praxis und klagt über seine ungleichmäßige Kurzsichtigkeit, die seit der Pubertät zunimmt. Rechts trägt er – 4,5 Dioptrien, links – 1,5. Er war schon bei mehreren Augenärzten, aber mit den rezeptierten Brillen und Kontaktlinsen kam er nicht zurecht. Vor zwei Jahren hat er begonnen, Kunst zu studieren, dabei empfindet er seinen Sehfehler als besondere Behinderung. Am liebsten läuft er ohne Brille herum.

Zur Familiengeschichte ist zu erfahren, daß der Vater in hoher Position in einer Wirtschaftsbank tätig ist. Die Mutter ist 15 Jahre jünger und die zweite Frau des Vaters. Sie wird als sehr schöne, jugendlich wirkende Frau Anfang 40 geschildert, „leider ist sie sehr dumm und meistens in Schönheitssalons oder auf Parties". Der Vater brauchte für seine Stellung eine repräsentative Frau. Der Patient hat sich mit seinem Vater immer sehr gut verstanden, obwohl er ihn als sehr dominierend erlebt.

Die erste Brille bekam er mit 12 Jahren, konnte sich aber nicht damit anfreunden, obwohl die Mutter ihn damit „sehr schick" und der Vater ihn „intelligent aussehend" fand. Als er nach der Schule nicht wie vom Vater geplant Jura studieren wollte, sondern sich der Kunst zuwandte, war das Verhältnis zum Vater getrübt. Dieser zahlte ihm dann auch nur den Mindestsatz laut Bafög, obwohl er ihn hätte viel großzügiger unterstützen können. Er stürzte sich in die Kunstszene, um sich endlich einmal frei ausleben zu können. Dabei merkte er, daß er mit den Augen nicht zurecht kam.

Zunächst werden dem Patienten Kontaktlinsen angepaßt, die er mittels des Autogenen Trainings gut verträgt. Wegen der Kosten muß der Vater eingeschaltet werden, der sie jedoch trotz der Befürchtung des Patienten, der Vater sei „voll auf die Brille abgefahren", übernimmt. Ein Jahr lang beteiligt sich der Patient am Autogenen Trainingskurs mit den nachfolgenden Gruppengesprächen. Dabei wird zum Therapeuten eine starke väterliche Übertragungsbeziehung aufgebaut, die schließlich zur Leistungsverweigerung in Form des Abbruchs der Augengruppe führt. Auch im Studium wird der Patient immer antriebsloser.

Die starke Gegenübertragung des Therapeuten muß in einer Balint-Gruppe aufgearbeitet werden. Danach kommt wieder ein Kontakt zustande. In einem Augenseminar ist er besonders von der KB-Gruppensitzung angetan, wobei er sich beim Motiv der „Wattwanderung“ mit einem Mitpatienten derart identifizieren kann, daß dieser zur Leitfigur für ihn wird. Daraufhin macht er mit Begeisterung die Visualisierungsübungen, das Yoga und die Augenlockerungsübungen. Subjektiv kommt es zu einer wesentlichen Besserung des Sehens durch das Verbinden von innerem und äußerem Sehen. In der dreijährigen Katamnese hat sich die Kurzsichtigkeit stabilisiert auf rechts –4,0 und links angeglichen auf –3,0 Dioptrien. Sowohl mit Brille als auch mit Kontaktlinsen kommt der Patient gut zurecht. In den KB-Sitzungen und im Autogenen Training ist insbesondere durch die Herstellung der starken Übertragungsbeziehung eine Aufarbeitung der Konflikte mit den Eltern erreicht worden.

16
Der sensorische Teil

16.1
Netzhaut (Retina)

16.1.1
Anatomie und Topographie

Die Netzhaut ist die innerste der drei zwiebelschalenartig übereinanderliegenden Schichten des Augapfels. Sie ist ein dünnes, durchsichtiges Häutchen mit hohem Sauerstoffverbrauch. Zur Lederhaut ist sie durch eine dunkelbraune Pigmenthülle lichtdicht abgeschirmt. Die Netzhaut enthält zwei Arten von Photorezeptoren: Zapfen und Stäbchen. Diese enthalten chemisch aktive, photosensible Sehpigmente, die an Eiweißkörper ihres Rezeptors gebunden sind und die Umwandlung des Energiepotentials „Licht“ in einen nervalen Reiz bewerkstelligen. Durch Lichteinfall werden die Sehpigmente zersetzt, dadurch wird eine Erregung im zugehörigen Rezeptor (Stäbchen oder Zapfen) ausgelöst, und es treten Potentialschwankungen in den Ganglienzellen der Netzhaut auf, die schon im primären Sehzentrum (Corpus geniculatum externum) Erregungsmuster der dargebotenen Licht- und Farbreize entstehen lassen.

Die Netzhaut enthält zehn Schichten, die in zwei Funktionseinheiten oder drei Neurone gegliedert sind (Abb. 32). Die äußere, aderhautwärts, d.h. dem Licht abgewandte Funktionseinheit enthält die als Photorezeptoren wirkenden Zapfen (Tages- und Farbensehen) und Stäbchen (Hell-Dunkel-Sehen bei vermindertem Lichteinfall, Dämmerungssehen). Sie dient der Umwandlung der photochemischen in nervöse Erregung und bildet das I. Neuron der Sehbahn, weshalb sie auch als Sinnesepithelschicht (Stratum neuroepitheliale) bezeichnet wird. Die innere, glaskörperwärts, d.h. dem Licht zugewandte Funktionseinheit, enthält den Reizleitungsapparat und dient der Fortleitung des Empfindungsreizes. Sie bildet das II. und III. Neuron und wird als Gehirnschicht (Stratum cerebrale) bezeichnet. Nur die Gehirnschicht hat ein eigenes nutritives Gefäßnetz. Die Sinnesepithelschicht enthält keine Blutgefäße, auch keine Kapillaren. Ihre Ernährung einschließlich des ihr zugehörigen Pigmentepithels

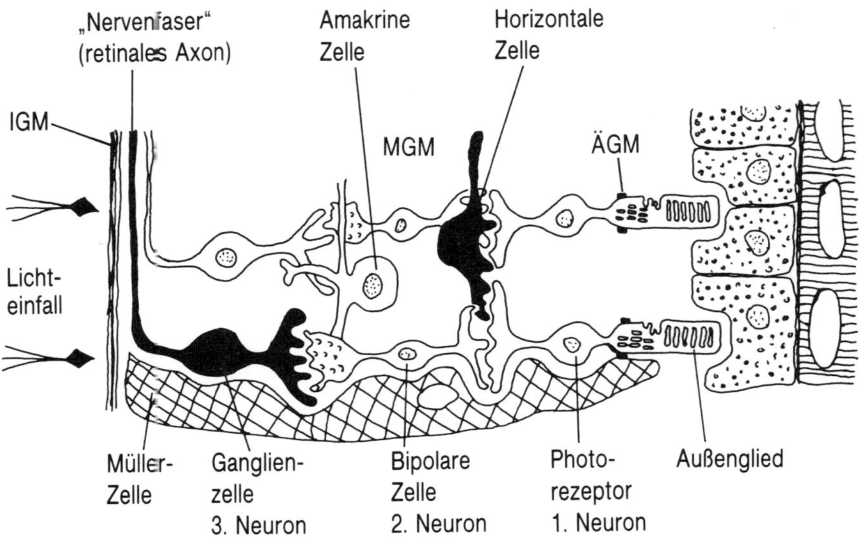

Abbildung 32:
Schnitt durch die Netzhaut. ÄGM = Äußere Grenzmembran; MGM = Mittlere Grenzmembran; IGM = Innere Grenzmembran

erfolgt durch Diffusion aus der Choriokapillaris der Aderhaut.

Die beiden funktionell bedeutsamen Stellen der Netzhaut sind die in der Netzhautmitte gelegene Macula lutea (gelber Fleck = Stelle des schärfsten Sehens), auch Fovea centralis (Sehgrube) genannt, und die nasal gelegene Papille (blinder Fleck = Stelle absoluten Sehausfalls). Der flachovale, etwa 5 qmm umfassende gelbe Fleck ist durch den Farbstoff Xanthophyll zitronengelb gefärbt. Diesem Pigment kommt die Aufgabe zu, die auch bei maximaler Miosis dem Lichteinfall ausgesetzten Zapfen der Macula vor Blendung zu schützen. Die vorgelagerte Gehirnschicht ist durch Verdrängung zu beiden Seiten hin auf etwa ein Fünftel verdünnt, wodurch eine grubenförmige Einsenkung entsteht. Dieser exakt in der Sehachse liegende optische Mittelpunkt der Netzhaut enthält nur Zapfen, keine Stäbchen (Abb. 33).

Die Sehschärfe der verschiedenen Netzhautareale ist abhängig von ihrer Zapfendichte. Während im fovealen Bereich die Sehschärfe 1,0 und die Zapfenzahl pro qmm 147000 beträgt, fällt sie schon 3 mm von der Fovea entfernt auf 0,3 und die Zapfenzahl auf 6000 und 10 mm entfernt auf 0,1 und die Zapfenzahl auf 3300 ab. Die Stäbchen liegen parafoveal noch spärlich, erreichen jedoch 5 mm von der Fovea entfernt ihr Maximum mit 160000/qmm, um dann zur Peripherie hin wieder abzunehmen.

Beim blinden oder Mariottschen Fleck handelt es sich funktionell um die Stelle absoluten Sehausfalls im Gesichtsfeld. Er entspricht anatomisch der nasal gelegenen, 1,5 mm breiten Papille. Es fehlen die lichtempfindlichen Sinneszellen, die Nervenfasern der

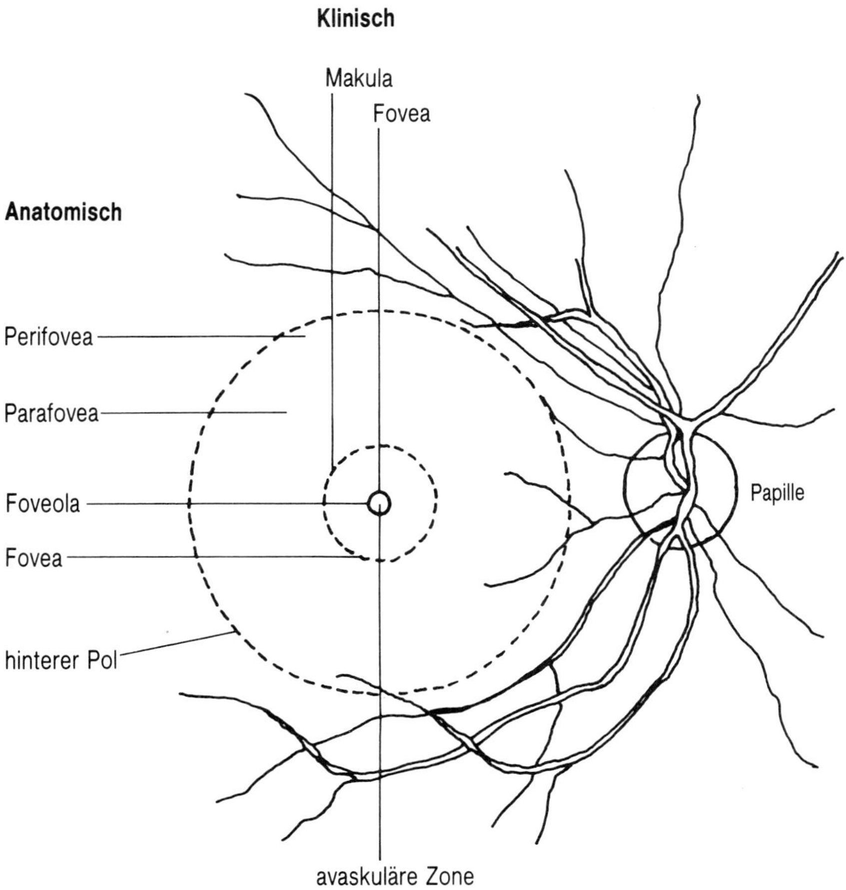

Abbildung 33:
Augenhintergrund

Gehirnschicht kommen hier zusammen, formieren sich in einzelne Bündel und treten durch die Siebplatte der Lederhaut aus dem Augapfel. Der so entstandene N. opticus ist wie das Gehirn von drei Hüllen (Pia, Arachnoidea und Dura) umgeben. Die Stammgefäße der Netzhaut treten in den „Gefäßtrichter" der Papille ein und aus.

In der Regel erfolgt auf der Papille bereits die Teilung der Arteria und Vena centralis retinae. Arterien und Venen unterscheiden sich durch Farbe, Kaliber, Reflexe und Verlauf. Ihre Gefäßweiten verhalten sich Arterien zu Venen wie 2:3. Die Venen verlaufen geschlängelter. Bei Kreuzungen ist überwiegend die Vene der gekreuzte Teil. Kapillaren sind normalerweise unsichtbar.

Das Wahrnehmungsfeld des Auges beim Blick geradeaus sieht schläfenwärts bis 90 Grad, nasal (Einengung durch die Nase) bis 60 Grad, oben (Augenhöhlenrand) bis 60 Grad, unten (Wange) bis 70 Grad. Ausfälle im Gesichtsfeld werden Skotome genannt.

16.1.2
Störungen

16.1.2.1 Verschluß der Arteria oder Vena centralis. Die Embolie der Zentralarterie ergibt das charakteristische Bild des „Infarktes der Netzhaut" mit der milchig-weißen Netzhauttrübung und dem kirschroten Fleck in der Makula. Die Thrombose der Zentralvene, auch Apoplexia retinae genannt, ist weitaus häufiger als die Embolie. Charakteristisch ist neben der hämorrhargisch verfärbten Papille und dem makularen Ödem vor allem, daß die Blutungen bis in die äußerste Peripherie reichen.

16.1.2.2 Arteriosklerose. Die Sklerose der Netzhaut ist gekennzeichnet durch Wandverdickung, dadurch Einengung des Lumens und vermehrte Schlängelung der Gefäße (Elastizitätsverlust der Gefäßwand). Bei hochgradigen arteriosklerotischen Durchblutungsstörungen entsteht die Retinitis circinata. Bei der in höherem Alter auftretenden Arteriitis temporalis sind in der Hälfte der Fälle die Augen mitbeteiligt.

16.1.2.3 Netzhautveränderungen bei Allgemeinerkrankungen. Wichtig für die allgemeinärztliche Beurteilung ist das Bild des Fundus hypertonicus in seinen vier Stadien. Die Retinopathia eclamptica gravidarum ist eine Veränderung des Netzhautgefäßsystems, die bei einer Pfropfgestose auftreten kann. Für den Diabetes mellitus ist nach fünf- bis zehnjähriger Dauer die Retinopathia diabetica charakteristisch. Die Netzhautentzündung bei Lues acquisita und congenita ist ebenso wie jene beim Fleckfieber extrem selten geworden. Die Retinochorioiditis juxtapapillaris (JENSEN) beruht auf einer Toxoplasmoseinfektion.

16.1.2.4 Die **Retinitis centralis serosa** hat eine Häufung im Frühjahr und Herbst. Als auslösende Faktoren kommen neben infektiösen und toxischen Prozeßen (Alkohol, Nikotin) auch Streß und Blendung in Frage. Bevorzugtes Erkrankungsalter ist 25 bis 45 Jahre mit einem Verhältnis von Männern zu Frauen wie 2:1. Rezidive sind häufig. Das Frühstadium ist gekennzeichnet durch den minimalen ophthalmoskopischen Befund bei ausgeprägten subjektiven Störungen (Chromatopsie, Mikropsie) und nur gering herabgesetzter Sehschärfe. Innerhalb einer Woche bildet sich ein makulares Ödem von 1 – 2 Dioptrien Prominenz aus (transitorische Hyperopie). Die Netzhautgefäße bleiben frei. In der 3. – 4. Woche werden innerhalb des Ödems rundliche, gelbweiße Flecken sichtbar. Dabei handelt es sich um subretinale, in der Choriokapillaris gelegene Präzipitate. Das Krankheitsbild heilt in den meisten Fällen ohne bleibende Störungen innerhalb von zehn Wochen ab. Sind Leckstellen gesichert, ist eine Laserkoagulation erforderlich.

16.1.2.5 Netzhautablösung. Kurzsichtigkeit, Alter und Linsenlosigkeit disponieren zum Einriß der Netzhaut. Im Bereich der Netzhautrisse findet man bei primärer Ablatio retinae sehr häufig Adhärenzen des destruierten Glaskörpers im Bereich degenerativer Netzhautareale. Charakteristische Kennzeichen sind: schmerzloser Verlauf, Vorhang-, Schatten- oder Schleiersehen. Zahlenmäßig überwiegen die Gesichtsfeldausfälle im Bereich der nasalen Gesichtshälfte entsprechend dem höheren Anteil von Netzhautrissen mit Ablösung der Netzhaut im temporalen Quadranten. In über der Hälfte der Fälle hat der Einriß der Netzhaut Hufeisenform. Die sekundäre Ablatio retinae entsteht im Gegensatz zur primären ohne vorausgehenden Einriß der Netzhaut durch Druck von hinten (entzündliches Exudat, Blutungen aus Aderhaut, Tumoren) oder Zug von vorne (Verminderung des Glaskörpervolumens).

16.1.2.6 Degenerative Erkrankungen. Die degenerativen Erkrankungen der Netzhautmitte treten in ihrer infantilen, juvenilen, virilen und senilen Form auf. Diese einzelnen Formen stellen nur Äußerungen ein und derselben krankhaften Veranlagung dar. Zur progressiven Netzhautatrophie zählt eine Gruppe degenerativer Erkrankungen, die auf einer nichtentzündlichen, primären Schädigung der nervalen Substanz beruhen. Die tapetoretinale Degeneration (Retinopathia pigmentosa) ist ein Erbleiden, das im Schulalter manifest wird. Erstes auffallendes Zeichen ist die Nachtblindheit.

16.1.2.7 Tumoren und Mißbildungen. Das in den ersten drei Lebensjahren auftretende Retinoblastom entsteht aus der Wucherung embryonaler Netzhautzellen. Geschwülste im Netzhautbereich bilden auch die unter dem Begriff Phakomatosen zusammengefaßten Erkrankungen. Zu den Mißbildungen zählen neben den markhaltigen Sehnervenfasern die Iris-Netzhaut-Aderhaut-Kolobome. Auch die Retinoschisis kann in gewissem Sinne dazugezählt werden; sie kommt mit und ohne Zystenbildung vor.

16.1.2.8 Erkrankungen der Papille und des N. opticus. Die Stauungspapille hat in ⅔ der Fälle einen raumfordernden intrakraniellen Prozeß zur Ursache. Die Sehnervenentzündung kann in Form der Papillitis oder der retrobulbären Neuritis auftreten. Als Ursachen kommen in Betracht: Erkrankungen des zentralen Nervensystems (multiple Sklerose, Enzephalitis, Meningitis, Hirnabszeß), Infektionskrankheiten (Diphterie, Scharlach, Typhus, Masern, Malaria, Fleckfieber, Erysipel, Influenza, Polyneuritis, Gelenkrheumatismus, Lues, Tbc, u.a.), Focus (Nebenhöhlen, Nase, Zähne, Tonsillen, Gallenblase, Adnexe, etc.), lokale Zirkulationsstörungen und Blutkrankheiten (Blutverlust, Anämie, Leukämie, Riesenzellarteriitis), Nieren- und Blutdruckkrankheiten, Entzündungen des Orbitagewebes (Orbitaphlegmone und -abszeß), intraokulare Entzündungen (Iritis, Zyklitis, Chorioiditis) und Vergiftungen (Intoxikationsamblyopien durch Tabak und Alkohol, Methylalkohol, Chinin). Die Atrophie des Sehnerven ist stets Folge- und Endzustand von Krankheitsprozessen der peripheren Sehbahn. Die Atrophie kann aufsteigend und absteigend verlaufen. Ursachen sind: Trauma, Druckatrophie, Tabes dorsalis, hereditäre Sehnervenleiden, Glaukom, lange bestehende Stauungspapille, Papillitis, Begleitneuritis juxtapapillaris, chronische Minderdurchblutung.

16.2 Psychosomatische Aspekte bei Augenhintergrundserkrankungen

KLEIN und MOSES (1974) untersuchten 15 Fälle von Ablatio retinae prä- und postoperativ. Sie untersuchten die Persönlichkeitsstruktur, insbesondere die Ichstärke, der Patienten und den Einfluß des temporären Verlustes der Sehkraft durch den Okklusionsverband nach der Operation. Die Bedrohung völliger Blindheit ließ bei den Patienten typische Formen von Angst entstehen, die vor allem den drohenden Verlust der Unabhängigkeit und der Aktivität bishin zu Kastrationsphantasien beinhalteten. Ein Teil der Patienten regredierte stark durch die vorübergehende Erblindung; ein Aspekt, der sicherlich bei vielen Erkrankungen des Auges zu einem Krankheitsgewinn beiträgt, da der Sehbehinderte massiv auf die Fürsorge der Umwelt angewiesen ist.

Die Untersuchung von WERRY und ARENDS (1978) nimmt sich der Objektivierung von Persönlichkeitsmerkmalen bei Patienten mit Retinopathia centralis serosa an. Die 33 mit dem MMPI untersuchten Patienten unterscheiden sich von der nach Alter und Geschlecht übereinstimmenden Kontrollgruppe durch signifikant höhere Werte auf der Hypochondrie- und Hysterieskala. Die Autoren nehmen für die Retinopathia centralis serosa eine neurotische Persönlichkeitsstruktur mit einer Neigung zur Konversion an und schlagen trotz der verfügbaren lichtchirurgischen Therapie eine begleitende Psychotherapie vor.

TRICHTEL (1979) nahm einen Zusammenhang mit dem Licht-Maladaptionssyndrom (kurz: Licht-MAS) an, d.h. einer multifaktoriellen Funktionsstörung, die zu einer Beeinträchtigung der Anpassungsfähigkeit des Auges an seinen energetisch adäquaten Reiz führt. Bleibt der Zustand der Maladaption längere Zeit bestehen und liegt die Lichtbelastung gleichzeitig über dem Bereich der Norm, so können je nach individuellem „Streßprofil" verschiedene chronische Augenleiden entstehen, deren wichtigste die Retinitis centralis serosa und die verschiedenen nicht hereditären Formen der zentralen und peripheren Netzhautdegeneration sind. Die sich anläßlich eines Licht-MAS entwickelnden Augenleiden sind psychosomatischer Natur, da zumeist psychosoziale Reize über psychophysiologische Mechanismen schließlich die organische Krankheit auslösen sollen.

Mittels psychologischer Testverfahren und psychoanalytischer Interviews konnten bei Retinitis-centralis-serosa-Patienten angstneurotische Züge festgestellt werden. Ferner waren die Patienten zuvor mit großer Regelmäßigkeit sowohl starkem Streß als auch einer übermäßigen Beleuchtung ausgesetzt gewesen.

Die häufig gemeinsam auftretenden zentralen und peripheren Netzhautdegenerationen sind zumeist in der zweiten Lebenshälfte auftretende Erkrankungen. Im Gegensatz zu der Retinitis centralis serosa entstehen sie allmählich nach verschiedenen Prodromalsymptomen und nehmen einen langsamen progredienten Verlauf. Als Ursache werden neben den Erbfaktoren die langjährigen psychophysiologischen Folgen von Anpassungsstörungen (Licht-MAS) an die rasch wechselden Störgrößen der technisierten Umwelt angenommen. Für diese Hypothese spricht, daß Patienten mit Netzhautdegenerationen im Durchschnitt größere Pupillen aufweisen als Netzhautgesunde, und daß Trübungen der Linse mit dem hierdurch verminderten Lichteinfall in das Auge das Risiko der Makuladegeneration herabsetzen.

16.3 Fallbeispiele

Fall 25: Retinitis centralis serosa

Ein 43jähriger Lehrer mit sympathischer Ausstrahlung und resolutem Auftreten kommt in die Praxis und berichtet, daß er vor vier Wochen wegen einer plötzlich auftretenden Sehverschlechterung in die Klinik eingewiesen wurde. Aufgrund des dort erhobenen Befundes (zentrale Netzhaut-Aderhaut-Entzündung des linken Auges) blieb er bis vor ein paar Tagen in stationärer Behandlung. Er fragt nach anderen Möglichkeiten außer der üblichen konservativen Therapie: „Was kann *ich* sonst noch machen?“ Er habe in der letzten Zeit einfach zu viele Medikamente bekommen. Auffallend ist jedoch die Formulierung seiner Frage, die impliziert, daß es etwas im Bereich der Möglichkeiten des Patienten gibt, die Ursache der Krankheit zu erkennen oder sogar abzustellen.

Der Patient trägt seit dem zwölften Lebensjahr eine Brille. Aufgewachsen ist er mit seiner jüngeren – wie er betont – ungewöhnlich hübschen Schwester, die mit 21 Jahren bei einem Verkehrsunfall ums Leben kam. Bei dieser Erinnerung fällt ihm ein, daß er bei der Beerdigung seiner Schwester schon eine Sehstörung bemerkt hat: Er konnte vom Friedhof aus plötzlich die Turmuhr nicht mehr erkennen, und die Blumen hatten für kurze Zeit ihre Farbe verloren. In seinem ersten Schrecken über diese Sehstörung habe er seine Mutter angesehen und war beruhigt, daß er sie erkennen konnte. Daraufhin habe er den Vorfall vergessen. Seine Mutter starb vor knapp zwei Jahren, sein Vater lebt in einem Altersheim.

Der Patient war zwölf Jahre mit einer gleichaltrigen Berufskollegin verheiratet; diese Ehe wurde vor drei Jahren geschieden, weil zwischen den Eheleuten keine Gespräche mehr möglich waren. An dieser Stelle beendet er das Gespräch etwas überraschend und sagt zwischen Tür und Angel: „Jetzt hat mir endlich einmal jemand zugehört!" Diese Bemerkung hat auch im Hinblick auf den Grund des Scheiterns seiner Ehe eine wichtige Bedeutung. Nach einer Woche kommt der Patient wieder. Es ist eine Konsolidierung feststellbar, die Therapie wird besprochen. Als er das Sprechzimmer verläßt, wird eine gewisse Unzufriedenheit spürbar, die sich sofort auf den Arzt überträgt.

Deswegen wird der Fall wenige Tage später in der Balint-Gruppe vorgetragen. Etwas an der Art, wie der Arzt über Mutter, Schwester und die gescheiterte Ehe spricht, veranlaßt ein Gruppenmitglied zu der spontanen Frage: „In welcher Beziehung lebt der Patient jetzt eigentlich?" Jetzt erst fällt auf, daß der Patient zu allen Fragen über seine Vergangenheit ausgiebig Auskunft gegeben hat, jedoch an der Stelle, wo seine augenblickliche Situation an der Reihe gewesen wäre, hatte er das Gespräch ziemlich unvermittelt beendet.

Als der Patient nach einer Woche wieder zur Kontrolle kommt, wird das Versäumte nachgeholt. Der Patient erzählt, daß er seit einem dreiviertel Jahr eine Lebensgefährtin hat, die 18 Jahre jünger ist als er und die er als sehr attraktiv beschreibt. Vor drei Monaten kamen ihm die ersten Zweifel, ob er nicht doch zu alt für sie sei und ob er ihren (von ihm vermuteten) sexuellen Wünschen jetzt und auf Dauer gerecht werden kann. Eigentlich hat er keinen konkreten Grund zu dieser Sorge, aber die Vorstellung, die junge Frau zu verlieren, belastet ihn immer mehr, und er wagt nicht, mit ihr darüber zu sprechen. Bei genauem Nachdenken erinnert er sich, daß diese Zweifel vor sechs Wochen verstärkt auftraten, zwei Tage später hatten die Sehstörungen angefangen. Drei Tage nach diesem Gespräch ruft der Patient an und berichtet, daß es ihm mit dem Auge wieder besser geht. Über seine Zweifel und Befürchtungen hatte er ein „phantastisches Gespräch" mit seiner Partnerin. Dabei hat sich herausgestellt, daß seine Ängste völlig unbegründet waren. Der Patient ist seitdem weiterhin in Beobachtung. Sehstörungen sind nicht wieder aufgetreten.

Der Mechanismus in diesem Fall ist die Umwandlung einer verdrängten Befürchtung in ein organisches Symptom. Zunächst treten Zweifel auf, die zu einem phantasierten Objektverlust führen. Die Vorstellungen über die möglichen Konsequenzen eines klärenden Gesprächs sind für den Patienten beängstigender als die Zweifel selbst. Er vermeidet die Konfrontation und verdrängt seine Gedanken. Dieser Vermeidungsmechanismus hat bereits zum Zerbrechen seiner Ehe geführt. Die ins Unterbewußtsein verdrängten Konflikte sind keiner rationalen Beurteilung zugänglich und suchen sich ein „Ventil" im somatischen Bereich. Schon beim Verlust der geliebten Schwester reagierte der Patient mit Sehstörungen, er hat wohl in diesem Bereich einen Locus minoris resistentiae.

Fall 26: Rezidivierende Neuritis nervi optici rechts mit beginnender Atrophie
Die jetzt 33jährige Architektin hat seit der Pubertät eine Magersucht, sporadisch wird sie deswegen behandelt. Die Neuritis des Sehnerven trat mit zehn Jahren nach der Geburt des Bruders zum ersten Mal auf. Der Vater hat eine sehr dominierende Rolle gespielt, obwohl er sich liebevoller um die Patientin gekümmert hat als die Mutter, zu der sie nie eine gute Beziehung entwickeln konnte. Nach der Geburt des Bruders sei dieser Vaters Liebling gewesen, und die Patientin hatte den Eindruck, daß der Vater auch an ihrer Stelle lieber einen Sohn gehabt hätte. Dieser Konflikt wird von der Patientin lange verleugnet, bis der Vater sie im Alter von 13 Jahren einmal schlägt, als sie sich weigert, dem erkrankten Bruder zu helfen. Da bemerkt sie plötzlich, daß sie auf dem rechten Auge nichts mehr sehen kann.

Die festgestellte Sehnervenentzündung wird mit Cortison behandelt. Die Liebe zum Vater schlägt in Haß um, sie erkennt in ihm einen schwachen Mann an der Seite der starken Mutter. In der Pubertät tritt dann die Magersucht hinzu, da die Patientin ihre weibliche Rolle nicht annehmen kann. Die Entzündungen des Sehnerven häufen sich. Als sie 22 Jahre alt ist, erkrankt der Vater und wird berentet. Die Patientin nimmt daraufhin bei Mutter und Bruder die männliche Funktion in der Dreierbeziehung ein. Kurz danach stirbt der Vater.

Wegen der Magersucht und der rezidivierenden Neuritis wird der Patientin das Autogene Training sowie ein Gruppen-KB angeboten. Im Gruppen-KB erlebt sie sich immer wieder in Verbindung mit anderen Frauen. Sie selbst kann in der Reflexion diese Ambivalenz ihrer Sexualität darstellen (Haß-Liebe zum Vater). Sie sagt selbst, sie wollte oft auf dem rechten Auge nichts sehen als Abwehr gegen den Vater. Sie führt seither intensiv das Autogene Training und besondere Augenübungen durch und kann ihre Sexualität, die sie jetzt als Homosexualität versteht, annehmen. Eine Entzündung des Sehnerven ist seither nicht mehr vorgekommen. Der ophthalmologische Befund ist konstant, das Sehvermögen liegt rechts bei 0,4, links ist das Auge normal.

17
Besondere ophthalmologische Probleme mit psychosomatischem Hintergrund

17.1
Reaktionen des Patienten auf Augenkrankheiten

Langwierige Krankheiten und plötzliche Erkrankungen und Verletzungen des Auges führen — ebenso wie bei anderen chronischen Krankheiten — zu reaktiven psychischen Veränderungen. Die Reaktionen auf Krankheit sind beim einzelnen unterschiedlich stark, sie machen sich entweder zeitweilig oder ständig bemerkbar, sind aber in irgendeiner Form immer vorhanden. In der Ophthalmologie spielt die Angst eine wesentliche Rolle, vermutlich eine größere als der Schmerz. Jede Einwirkung auf das Auge, allein die Phantasie der Bedrohung des Sehvermögens löst beim Patienten Angst aus. Da die Behinderungen des Sehaktes immer einen starken Verlust an Kontakt zur Umwelt bedingen, ist der augenkranke Patient ein Patient in einer besonderen emotionalen Situation.

Das Umgehen mit der Angst und deren Bewältigung steht im Vordergrund bei der psychischen Betreuung des Patienten, dies gilt vor allem bei chirurgischen Eingriffen am Auge. Das aufklärende Gespräch des Arztes kann das Verhalten des Patienten entscheidend beeinflussen. Jede Augenoperation beinhaltet ein gewisses Risiko und Gefahren, deren Ausmaß nicht allein in der Hand des Chirurgen liegt: z.B. kann das falsche Verhalten des Patienten bei einem Eingriff in Lokalanästhesie den Erfolg einer Operation total zunichte machen. Postoperative Psychosen, wie sie häufig bei älteren Patienten auftreten, beruhen nicht immer nur auf den toxischen Wirkungen der verwendeten Sedativa und Analgetika, sie hängen auch davon ab, wie lange der Patient einen beidseitigen Augenverband tragen muß. Psychotische Symptome, die durch den mangelnden Kontakt zur Umwelt und die Angst vor der Erblindung verstärkt werden, lassen sich oft allein dadurch bessern, daß das nicht operierte Auge freigegeben wird.

17.1.1
Der chirurgische Eingriff am Auge

Beim erwachsenen Patienten hängt die Reaktion auf den Krankenhausaufenthalt weitgehend davon ab, inwieweit er vom Arzt über Art, Notwendigkeit und Folgen des geplanten Eingriffes aufgeklärt worden ist. Das Verhalten des Patienten während des Eingriffes, insbesondere bei Verwendung der Lokalanästhesie kann das Operationsergebnis entscheidend beeinflussen. Postoperative Psychosen mit Halluzinationen oder Wahnvorstellungen treten insbesondere bei älteren Menschen auf. Wesentlich ist, daß neben den Wirkungen der verabreichten Medikamente auch die Situation des Patienten mit dem Verlust an Kontakt zur Umwelt und Kontrolle über sich selbst berücksichtigt wird.

Für das Kind ist der Eingriff am Auge eine besonders dramatische Erfahrung, weil die Trennung von den Eltern und der gewohnten Umwelt große Angst auslöst. Bei Kindern ist die Ich-Struktur noch so wenig entwickelt, daß bei ihnen nur bedingt Lokalanästhesie angewandt werden sollte. Sie empfinden die Operation mit all ihren Folgen häufig als Bestrafung. Aufklärung und Gespräche durch die Eltern und den Arzt präoperativ sind sehr wichtig. Ob es sinnvoll ist, einen Elternteil bis vor der Operation beim Kind zu belassen oder mit dem Kind zu hospitalisieren, hängt weitgehend vom Alter und der Reife des Kindes ab. Wenn ein Kind gemeinsam mit anderen Kindern operiert und betreut wird, treten erfahrungsgemäß weniger Schwierigkeiten auf. Der Zeitpunkt eines Augeneingriffs hat sich selbstverständlich vor allem nach seiner Ursache zu richten. Eine Operation mit Eröffnung des Auges sollte nicht zu früh vorgenommen werden, da sonst die Gefahr der Schrumpfung besteht. Andererseits sollte ein erheblicher, auch äußerlich erkennbarer Defekt im Bereich der Augen und ihrer Anhangsorgane nicht nur aus kosmetischen, sondern auch aus psychologischen Gründen rechtzeitig operiert werden, da das Kind gewöhnlich schon sehr früh über seinen Körper eigene Vorstellungen entwickelt.

17.1.2
Erblindung

Blindheit ist die bedrohlichste Behinderung des visuellen Systems. Die Angst vor der Dunkelheit ist eine Urangst des Menschen. Der späterblindete Erwachsene befindet sich zuerst in einem Zustand psychologischer Unbeweglichkeit, der am besten mit dem Stadium des Schocks oder der „seelischen Anästhesie“ beschrieben werden kann. Die Isolation von Gefühlen und Interessen erfolgt offenbar reflektorisch, um eine Desintegration der Persönlichkeitsstruktur zu verhindern. Der Grad der Rehabilitation hängt weitgehend von der Länge dieses Stadiums ab. In diesem Stadium muß der Augenarzt vermeiden, den Patienten in einem Zustand illusionärer Hoffnungen zu belassen, bzw. langsam die reale Situation vermitteln.

Auf das Stadium des Schocks folgt die Phase der Depression, in der Gefühle der Hoffnungslosigkeit, der Selbstbedauerung und des Mangels an Vertrauen vorherrschen und der Patient dem verlorenen Augenlicht nachtrauert. Die Bewältigung der Trauerarbeit ist für den Patienten nötig, um die Realität der Blindheit zu akzeptieren und Schritte zur Rehabilitation einleiten zu können. Bei der großen Anzahl der Menschen, die heute vor allem durch Verkehrsunfälle spät erblinden, ist die Zahl der Suizidversuche relativ gering.

Ganz anders als die vollkommene wirkt sich die partielle Blindheit aus. Es scheint schwieriger zu sein, sich an teilweise Blindheit zu gewöhnen als an den vollständigen Sehverlust. Offensichtlich ist die Blindheit eine unverrückbare Tatsache, die nicht bezweifelt werden kann, während partielle Blindheit immer noch eine gewisse Hoffnung auf spätere Besserung beinhaltet, so daß der Patient ständig in einem Zustand der Unsicherheit und der Angst vor völliger Erblindung lebt.

Beim Kind wirkt sich Blindheit anders aus als beim Erwachsenen. Hochgradig sehbehinderte oder vollständig blind geborene Kinder stellen oft mehr ein erzieherisches und soziales Problem dar, weniger ein medizinisches. Es hängt weitgehend von der Umwelt des blinden Kindes ab, ob aus ihm ein autonomer Erwachsener werden kann oder eine Person, die ständig auf Hilfe anderer angewiesen ist. Hier ist es die Aufgabe des Arztes, die Eltern über Prognose, Behandlungsmöglichkeiten und Hilfseinrichtungen zu informieren.

17.2
Hysterische Augenstörungen und Amaurose

Seit langem gilt die Hysterie als das klassische Beispiel einer seelischen Krankheit, die auch im Bereich des visuellen Systems zu einer Reihe von Symptomen führt, wie z.B. Einengung des Gesichtsfeldes, Auftreten von Skotomen, Änderung der Brechkraft, Funktionsstörungen der Augenmuskeln, Schwachsichtigkeit bis hin zur hysterischen Amaurose. Die hysterische Blindheit ist eine Extremsituation, die plötzlich einsetzt und einige Besonderheiten aufweist: Der Augenhintergrund ist normal, vor allem sind die Reaktionen der Pupille auf Licht und Akkommodation unverändert. Die hysterische Blindheit ist — wie die hysterische Schwachsichtigkeit — in der Regel bilateral. Der Kopf des hysterisch Blinden ist fixiert; wenn er spricht, wendet er seinen Kopf nicht dem Gesprächspartner zu. Der organisch Blinde versucht, dem Gesprächspartner den Kopf zuzuwenden. FREUD nahm an, daß die Bedeutung, die hinter dem hysterischen Verhalten „Ich kann nicht sehen" liegt, bedeutet: „Ich darf nicht sehen". Die Versuche FREUDS, funktionelle Blindheit durch Hypnose hervorzurufen, haben klar werden lassen, daß Blindheit zur Bestrafung wird. Für den Patienten mit hysterischer Blindheit ist eine tiefenpsychologisch orientierte Therapie streng indiziert.

17.3 Bildschirmarbeit und Asthenopie

Bei der Bildschirmarbeit mit ihrer Dauerbeanspruchung ist der visuelle Streß sicherlich gleichzusetzen mit einem geistig-seelischen Frustrationserlebnis. Die Maschine, in diesem Falle der Bildschirm, bestimmt den Arbeitsablauf und das Arbeitsumfeld. Am Ende des Arbeitstages, der die Unterhaltung mit einem seelenlosen Gegenüber beinhaltet, gibt es kein Resultat der anstrengenden Tätigkeit. Die Arbeit bietet keine Befriedigung, da Gespräche mit Kollegen und erholsame Ablenkung durch andere Menschen fehlen.

Das Auge muß konzentriert den Bildschirm ansehen. Durch die ständige Anspannung und Verspannung im visuellen System kann es zu Symptomen kommen, die asthenopische Beschwerden und massive Sehstörungen umfassen. Hinzu kommt, daß der am Bildschirm sitzende Mensch nicht nur ein psychologisches, sondern auch ein physiologisch neuartiges Problem bewältigen muß, da das menschliche Wahrnehmungssystem von der Natur nicht für diese Arbeit ausgerüstet ist: Die linear verarbeitende linke Gehirnhälfte, die für abstrakte Denkaufgaben wie Codierung und ähnliche Registrierarbeiten zuständig ist, kann die ständigen Bewegungen der sich auf und abbauenden Lichtpunkte des Bildschirmcodes nicht verarbeiten. Also muß die rechte Gehirnhälfte, die ganzheitlich emotional orientiert ist, diese Arbeit übernehmen.

Diese individuelle Wirklichkeit der Computertechnologie ist Auslöser für Störungen im psychophysischen Bereich und zwingt den Menschen durch die assoziativ intuitive Aufnahme und linear logische Verarbeitung der Bildschirminformationen dazu, sich zu verändern. Dieser Lernprozeß ist um so schwieriger, je älter der Mensch ist. Kinder und Jugendliche kommen mit dem Computer oft besser zurecht, als ihre Lehrer, wie die Generation der „Hacker" beweist. Die psychosomatische Therapie muß den Menschen zwischen 20 und 40 Jahren für den Arbeitsplatz motivieren und Kräfte wekken, damit sie fähig bleiben, mit den neuen Technologien am Arbeitsplatz Schritt zu halten. Ältere Menschen müssen davor bewahrt werden, in eine Krise des Selbstwertgefühls zu gelangen. Diese Krise kann leicht entstehen, wenn in einem Lebensabschnitt, in dem ohnehin das Älterwerden ins Bewußtsein tritt, das Gefühl entsteht, im Beruf (und damit im sozialen Status) zum „alten Eisen" zu gehören und nichts mehr wert zu sein.

17.4 Die Diagnose der multiplen Sklerose

Die multiple Sklerose ist in unseren Breiten die häufigste neurologische Erkrankung. Sie macht in der Schweiz und in Deutschland über 1 Promille der Sektionsfälle aus, wobei die Häufigkeit in den letzten Jahrzehnten wahrscheinlich zugenommen hat. Ein Großteil der Patienten sucht aufgrund der charakteristischen Augenstörungen zunächst den Augenarzt auf.

Die allgemeinen klinischen Charakteristika der Erkrankung sind in typischen Fällen multiple, zeitlich gestaffelte Schübe, mit vollständiger oder partieller Rückbildung der Symptome zwischen einem Schub und dem nächsten und multiple topische Lokalisation der Krankheitsherde im zentralen Nervensystem, dabei können zur selben Zeit Symptome von seiten verschiedener Lokalisation vorhanden sein oder in mehreren Schüben nacheinander verschiedene Systeme betroffen sein.

Frauen erkranken etwa doppelt so häufig wie Männer. 65 Prozent der Ersterkrankungen spielen sich zwischen dem 20. und dem 40. Altersjahr ab. Nur ganz selten erkranken Kinder und Jugendliche oder Menschen über 50 Jahre. In einem Drittel der Fälle verläuft die Krankheit nicht schubartig, sondern chronisch progredient. Die Ätiologie ist noch ungeklärt.

Die klinische Symptomatik kann im Prinzip außerordentlich mannigfaltig sein. Es gibt jedoch einige besonders häufige Krankheitssymptome, nach denen anamnestisch und in der neurologischen Untersuchung ausdrücklich gefahndet werden muß, sie sind zum Teil pathognomonisch für die multiple Sklerose. Das Vorhandensein nur eines einzelnen Symptoms rechtfertigt allerdings nicht die Diagnose der multiplen Sklerose.

Besonders oft kann als Frühsymptom eine Neuritis nervi optici (Retrobulbärneuritis) auftreten (bei 20 Prozent der Patienten als erstes Symptom). Eine Neuritis nervi optici ist in 60 bis 70 Prozent der Fälle durch eine multiple Sklerose bedingt! Diese Neuritis ist durch einen meist (zunächst) einseitigen, innerhalb von Tagen auftretenden, sehr starken Visusabfall gekennzeichnet. Die Patienten können oft nicht mehr die Finger vor den Augen zählen.

Vielfach treten Bulbusschmerzen und Lichtsensationen bei Augenbewegungen auf. Je nach Lage des entzündlichen Prozesses kann es zum Bild der Papillitis kommen. Nach drei bis vier Wochen kann eine Opticusatrophie, vor allem aber eine temporale Abblassung der Papille entstehen. Bei ungefähr einem Drittel der Patienten entwikkeln sich nach einer Neuritis nervi optici in den darauffolgenden Jahren andere Symptome der multiplen Sklerose, und fast 80 Prozent der Patienten haben 15 Jahre später Zeichen dieser Krankheit.

Seltener als die Neuritis nervi optici ist eine Uveitis (Vogt-Koyanagi-Harada-Syndrom). Besonders oft hingegen treten vorübergehende Doppelbilder auf, z.B. durch eine Abduzensparese bedingt. Vereinzelt wird auch eine abnorme Ermüdbarkeit der Muskulatur, ähnlich wie bei Myasthenie, beobachtet, was zu asthenopischen Beschwerden führen kann. Nystagmus ist häufiger bei fortgeschrittenen Stadien.

Psychisch fallen diese Patienten oft durch eine unangemessene Euphorie und Kritiklosigkeit ihrer Krankheit gegenüber auf. Mit zunehmender Dauer der Krankheit können echt psychoorganische Veränderungen bishin zur Demenz (Schwachsinnigkeit) auftreten. Psychische Veränderungen können aber auch als Initialsymptom der multiplen Sklerose auftreten, meist in Zusammenhang mit Hirnstammsymptomen. Die Charcot-Trias (Nystagmus, Intensionstremor und skandierte Sprache) findet sich in weiter fortgeschrittenen Fällen.

Da zur Entstehung und Verlauf der multiplen Sklerose hinsichtlich psychodynamischer Faktoren keine systematischen Untersuchungen vorliegen, liegt der Schwerpunkt auf Einzelbeobachtungen und Krankheitsverarbeitung („coping") MS-Kranker. Zwischen dem Auftreten der Erstsymptome und der Diagnosestellung liegen meist anderthalb bis 3 Jahre. Bis der Patient die Diagnose erfährt, vergehen im Mittel noch einmal 2,4 Jahre. Die Problematik beginnt schon bei der Aufklärung.

Umstritten ist, ob psychopathologische Auffälligkeiten bei MS-Kranken (insbesondere die häufig beschriebene Euphorie) die Folge eines demyelinisierenden Prozeß im Hirnstamm, paradoxe Reaktion auf die Krankheit oder der Ausdruck einer prämorbiden Persönlichkeitsstruktur ist.

Als Auslösesituation einer MS werden reale oder phantasierte Trennungssituationen von elterlichen Schlüsselfiguren oder auch von älteren Geschwistern beobachtet (Grinker 1950, Paulley 1976/77). Dabei scheinen chronische emotionale Belastungen und eine ständige Ängstlichkeit häufiger einer MS voranzugehen als akute emotionale Belastungen (Philippopoulos et al. 1958). Ein exzessives Bedürfnis nach Liebe und Zuwendung verbirgt sich hinter einer Maske von Gefügigkeit und unschuldigem Lächeln, das einer „belle indifference" gleichkommt und somit in der Nähe der Konversion steht.

Die MS wird nicht selten als Hysterie fehlgedeutet. Zu Beginn oder auch im Verlauf der Erkrankung werden vom Patienten oft bizarre Beschwerden angegeben, wobei die Vielgestaltigkeit und Flüchtigkeit der Symptome, Remission und Intermission im Verlauf sowie mehr oder minder plötzliches Einsetzen und Verschwinden von Empfindungs- und Bewegungsvorgängen die Differentialdiagnose erschweren.

Charakteristisch ist der Widerspruch zwischen dem indifferenten, konformen Verhalten und der autoaggressiven Welt der Träume. Diese Dissoziation zwischen dem Primärprozeß im Unterbewußten und Überangepaßtheit im Psychosozialen kann sich als Überlebensstrategie in frühester Zeit entwickelt haben. Es entsteht ein „falsches Selbst" (Winnikott 1974), das sich an den Forderungen anderer statt an den eigenen Bedürfnissen orientiert. Daneben lebt ohne Beziehung zu diesem sozial überangepaßten Selbst das „Kind" weiter, jedoch unterentwickelt, verletzbar, nach Anerkennung suchend.

Groen et al. (1967) sprechen in diesem Zusammenhang von einer infantilen Persönlichkeitsstruktur bei MS-Patienten. Die Unsicherheit eines überangepaßten Selbst im Hinblick auf die Wahrnehmung eigener körperlicher Bedürfnisse entspricht der Unsicherheit des Arztes bei der Diagnosestellung, wenn er funktionelle Erscheinungen (Hypochondrie), Konversionssymptome und Symptome disseminierter Nervenläsionen (Sklerose) gegeneinander abgrenzen soll, die der Patient gleichzeitig oder hintereinander bietet. Die häufig zu beobachtende Gleichgültigkeit vieler MS-Patienten angesichts der häufig auftretenden Sexualstörungen kann mit einer schon lange prämorbid bestehenden körperlichen Selbstentfremdung zusammenhängen.

Die Anpassungstendez MS-Kranker kann anankastische Züge annehmen und sich in besonderem Pflichtbewußtsein und übertriebenen Arbeitsverhalten zeigen (GROEN et al. 1967). WOLFF (1949) wies darauf hin, daß MS-Kranke vorwiegend Berufe mit mechanistischer Tätigkeit wählen. Er fand unter 120 Patienten keinen, der einen freien oder künstlerischen Beruf hatte.

Literatur

ALEXANDER, F.: Psychosomatische Medizin Walter de Gruyter, Berlin, 1977.

ALZHEIMER, D.: Psychogene Amaurose aus opthalmologischer Sicht. Klin. Mbl. Augenheilkd. **164**, 531-532 (1974).

AMMON, G.: Psychoanalytische Gruppentherapie. Vortrag 1975.

BALINT, M.: Der Arzt, sein Patient und die Krankheit. Klett, Stuttgart 1965.

BALINT, M.: Therapeutische Aspekte der Regression. Die Theorie der Grundstörung . Rororo-Studien, 42, Rolt, Reinbeck 1973

BALINT, M.: Fünf Minuten pro Patient. Suhrkamp, München 1975

BARTELEY, S. : A factor in visual fatigue. Psychosom. Med. **4**, 369-375 (1942)

BATES, W.: The cure of imperfect sight by treatment without eye glasses. London 1920.

BATTEGAY, R.: Die psychosomatische Krankheit als Phänomen der Gruppe. Ther. Umschau **28**, 354 (1971).

BATTEGAY, R.: Der Mensch in der Gruppe. Huber, Bern 1967, 1968.

BAUER, H.J.: Umstrittene MS-Therapie Nervenarzt **54**, 400 (1983).

BECKER, G.: Visual Acuitiy, Birth Order, Achievement versus Affiliation and other Edwards Personal Preference Schedule Scores. J. of Psychosom. Res. **9**, 277-283 (1965).

BECKER, G.: Visual Acuity and Motivational Patterns underlying Achievement. J. of Psychosom. Res. **10**, 275-279 (1966).

BECKER, H.: Konzentrative Bewegungstherapie. Thieme, Stuttgart-New York 1981.

BEINING, G.: Zur Psychotherapie des Glaukoms. Z.F. Psychologie **1**, 59-63 (1951).

BERGER, A. S., ZIMET, C. N.: Personality Features of Patients with Primary Glaucoma. Psychosom. Med. **21**, 389-396 (1959).

BERGER, A. S., ZIMET, C. N.: Emotional Factors in Primary Glaucoma Psychosom. Med. **22**, 391-399 (1960).

BERNDT, K.: Astenopische Beschwerden. Therapie der Gegenw. **118**, 1367-1378 (1979)

BERNHARD, P., HUHN, W.: Psychosomatische Aspekte bei Uveitis. In : STUDT, N.H. (ed.) Psychosomatik in Forschung und Praxis . Urban & Schwarzenberg, München-Wien-Baltimore, S. 521-535, 1983.

BERTAUX, P.: Mutation der Menschheit. Suhrkamp, Frankfurt 1979.

BEST, F.: Die Augenstörungen bei Hysterie. Zentralbl. ges. Ophthalm. **30**, 321-400 (1934).

BIERMANN, G.: Autogenes Training mit Kindern und Jugendlichen. E. Reinhardt, Basel 1975.

BIETTI, G. B.: Emotionelles Glaukom. Klin. Mbl. Augenheilkd. **125**, 245 (1954).

BISCHOF, F.: Katathymes Bild-Erleben: Tagträume helfen. Ärztliche Praxis **92**, 2737 (1984).

BODENHEIMER, A.R.: Gibt es eine ophthalmologische Psychosomatik? Brauchen wir eine? Ophthalmologika **149**, 424-437 (1965)

BODENHEIMER, A.R.: Einige Grundsätze zur psychotherapeutischen Auffassung und Behandlung des Augenkranken. Praxis d. Psychotherapie **9**, 207-213 (1964).

BÖHRINGER, H.R., MEERWEIN, F., MÜLLER, C.: Zur Psychiatrie des primären Glaukoms. Klin. Mbl. Augenheilkd. **123,** 283-302 (1953).

BÖHRINGER, H.-R.: Zur Psychiatrie des primären Glaukoms. Klin. Mbl. f. Augenheilkd. **123** (1953).

BRÄUTIGAM, C.: Psychosomatische Medizin. Thieme, Stuttgart-New York 1973.

BORGERS, D.: Die wissenschaftliche Basis der Brille-nein-danke-Bewegung oder gibt es ein präventives Prinzip der Myopie (Kurzsichtigkeit)? Argument-Sonderband AS **77**, Alternative Medizin, Berlin 1983.

CALLAWAY, E., THOMPSON, S.: Sympathetic Activity and Perception. An Approach to the Relationship between Autonomic Activity and Personality. Psychosom. Med. **15**, 443-455 (1953).

COHEN, S., HAJIOFF, J.: Life Events and the Onset of Acute Closed-Angle Glaucoma. Psychosom. Res. **16**, 335-341 (1972).

COHN, H.: Die Hygiene des Auges in Schulen. Wien 1983.

COTTRELL, S.S., WILSON, S.A.K.: The affecitive symptomatology of disseminated sclerosis. J. Neurol. Psychopath. **7**, 1 (1926).

DALOS, N.P., P.V. RABINS, B.R. BROOKS, P.O'DONNELL: Disease Acitivity and Emotional State in Multiple Sclerosis. Ann. Neurol **13**, 573 (1983).

DEAN, G., H. MCLOUGHLIN, R. BRADY, A.M. ADELSTEIN, J. TALLET-WILLIAMS: Multiple sclerosis among immigrants in greater London. Brit. med. J. **1,** 861 (1976).

DELAY, J., PICHOT, P.: Neurophysiologische Grundlagen von Empfindung und Wahrnehmung. In: Medizinische Psychologie. 2.Aufl. Thieme, Stuttgart-New York, 1966.

DUBOIS-POULSEN, A.: La fatigue visuelle. Ophthalmologica **158**, 157-180 (1969).

DÜHRENSEN, A.: Analytische Psychotherapie in Theorie, Praxis und Erlebnissen. Vandenhoeck & Ruprecht, Göttingen 1972.

DÜRCKHEIM, K.F. GRAF: Hara. Otto-Wilhelm-Barth 1975.

DÜRCKHEIM, K.F. GRAF: Meditieren — Wozu und Wie. Herder, Freiburg-Basel-Wien 1976.

FEIEREIS, H.: Das autogene Training. In: JORES, A. (ed.) Praktische Psychosomatik, 410-420, Huber, Bern-Stuttgart-Wien 1976.

FIEDLER, G.: Hilfe durch Yoga. Fink-Verlag, jetzt Deutscher Wanderverlag, Dr. Mair und Dr. Schnabel, Ostfildern 1982.

FIRTH, D.: The Case of Augustus d'Este (1794-1848), the First Account of Disseminated Sclerosis. Proc. Roy. Soc. Med. **34**, 381 (1940).

FIRTH, D.: The Case of Augustus d'Este Cambridge University Press. Cambridge 1948.

FOULKES, S.H.: Gruppenanalytische Psychotherapie. Taschenbuchreihe Geist und Psyche Nr. 2130 Kindler, München 1974.

FREUD, S.: Das Ich und die Abwehrmechanismen. Kindler, München 1968.

FREUD, S.: Über den Traum. Werkausgabe, 1. Bd. Fischer, Frankfurt, 77-115, 1978.

FREUD, S.: Die psychogene Sehstörung in psyoanalytischer Auffassung. In: G.W. VIII 6. Aufl. Fischer, Frankfurt, 94-102, 1973.

FREYLER, H.: Augenheilkunde. Springer, Wien-New York 1985.

FROMM, E.: Die Seele des Menschen. Deutsche Verlagsgemeinschaft, Stuttgart 1979.

FUCHS, M.: Funktionelle Entspannung. Hippokrates, Stuttgart 1974.

GINDLER, E.: Die Gymnasik des Berufsmenschen. Gymnastik **1,** 82-89 (1926).

GOETHE, J.W.v.: Zur Farbenlehre I,II. Tübingen 1810.

GOLDBERG, M.: Über meine Therapie-Formel in der konzentrativen Bewegungstherapie. Prax. Psychother. **XIX**, 327 (1974).

GRINBERG, L., LANGER, M., RODRIQUE, E.: Psychoanalytische Gruppentherapie. Geist u. Psyche 2094, Kindler, München 1972.

GRINKER, R.G., G. HAM, F. ROBBINS: Some Psychodynamics Factors in Multiple Sclerosis. Am. Res. Nerv. Ment. Dis. **28**, 456, (1950).

GRODDECK, G.: Psychoanalytische Schriften zur Psychosomatik. Vom Sehen, von der Welt und dem Sehen ohne Augen. Limes, Wiesbaden 1966.

GROEN, J.J., J.G. PRICK, J. BASTIAANS: Psychosomatic aspects of multiple sclerosis. Acta Med. Psychosom. **3** (1967).

GRÜSSER, O.-J.: Der Gesichtssinn und Okulomotorik In: SCHMIDT, R.F., THEWS, G. (ed.): Physiologie des Menschen. 19.Aufl., Springer Berlin-Heidelberg-New York, 226-262, 1977.

HABERICH, F.J.: Sehen und Umwelt — Das visuelle Zeitalter. 32. Sonderdruck der Wissenschaftlichen Vereinigung für Augenoptik und Optometrie e.V. 1980.

HADDEN, S.B., PREUSS, H.G.: Möglichkeiten der Gruppenpsychotherapie im Allgemeinkrankenhaus. In: PREUSS, H.G. (ed.): Analytische Gruppenpsychotherapie. Urban & Schwarzenberg, München, 1966, p. 187.

HÄFNER, H., FREYBERGER, H.: Über psychogene Blindheit. Z.f. Psychotherapie und med. Psychol. **4**, 224-235 (1954).

HALLEN, O.: Über die Behandlung der Multiplen Sklerose. Therapiewoche **19**, 635 (1967).

HARTMANN, E.: Psychosomatic Phenomena in Ophthalmology. Brit. J. of Ophthal. **33**, 461-476 (1949).

HARRINGTON, H.L.: Ocular Manifestations of Psychosomatic Disorders. Am. J. Med. Ass. **133**, 669 (1947).

HEIGL, F.: Indikation und Prognose in Psychoanalyse und Psychotherapie. Verlag f. Med. Psychologie, Göttingen 1972.

HEILMANN, K.: Über das Sehen. Med. Monatsschr., **28/7**, 279-284 (1974).

HEILMANN, K.: Ocusert, ein neuartiges Medikamententrägersystem für die Glaukombehandlung. 1.Mittl.: Klin.Mbl.Augenhk. **165**, 519 (1974), 2.Mittl.: Klin.Mbl.Augenhk. **166**, 289 (1975).

HEILMANN, K.: Augenheilkunde. In: HAHN, P. (ed.): Die Psychologie des 20. Jahrhunderts. Band Psychosomatik, Kindler, München, S. 744-756.

HESS, E.H.: The Tell-Tale Eye. van Nostrand, New York, 1975. Deutsch: Das sprechende Auge. Die Pupille verrät verborgene Reaktionen. Kindler, München, 1977.

HIBBELER, H.L.: Personality Patterns of white Adults with Primary Glaucoma. Am. J. of Ophthal. **30**, 181-186 (1947).

HOLLWICH, F.: Über die Bedeutung des Lichtes für die Lebensvorgänge. Med. Mschr. **4**, 686 (1950).

HOLLWICH, F.: Auge und Vegetativum. Studium Generale. Springer, Berlin-Heidelberg-New York, 12. Aufl., 752-761, 1964.

HOLLWICH, F.: Augenheilkunde. 9.Aufl. Thieme, Stuttgart-New York, 1979.

HOLLWICH, F., THIEL, R.: Auge und Zwischenhirn. Bücherei des Augenarztes, **23** (1955).

HOLLWICH, F.: Augenlicht und vegetative Funktionen. Nova Acta Leopoldina **31**, 189 (1965).

HOLTMANN, H.W.: Experimentelle Untersuchungen zur Persönlichkeitsstruktur von Glaukomkranken. Klin. Mbl. Augenheilkunde **165**, 604-610 (1974).

INMAN, W.S.: Can emotional conflict induce disseminated sclerosis?. J. Med. Psychol. **39**, 135 (1948).

JAENSCH, P.A.: Zur Geschichte der Glaukomtheorien. In: Glaukom. Enke, Stuttgart 1952.

JASPERS, K.: Allgemeine Psychopathologie. 8. Aufl. Springer, Berlin-Heidelberg-New York 1965.

JONEZ, H.D.: Psychotherapy in multiple sclerosis. Ann. Allergy **9**, 653 (1951).

JORES, A. (Hrsg.) Praktische Psychosomatik. 2. Aufl., Huber Bern-Stuttgart-Wien 1981.

JORES, A.: Der Kranke mit psychovegetativen Störungen. Vandenhoeck & Ruprecht, Göttingen 1973.

JUNG, C.C.: Der Mensch und seine Symbole. Walter-Verlag AG, Olten 1979.

KAGER, E.: Zur Psychosomatik des Glaukoms. Diplomarbeit, Berlin 1985.

KAHANA, E., U. LEIBOWITZ, M. ALTER: Cerebral multiple sclerosis. Neurology **21**, 1179 (1971).

KÄPPELI, F., R. WÜTHRICH: Untersuchungen über den Erstschub bei Multipler Sklerose und dessen Bedeutung für die Diagnosestellung. Schweiz. Rundsch. Med. (Praxis) **61**, 1226 (1972).

KATO, M.: Studies on personality of glaucoma patients, especially on the Yatabe-Gilford personality test and the Rorschach test. Acta Soc. Ophthalmol. Jap. (Tokio) **69**, 1418 (1965).

KAUFMANN, W.: Diskussionsbemerkung zu Janez, H.D.: Psychotherapy in Multiple Sclerosis. Ann. Allergy **9**, 658 (1951).

KIMURA, B.: Vergleichende Untersuchungen über depressive Erkrankungen in Japan und in Deutschland. In: Fortschritte der Neurologie und Psychiatrie **33** (1965).

KOERDT, A., SCHILLER, K.: Kurzsichtigkeit in psychosomatischer Sicht. Lit. Arbeit bei Prof. Scharfetter Zürich 1981 Manuskript.

KRETZER, G: Tagtraumphantasien in der Therapie. Psychologie heute **4**, 54-64 (1978).

KÜCHLE, H.J., BUSSE, H.: Taschenbuch der Augenheilkunde. Huber Stuttgart 1978

KURTZKE, J.F.: Multiple Sclerosis: An Overview. In: ROSE, C.F. (ed.): Clinical Neuroepidemiology (Progress in Neurological Resear Series) Pitman Medical, Kent 1980.

LANG, J.: Mikrostrabismus. Enke, Stuttgart 1973.

LANGEN, D., MINDERMANN, H.: Psychosomatische Funktionsstörungen und Krankheiten des Auges. Fortschr. d. Med. 88, 31, 1233-1237 (1970).

LANGMAN, J.: Auge. In: Medizinische Embryologie. 3.Aufl. Thieme, Stuttgart-New York, 322-331 (1974).

LEUNER, H.: Katathymes Bilderleben. Unterstufe. Thieme, Stuttgart-New York 1970.

LEUNER, H.: Katathymes Bilderleben. — Erlebnisse in Theorie und Praxis. Huber, Bern 1979.

LEUNER, H.: Imagination als Spiegel unbewußtes Seelenlebens. Angelsachsen Bremen 1974.

LEYDHECKER, W.: Psychosomatische Probleme in der Praxis des Augenarztes. Klin. Mbl. Augenheilkd. **164**, 580-586 (1974).

LEYDHECKER, W.: Glaukom in der Praxis. Ein Leitfaden. Berlin, Heidelberg 1973.

LEYDHECKER, W.: Handbuch Glaukom. Springer, Berlin-Heidelberg-New York 1973.

LINCOFF, H.A.: Management of the Psychotic Patient for Ocular Surgery. Am. J. Ophth. **37**, 854-856 (1954).

LINCOFF, H.A.: Psychiatrische Aspekte in der Augenchirurgie. In: R.M. FASANELLA (Hg.): Komplitationen in der Augenchirurgie. Enke Stuttgart 1968.

LINDNER, K.: Über den Einfluß von Umwelt und Vererbung auf die Entstehung der Schulmyopie. v. Graefes Archiv f. Ophthalm 1944.

LOHMANN, R.: Suggestive und übende Verfahren. In: UEXKÜLL, TH.v. (ed.) Lehrbuch der Psychosomatischen Medizin. Urban & Schwarzenberg, 408-424 (1977).

LORENZER, A.: Symbol, Vermittlung und Sinnlichkeit und Bewußtsein. In: LEUNER, H. (Hrsg.): Katathymes Bilderleben, Ergebnisse in Theorie und Praxis. Huber Bern, 58-74 (1981).

LUBAN-PLOZZA, B., BESEL, F.: Psychosomatisches Training. ZfA **59**, 700-704 (1983).

LUBAN-PLOZZA, B., PÖLDINGER, W.: Der psychosomatisch Kranke in der Praxis. München 1971.

LUSSERYRAN, J.: Das wiedergefundene Licht. Klett-Cotta, Stuttgart 1981.

LUTHE, W.: Autogenes Training, Correlations, Psychosomaticae. Thieme, Stuttgart-New York 1965.

LUTZ, C.: Praxis der Gruppentherapie mit Kindern. (1976)

LUTZ, R: Informationen aus der Leitung, Gefühle aus der Steckdose. Psychologie heute, **10/2**, 20-32 (1983).

MASON, M.E.: Psychotherapeutische Beratung von Müttern blinder Kinder. In: G. BIERMANN (Hg.): Handbuch der Kinderpsychotherapie. Reinhardt Basel 1971.

MASLOW, A.: Motivation und Persönlichkeit. Klett-Cotta , Stuttgart 1981.

MENTZ, O.: Psychotherapie in der Augenheilkunde. Psychother. **1**, 93-97 (1956).

MENTZ, O.: Psychotherapie in der Augenheilkunde. Teil II. Psychother. **2**, 21-36 (1957).

METZGER, W.: Gesetze des Sehens. Kramer Frankfurt/M. 1953.

MINDERMANN, H.: Die Bedeutung des Auges für Vegetativum und Psyche und seine Beteiligung an psychosomatischen Erkrankungen. Med. Diss. Mainz 1971.

MITSCHERLICH, A.: Anmerkungen über die Chronofizierung psychosomatischen Geschehens. Psyche **15**, 1 (1961).

MÖLLER, L.: Erfahren statt geführt werden. Klett-Cotta, Stuttgart 1981.

MORRIS, D.: Der Mensch mit dem wir leben. Droemer Knaur, München-Zürich 1978.

MÜLLER, C.G.; RUDOLPH, M.: Licht und Sehen. Time-Life International.

MÜLLER, E.: Die multiple Sklerose des Gehirns und des Rückenmarks. Ihre Pathologie und Behandlung. Fischer 1978.

MUMENTHALER, M.: Neurologie. 6.Aufl. Thieme, Stuttgart 1979.

NIEPER, Hans-A.: Revolution und Technik, Medizin und Gesellschaft. Illmer, Hannover, 3. Aufl. 1982.

OBERHOFF-LOODEN, I.: Psychopathologie der Multiplen-Sklerose. Müller Salzburg 1978.

PALMER, D.: Visual Acuity and Excitement. Psychosom. Med. **28**, 364-374 (1966).

PALMER, D.: Visual Acuity and Stimulus-Seeking Behaviour. Psychosom. Med. **32**, 277-284 (1970).

PAP, Z.: Hysterische Amaurose. Klin. Mbl. Augenheilkd. **157**, 828-831 (1970).

PAULLEY, J.W.: Cultural Influences on the Incidence and Pattern of Disease. Psychother. Psychosom. **26**, 2 (1975).

PAULLEY, J.W.: Psychological Managment of Multiple Sclerosis Psychother. Psychosom. **27**, 26 (1976/77).

PAYK, R.: Psychopathologische Besonderheiten bei Kranken mit Encephalomyelitis disseminata („Multiple Sklerose"). Nervenarzt **44**, 378 (1973).

PHILIPPOPOULOS, G.S.; E.D. WITTKOWER; A. COUSINEAU: The Etiologic Significance of Emotional Factors in Onset and Exacerbation of Multiple Sclerosis. Psychosom. Med. **20**, 458 (1958).

PIECHOWIAK, H.: Das ärztliche Gespräch. ZfA **59**, 672-679 (1983).

PIMENTEL, P.C.: Influence of the ametropias upon character. Rev. Brasil. Oftal. **1**, 141 (1943).

POECK, K.: Leserbrief zu der Arbeit Psychopathologische Besonderheiten bei Kranken mit Encephalomyelitis disseminata (Multiple Sklerose) Von T.R. PAYK, Nervenarzt **44**, 656 (1973).

POSNER, A.: Psychosomatic Factors in Glaucoma. Eye, Ear, Nose, Throat, Monthly, **33**, 176-179 (1954).

POSER, S; H. FRIEDRICH: Psychiatrisch-psychotherapeutische Erfahrungen bei der multiplen Sklerose. In: BÖNISCH, E.; J.E. MEYER (Hrsg.): Psychosomatik in der klinischen Medizin. Springer Berlin-Heidelberg-New York 1983.

POSER, S.; G. RITTER: Multiple Sklerose in Forschung, Kinik und Praxis. Schattauer Stuttgart 1980.

PREUSS, H.G.: Zur analytischen Konfrontation neurotisch gestörter Ehepartner in der Gruppe. Gruppenpsychother. u. Gruppendynamik **3**, 279 (1970).

PREUSS, H.G.: Ehepaartherapie. Kindler München 1973.

PREUSS, H.G.: Was ist und wie wirkt Gruppentherapie. In: JORES, A. (ed.) Praktische Psychosomatik. Huber Bern-Stuttgart-Wien, 450-458 (1976).

REBOUL, J.: La Médecine psychosomatique oculaire. Psyché **6**, 38-56 (1951).

RITTER, G.; J. WIKSTRÖM; S.POSER, W: FIRNHABER; H.J. BAUER: Epidemiological and Serological Findings in Multiple Sclerosis, Results of a 12-year study in Southern Lower Saxony. In: BAUER, H.J.; S. POSER; G. RITTER (eds.): Progress in Multiple Sclerosis Research. Springer Berlin-Heidelberg-New York, 528 (1980).

RICHTER, H.E.: Patient Familie. Reinbek 1970.

RICHTER, H.E.: Die Gruppe. Reinbek 1972.

RICHTER, H.E.: Lernziel Solidarität. Reinbek 1974.

RIPLEY, H.S.; WOLFF, H.G.: Life Situations, Emotions and Glaucoma. Psychosom. Med. **12**, 215-224 (1950).

ROGERS, C.: Therapeut und Klient. München 1977.

ROSA, K.: Psychosomatische Selbstregulation. Hippokrates Stuttgart.

SACHSENWEGER: Neuroophthalmologie. Thieme Stuttgart-New York 1975.

SATO, T.: The Causes and Prevention of Acquired Myopia. Tokio 1957.

SCHÄFER, W.D.: Strabismus in der Praxis. Springer Berlin-Heidelberg-New York 1976.

SCHAPIRA, G.H.; D.C. POSKANZER; H. MILLER: Familial and conjugal multiple sclerosis. Brain **86**, 315 (1963).

SCHIPPERGES, H.: Welt des Auges — zur Therapie des Sehens und die Kunst des Schauens. Herder Freiburg 1978.

SCHLAEGEL, T.F.: Psychosomatic Ophtalmology. William & Wilkins Baltimore 1957.

SCHOENBERG, M.J.: Role of Anxiety in the Pathogenesis of Primary Glaucoma. Archives of Ophthal. **23**, 76-90 (1940).

SCHÖNHALS-LA ROCHE: Der Zugang zur psychischen Situation des Patienten. Das Wahrnehmungs- und Explorationstraining. Seminar 1975.

SCHOLL, L.: Das Augenübungsbuch. Berlin 1981.

SCHOLZ, D.: Die Beziehung zwischen Myopie und Schulerfolg. Wachstum und sozialen Faktoren. Öffentliches Gesundheitswesen 26/1972.

SCHÜLER, H.; BALLIN, R.; PETERMANN, R.: Psychische Untersuchungen des Persönlichkeitsprofils bei Patienten mit primären Glaukom. Folia Ophthal. **1/2**, 41-47 (1977).

SCHULTZ, I.-H.: Das autogene Training. Thieme Stuttgart 1966.

SCHULTZ-ZEHDEN, W.: Psychosomatik in der Augenheilkunde. In: JORES, A. (Hrsg): Praktische Psychosomatik, 2. Aufl. Huber Bern-Stuttgart-Wien, 371-395 (1981).

SCHULTZ-ZEHDEN, W.: Einfluß psychotherapeutischer Maßnahmen auf das Primärglaukom. Der Augenarzt 5, 368-379 (1977).
SCHULTZ-ZEHDEN, W.: Neue Aspekte der Schielbehandlung. Arbeitskreis Schielbehandlung. Fortbildungsvorträge Wiesbaden 1977 Bd. X, 37-44 (1978).
SCHULTZ-ZEHDEN, W.: Die Bedeutung des AT im Therapieangebot einer psychosomatisch ausgerichteten Augenpraxis. Der Augenspiegel Jg.27, Heft 10, 452-464 (1981).
SCHULTZ-ZEHDEN, W.: Einzel- und Gruppentherapeutische Angebote in einer psychosomatisch ausgerichteten Augenpraxis. Praxis der Psychotherapie und Psychosomatik 26/4, 151-156 und 26/5, 201-208 Springer Berlin-Heidelberg-New York (1981).
SCHULTZ-ZEHDEN, W.: Auge und Sexualität. Praxis Kurier **42**, 13 (1980). Mskr. Biblotheka Balint, Ascona, CH-6612
SCHULTZ-ZEHDEN, W.: Schielen — Ein Symptom der symbiotischen Grundstörung, Familientherapie eines schielenden Geschwisterpaares. Referat DKPM, Lübeck, 1982.
SCHULTZ-ZEHDEN, W.: Auge und Depression. Sitzungsbericht der 141.Versammlung des Vereins Rheinisch-Westfälischer Augenärzte Zimmermann GmbH, Balve/Sauerland 1981.
SCHULTZ-ZEHDEN, W.: Wie funktioniert eine psychosomatisch ausgerichtete Augenpraxis? Der Augenarzt **16/5**, 386-392 (1982).
SCHULTZ-ZEHDEN, W.: Psychosomatische Einflüsse auf das Glaukom. Augenspiegel **2**, 1975.
SCHULTZ-ZEHDEN, W.: Einfluß psychotherapeutischer Maßnahmen auf das Primärglaukom. Klin. Monatsbl. Augenheilkunde 1977.
SCHULTZ-ZEHDEN, W.: Eine psychosomatisch ausgerichtete Augenarztpraxis — ein Erfahrungsbericht. In: STUDT, N.H. (ed.): Psychosomatik in Forschung und Praxis. Urban & Schwarzenberg München-Wien-Baltimore, 536-545 (1983).
SCHWIDDER, W.: Psychosomatik und Psychotherapie bei Störungen und Erkrankungen des Verdauungstraktes. Acta psychosom. (Basel) **7** (1965).
SEIDLER, G.H.: Die psychosoziale Verarbeitung chronischer Krankheit bei Multipler Sklerose und Querschnittsgelähmten. Diss. med. Göttingen 1978.
SIEFERT, H.: Sigmund Freud, Georg Groddeck und die psychosomatische Medizin. Praxis der Psychotherapie und Psychosomatik **24/2**, 63-78 (1979).
SPITZ,R.: Die Entstehung der ersten Objektbeziehungen. Klett Stuttgart 1957.
STEIGER, A.: Die Entstehung der sphärischen Refraktionen des menschlichen Auges (Übersichtigkeit-Normalsichtigkeit-Kurzsichtigkeit).
STOLZE, H.: Psychotherapeutische Aspekte einer konzentrativen Bewegungstherapie. In: E. SPEER (ed.) Kritische Psychotherapie. Lehman München, 67-76 (1959).
STOLZE, H.: Konzentrative Bewegungstherapie. In: Die Psychologie des 20. Jahrhunderts. III, Kindler Zürich, 1250-1273 (1977).
STUCKE, W.: Die Balintgruppe. Deutscher Ärzte-Verlag Köln 1982.
SURRIDGE, D.: An Investigation into some Psychiatric Aspects of Multiple Sclerosis. Brit. J. Psychiat. **115**, 749 (1969).
TELEKY, L.; THIER, A.: Beiträge zur Frage der Berufsmyopie. Arch. Gewerbepathol. **1** (1930).
THIEL, R.: Über die Entstehungsursache des primären Glaukoms. In: Glaukom. Enke Stuttgart 1952.

Trevor-Roper, P.D.: Psychosomatic Eye Disorders. Trans. of the Ophthal. Soc. of New Zealand, **26**, 33-36 (1974).

Trichtel, F.: Überbelichtungssyndrom, Dyskinesie der Pupille und Retinopathia centralis serosa. Vortrag anläßlich der Jahreshauptversammlung d.Österr. Ophthalm. Gesellschaft in Baden (1979).

Trichtel, F.: Zur Ätiologie der Retinopathia centralis serosa. Wiener Med. Wschr. **15/16**, 533-538 (1980).

Trichtel, F.: Das Licht und die Pathologie des Auges. Verlag Wilh. Maudrich Wien-München-Bern 1983.

Uexküll, Th. v. (Hrsg): Lehrbuch der psychosomatischen Medizin. Urban & Schwarzenberg München-Berlin-Wien (1985).

Uexküll, Th. v. (Hrsg.) Integrierte pschosomatische Medizin. Schattauer Stuttgart-New York (1981).

Uexküll, Th. v.: Grundfragen der psychosomatischen Medizin. Hamburg 1963.

Vendramini, I.: Besser sehen kann man lernen. Ärztliche Praxis 83 (1980).

Vester, F.: Phänomen Streß. Deutsche Verlags-Anstalt Stuttgart (1976).

Vogel, W.; Darschner, M.: Yoga mit Heilwirkungen. Schnitzer St.Georgen (1977).

Waldeyer, A.: Das Sehorgan. In : Anatomie des Menschen Bd. 2, 13.Aufl. De Gruyter Berlin-New York, 195-225 (1975).

Walser, R.: Die Anwendung des Yogas für die Psychotherapie. In: Die Psychologie des 20. Jahrhunderts. Kindler Zürich (1978).

Watts, A.: Psychotherapie und östliche Befreiungswege. Kösel München (1980).

Watzlawick, P.: Die Möglichkeit des Andersseins. 2. Aufl. Huber Bern-Stuttgart-Wien (1982).

Weinstein, P.; Dobossy, M.: Psychosomatische Faktoren in der Augenheilkunde. Klin. Monatsbl. Augenheilkunde **166**, 537-539 (1975).

Wenger, M.A.: The measurement of individual differences in autonomic balance. Psychosomatic Medicine 3 (1941).

Werry, A.; Arends, C.: Untersuchung zur Objektivierung von Persönlichkeitsmerkmalen bei Patienten mit Retinopathia centralis serosa. Klin. Mbl. Augenheilkd. **172**, 363-370 (1978).

Wesiak, W.: Einführung in die psychosomatische Medizin. Klett-Cotta Stuttgart 1971.

Wesiak, W.: Psychoanalyse und praktische Medizin. Klett-Cotta Stuttgart 1981.

Wimmer, A.: Ber. Königl. Blindenanstalt. München 1856.

Winnikott, D.W.: Ich-Integration in der Entwicklung des Kindes. In: Reifungsprozesse und fördernde Umwelt. Kindler München, 72 (1974).

Wittich, G.H.: Mehrdimensionale integrierte Gruppentherapie. Gruppenpsych. in Klinik u. Praxis, 59-64 (1967).

Wittich, G.H.: Die Stellung der Gruppentherapie im Rahmen der mehrdimensionalen Behandlung der Colitis ulcerosa. Wiss.D.Roche, 121-128, 580-586 (1968).

Wolff, W.H.: Multiple Sklerose und Beruf. Ein Beitrag zur anthropologischen Medizin. Z. ges. Inn. Med. **13/14**, 434 (1949).

Wolter, M.; J. Zimmermann: Katamnestische Untersuchungen zum Verlauf der multiplen Sklerose. In: Seitz, D.; Vogel, P. (Hrsg.): Hämoblastosen, Zentrale Motorik, Iatrogene Schäden, Myositiden. Springer Berlin-Heidelberg-New York, 696 (1983).

Wunderli, J.: Schritte nach innen. Herder Freiburg-Basel-Wien 1975.

ZANDER, E.: Was sollte der „Organiker" über die Zusammenarbeit mit dem Psychoanalytiker wissen? Münch. Med. Wschr. **117**, 1307-1308 (1975).

ZAUNER, J.: Abschied von der Jugend. Praxis der Psychotherapie und Psychosomatik **24**, 91-94 (1979).

Verzeichnis der Fallbeispiele

Namenverzeichnis

Sachverzeichnis

A

B

C

D

E

F

G

T

U

V

W

Y

X

Z